Klimasensible Hebammenpraxis

Bildung – Soziale Arbeit – Gesundheit

Herausgegeben von der
Katholischen Stiftungshochschule München

Band 24

Klimasensible Hebammenpraxis

Beiträge aus der Planetary Health Perspektive

Herausgegeben von
Karolina Luegmair, Sonja Wangler und Christina Oberle

DE GRUYTER
OLDENBOURG

ISBN 978-3-11-154688-9
e-ISBN (PDF) 978-3-11-154792-3
e-ISBN (EPUB) 978-3-11-154825-8
ISSN 2509-7040
e-ISSN 2509-7059

Library of Congress Control Number: 2025948528

Bibliografische Information der Deutschen Nationalbibliothek
Die Deutsche Nationalbibliothek verzeichnet diese Publikation in der Deutschen
Nationalbibliografie; detaillierte bibliografische Daten sind im Internet über
http://dnb.dnb.de abrufbar.

© 2026 Walter de Gruyter GmbH, Berlin/Boston, Genthiner Straße 13, 10785 Berlin
Einbandabbildung: jack-sooksan/iStock/Getty Images Plus
Satz: Integra Software Services Pvt. Ltd.

www.degruyterbrill.com
Fragen zur allgemeinen Produktsicherheit:
productsafety@degruyterbrill.com

Vorwort der Präsidentin

Hochschulen für angewandte Wissenschaften legen ihren Fokus auf die Generierung von Wissen für die Praxis. Als Präsidentin der Katholischen Stiftungshochschule München darf ich meine Freude darüber ausdrücken, dass mit dem vorliegenden Werk, das in unserer Hochschulreihe erscheint, ein hochrelevantes Zukunftsthema, das heute schon besondere Aktualität aufweist, aufgegriffen wird. Dieses Buch mit dem Titel „Klimasensible Hebammenpraxis – Beiträge aus der Planetary Health Perspektive" tritt zur rechten Zeit an. Es verbindet wissenschaftliche Grundlagen und praxisrelevante Handlungsempfehlungen und trägt damit entscheidend dazu bei, Hebammen als zentrale Akteurinnen und Akteure einer notwendigen gesellschaftlichen Transformation zu stärken.

Hebammen nehmen die Funktion einer Schnittstelle zwischen individueller Versorgung und öffentlicher Gesundheit ein. Sie begleiten Menschen in einer Lebensphase, die besonders sensibel auf Umweltveränderungen reagiert — Schwangerschaft, Geburt und frühe Kindheit. Ihre Nähe zu Familien, ihre Rolle als Vertrauenspersonen und ihre Arbeit in unterschiedlichen Versorgungssettings macht Hebammen zu Change Agents, die präventiv, beratend und gestaltend wirksam sein können. Das vorliegende Buch macht deutlich, wie Hebammenklientel durch klimabedingte Risiken betroffen ist und welche professionellen Ansätze sich daraus für eine präventive, ressourcenschonende und sozial gerechte Versorgung ergeben müssen.

Als erstes deutschsprachiges Lehr- und Praxisbuch zu diesem Thema erfüllt es zwei wichtige Funktionen zugleich: Es liefert Studierenden und Aus-, Fort- und Weiterbildenden eine fundierte Einführung in Planetary Health sowie die wissenschaftlichen Zusammenhänge von Klimawandel und Gesundheit, und es bietet konkrete Handlungsempfehlungen für den beruflichen Alltag von Hebammen. Von Hitze- und Infektionsschutz über klimasensible Ernährungsberatung bis zu geburtshilflichen Versorgungsmodellen im Kontext reproduktiver und planetarer Gesundheit – die Beiträge sind praxisnah, interdisziplinär und anwendungsorientiert gestaltet.

Die interdisziplinäre Autorenschaft spiegelt die Komplexität des Themas wider. Kolleginnen und Kollegen aus Hebammenpraxis, -forschung und -lehre sowie aus Gynäkologie, Pädiatrie, Public Health, Ernährungswissenschaften und Betriebswirtschaft sowie weiteren Disziplinen haben ihr Wissen gebündelt. Diese Vielfalt macht das Buch besonders wertvoll: Es verbindet empirische Evidenz mit ethischer Reflexion und praxisnahen Optionen der Umsetzung und eröffnet damit Wege, wie Hebammenwissenschaft und Hebammenarbeit in der Klimakrise wirksam werden können. Akademische Bildung und konkrete Praxisentwicklung – Klimawandel ist kein Randthema, sondern wird als integraler Bestandteil von Gesundheitskompetenz gesetzt. In der Konsequenz eröffnen sich Perspektiven für evidenzbasierte Beratung, für strukturelle Veränderungen in Versorgungsprozessen und für interprofessionelle Zusammenarbeit. Nicht zuletzt liefert es auch Impulse dafür, wie Hebammen in politischen

https://doi.org/10.1515/9783111547923-202

und gesellschaftlichen Diskursen als Stimme für eine nachhaltige, gerechte Gesundheitsversorgung auftreten können.

An einer katholischen Hochschule ist dieses Themenfeld sinnvoll verankert. Unsere Bildungstradition verpflichtet uns zur Sorge für die Menschen in ihrer Ganzheit und zur Verantwortung gegenüber der Schöpfung. Deren Bewahrung, die Solidarität mit den Verletzlichsten und die Sorge um künftige Generationen stehen in unmittelbarem Zusammenhang mit den Inhalten dieses Bandes. Klimawandel trifft Schwangere und Neugeborene besonders hart. Eine klimasensible Perspektive in der Gesundheitsversorgung trägt daher auch zur Verwirklichung sozialer Gerechtigkeit bei. Darüber hinaus verlangt die Bewältigung der Klimakrise gemeinsame Anstrengungen in Forschung, Lehre und Praxis — genau dort, wo unsere Hochschule Verantwortung trägt.

Ich danke den Herausgebenden und den Autorinnen und Autoren für ihr Engagement und ihre Expertise. Möge dieses Buch große Verbreitung finden und Hebammen, Lehrenden sowie Entscheidungsträgerinnen und Entscheidungsträgern in Gesundheits- und Bildungseinrichtungen konkrete Orientierung bieten, damit wir gemeinsam Verantwortung übernehmen — aus Fürsorge für das Leben, für die Menschen und für die Welt.

Prof. Dr. Birgit Schaufler
Präsidentin Katholische Stiftungshochschule München
September 2025

Vorwort von Luisa Neubauer

Der *Anfang* steht gerade nicht auf den großen Bühnen. Diese Bühnen sind viel eher eingenommen vom Ende. Oder viel eher: von den Enden. Da steht das Ende ökologischer Sicherheit etwa, das Ende eines intakten Klimas. Der Abschied von endlosen Lebensräumen, Arten und Habitaten. Da steht auch: Das Ende erstarkender Demokratie, längst überholt von einer Welle an Rechts-Radikalisierung, in Deutschland und weltweit. Und über allem: Das Ende der einstigen Gewissheit, dass die Zukunft ein Ort der Besserung, des Fortschrittes, der Hoffnung ist. Ähnlich wie die Enden die Aufmerksamkeit bekommen, sind es auch die Beendiger, denen besonders gut zugehört wird. Die Wut-Bürger, Internet-Oligarchen und Umwelt-Zerstörer sind es, die auf den Titelseiten stehen, deren Statements viral gehen, die – auch gerne unter dem Schleier eines angebliches Aufbruches – kaputt machen, versenken und zermürben.

Und die vielen Anfänge? Die zarten Geschichten einer Welt, deren Lebendigkeit lebt? Die Bereitschaft der Vielen, neue Verbindungen zu wagen? Die kleinen Momente radikaler Zuversicht? Und die vielen Menschen, die all das möglich machen?

Sie passen nicht in die einseitige Erzählung einer Welt am Abgrund, werden als naiv abgestempelt, übersehen oder kleingeredet. Und doch gibt es sie. Massenweise, überall. Trotz einer wankenden Welt – und im Zweifel gerade wegen einer wankenden Welt.

Das ist jede Pflanze, die auch nach dem härtesten Winter wieder erblüht. Das ist jede Art, die sich unerwartet erholt. Das ist jeder Augenblick, in dem sich Menschen in eine neue Idee verlieben, die die Welt aufhellen könnte. Das ist jede Person, die loszieht und für das Gute und Gerechte laut wird. Nicht, weil das garantiert wirkt, aber weil es die Wahrscheinlichkeit erhört, dass es eines Tages besser und leichter wird.

Und – es sind die Geburten, die wie kaum etwas anderes von einem Anfang erzählen. Sie erzählen von der Entscheidung den Glauben nicht aufzugeben, an diese Welt, und an uns selbst.

"It takes a village", ist dabei längst zu "It takes the world" geworden. Schon lange reicht es nicht mehr, sich über neues Leben zu freuen. Es braucht uns alle drum herum, um direkt oder indirekt Bedingungen zu schaffen, in dem dieses neue Leben erwachsen kann. Und bestehen kann. Jedem Kind, das heute geboren wird, sind wir es schuldig, auf eine Welt hinzuwirken, in der dieses Kind sicher – und ja, glücklich sein kann. Eine Welt, die als zu Hause begriffen werden kann. Das ist eine Jahrhundertaufgabe, im Lichte nie gekannter Katastrophen.

Die gute Nachricht: Jedes Kind, das in diese unsichere Welt hineingeboren wird, ist das Mächtigste aller Argumente, für eben diesen Einsatz. Jedes einzelne Kind ist die beste Erinnerung dafür, was es heißt, planetare Verantwortung zu übernehmen. Jedes Kind ist der denkbar größte Liebesbeweis, den man dieser Welt erbringen könnte. Denn ganz ohne Worte, beruft sich jedes neue Strahlen auf die unglaubliche

https://doi.org/10.1515/9783111547923-203

Fähigkeit der Menschen, zusammenzukommen und über sich selbst hinauszuwachsen. Vieles kommt zu Ende, in dieser Welt, in dieser Zeit.

Mehr denn je heißt es hinzugucken, hinzuhören, und anzupacken – dort, wo neues Leben erwächst. Und damit auch die Hoffnung auf eine Zukunft, die wieder ein Versprechen sein kann.

Luisa Neubauer
August 2025

Vorwort der Herausgeberinnen

Das Ihnen vorliegende Buch "Klimasensible Hebammenpraxis – Beiträge aus der Planetary Health Perspektive" ist angelegt als Lehr- und Praxisbuch für die Hebammenprofession. Die Notwendigkeit für dieses Buch ergibt sich aus den vielfältigen Herausforderungen, die im Zusammenhang mit dem Klimawandel und dem Überschreiten planetarer Grenzen auch für uns als Hebammen entstehen. Einen wichtigen Beitrag zum Verständnis komplexer Zusammenhänge kann die Planetary Health Perspektive leisten. Die zunehmende Gefährdung und Zerstörung der Umwelt und das Überschreiten planetarer Grenzen bringen gravierende Konsequenzen für die menschliche Gesundheit mit sich und die Gesundheit von Schwangeren, Neugeborenen und jungen Familien ist zunehmend bedroht. Hebammen gelten als Schlüsselfiguren für Prävention, Aufklärung und nachhaltige Versorgung – sie stehen damit an der Schnittstelle von Gesundheit, sozialer Gerechtigkeit und ökologischer Verantwortung.

Dieses Buch bietet neben Fachwissen eine Auseinandersetzung mit ethischer Verantwortung und Strategien in Form von Handlungsoptionen auch in der Zusammenarbeit mit anderen Disziplinen und richtet sich an alle, die in ihrer täglichen Arbeit Verantwortung für junge Familien und die Umwelt tragen.

Der Aufbau des Buches orientiert sich an der Einbettung der Planetary Health Perspektive in die Hebammenprofession. Die Beiträge kommen zu Teilen direkt aus der Praxis, aber auch aus den Bereichen Forschung und Transfer. Die Grundlagen-Kapitel zu Planetary Health als Konzept, der Klimakrise als Gesundheits-Notfall und dem besonderen Potenzial der Hebammenprofession in diesen Kontexten führen in die Thematik aus wissenschaftlicher Perspektive ein (vgl. Kapitel 1). Es folgt ein fachlicher Überblick zu grundsätzlichen Auswirkungen der Klimakrise auf die Gesundheit von Frauen und Kindern rund um die Geburt (vgl. Kapitel 2). In Folge werden zahlreiche konkrete Anwendungsbereiche und Lösungsansätze für die berufliche Praxis von Hebammen eingeführt, so dass diese ihre Kompetenzen im Bereich der Planetaren Gesundheit stärken können (vgl. Kapitel 3–6). Abschließend werden die Auswirkungen auf die Profession, das gesellschaftliche Engagement und die Notwendigkeit von Fort-, Aus- und Weiterbildung vorgestellt (vgl. Kapitel 7).

Es ist wichtig zu beachten, dass die Beiträge dieses Buches verschiedene Einschränkungen aufweisen. Erstens handelt es sich bei den Auswirkungen der Klimakrise um ein relativ junges Forschungsgebiet in Medizin, Gesundheitsberufen und Hebammenwissenschaft, das erst seit nach der Jahrtausendwende systematisch untersucht wird. Daher fehlen zumeist Langzeitergebnisse bezüglich des Einflusses auf die Gesundheit im Kontext der reproduktiven Lebensphase. Zweitens sind die Risikofaktoren regional unterschiedlich bedeutsam und unterliegen durch den Fortschritt der Klimakrise einer kontinuierlichen Veränderung. Es besteht großer Forschungsbedarf.

Wir danken von Herzen besonders allen, die zur Entstehung dieses Lehr- und Praxisbuches beigetragen haben, indem sie ihre fachliche, praktische und auch persönliche Expertise mit Lesenden teilen. Ohne deren Unterstützung, Ermutigung und

https://doi.org/10.1515/9783111547923-204

positive Rückmeldungen in den Monaten der Entstehung wäre dieses Projekt nicht umsetzbar gewesen.

Auch die Arbeitsgruppen *Rund um die Geburt* der Allianz Klimawandel und Gesundheit und hier besonders die *Midwives for Future* haben dazu beigetragen, die Realisierung dieses Projekts zu ermöglichen – viele der Autor:innen kommen aus diesem Kreis.

Zudem möchten wir uns für die Möglichkeit, dieses Buch im Rahmen der Schriftenreihe "Bildung – Soziale Arbeit – Gesundheit" der KSH München herauszugeben, bedanken. Die Unterstützung durch Prof. Dr. Susanne Sandherr in der Anfangsphase des Buches und die stete Begleitung durch Maximilian Geßl sowie das freundliche und genaue Lektorat durch Rita Güther waren uns eine große Ressource bei dieser für uns neuen Aufgabe. Für das Abschluss-Lektorat möchten wir uns besonders bei Prof. Dr. Nadine Rohatsch bedanken.

Dieses Buch möchte Denkanstöße geben, Diskussionen anregen und dazu beitragen, gemeinsam tragfähige Wege in eine nachhaltige berufliche Zukunft zu finden.

Wann, wenn nicht jetzt? Wo, wenn nicht hier? Wie, wenn ohne Liebe? Wer, wenn nicht wir? (Rio Reiser)

Sonja Wangler, Christina Oberle und Karolina Luegmair (Herausgeberinnen)
Januar 2026

Inhaltsverzeichnis

Allgemeine didaktische Hinweise

Hinweise zum Sprachgebrauch

In diesem Buch wird zur Umsetzung einer gendergerechten Sprache der Doppelpunkt verwendet, wenn keine geschlechtsneutrale Variante gewählt werden kann. In einigen Kapiteln wird durch die Autor:innen zusätzlich Frauen* verwendet, Hebamme wird als geschlechtsneutraler Begriff benutzt.

Hinweise zu verwendeten Boxen

! Merke!/Beachte!/Lernziel/Zusammenfassung

⚡ Achtung!/Praxisbeispiel

✎ Aufgabe/Übung

https://doi.org/10.1515/9783111547923-206

1 Grundlagen

1.1 Einführung in Planetary Health

Michaela Coenen

Planetary Health (deutsch: Planetare Gesundheit) befasst sich mit den Zusammenhängen zwischen der menschlichen Gesundheit und den politischen, ökonomischen und sozialen Systemen sowie den natürlichen Systemen unseres Planeten, von denen die Existenz der menschlichen Zivilisation abhängt (Whitmee et al., 2015).

Das Konzept Planetary Health geht weit über bestehende Konzepte und Definitionen von Gesundheit hinaus. Für eine Einordnung sei hier kurz auf die Konzepte und Definitionen mit Bezug zu Gesundheit eingegangen. Während sich die Medizin auf die individualmedizinische Kuration bezieht, nimmt Public Health (deutsch: Öffentliche Gesundheit) die Gesundheit von Bevölkerungsgruppen in den Fokus und setzt dabei auf Maßnahmen und Interventionen zur Prävention von Krankheiten und Gesundheitsförderung. Gesundheit wird vor dem Hintergrund von sog. Gesundheitsdeterminanten beleuchtet, wie sie z. B. in dem Modell von Whitehead and Dahlgren („Regenbogen-Modell") dargestellt sind (Dahlgren, Whitehead, 1991). Acheson definiert Public Health als „the science and art of preventing disease, prolonging life and promoting health through organised efforts of society" (Acheson, 1988, S. 1). Global Health und International Health beziehen sich auf die Gesundheit im globalen Kontext. Mit One Health wurde basierend auf der Forschung zu Zoonosen erstmals der Fokus stärker auf den Zusammenhang zwischen menschlicher, tierischer und der Gesundheit der Ökosysteme gelenkt (One Health High Level Expert Panel, 2021). Auch wenn One Health und Planetary Health inzwischen häufig als identische Konzepte begriffen und wechselweise verwendet werden, ist das Konzept von Planetary Health dennoch weiter gefasst. Planetary Health ist ein Konzept, das die Gesundheit von Menschen und der Erde als untrennbar miteinander verbunden betrachtet. Es zielt darauf ab, die höchsten erreichbaren Standards für Gesundheit, Wohlbefinden und Gerechtigkeit weltweit zu erreichen, indem es sowohl menschliche als auch natürliche Systeme berücksichtigt (Horton & Lo, 2015; Mago et al., 2024). Horton & Lo bringen es mit ihrer Kurzdefinition auf den Punkt: „Put simply, planetary health is the health of human civilisation and the state of the natural systems on which it depends." (Horton & Lo, 2015, S. 1921).

Planetary Health verfolgt (anders als die zuvor genannten Disziplinen und Konzepte) einen lösungsorientierten und transdisziplinären Ansatz und versteht sich auch als soziale Bewegung über verschiedene Fachdisziplinen hinweg. Es verfolgt das Ziel, die Auswirkungen menschlicher Eingriffe in die natürlichen Systeme der Erde auf die menschliche Gesundheit und das Leben auf der Erde zu analysieren und Strategien zu entwickeln und umzusetzen. Als das „Geburtsjahr" des Konzepts Planetary Health wird häufig das Jahr 2015 angegeben, in dem die Rockefeller Foundation-

https://doi.org/10.1515/9783111547923-001

Lancet Commission in ihrem Report die bis heute geltenden Kernaussagen zu Planetary Health veröffentlichte (Whitmee et al., 2015):

(1) Das Konzept Planetary Health basiert auf der Erkenntnis, dass die Gesundheit der menschlichen Zivilisation von intakten natürlichen Systemen und deren verantwortungsvoller Bewirtschaftung abhängt. Natürliche Systeme werden seit Beginn des Anthropozäns in einem Umfang zerstört, wie es in der Geschichte der Menschheit zuvor nicht geschehen ist.

(2) Umweltbedrohungen für die menschliche Gesundheit und Zivilisation sind durch unerwartete Ereignisse und Unsicherheiten gekennzeichnet. Die Gesellschaften sehen sich akuten Gefahren gegenüber, die dringende und transformative Maßnahmen zum Schutz heutiger und künftiger Generationen erfordern.

(3) Die aktuellen Governance-Systeme und Wissenschaftssysteme sind nicht geeignet, um den Bedrohungen für die planetare Gesundheit zu begegnen. Es wird eine verbesserte Governance benötigt, um die Koordination und Integration sozialer, wirtschaftlicher und ökologischer Maßnahmen zu ermöglichen und die Schaffung, Synthese und Anwendung von interdisziplinärem Wissen zur Stärkung der planetaren Gesundheit umzusetzen.

(4) Lösungen, um planetaren Herausforderungen zu begegnen, sind verfügbar und sollten auf einer Neudefinition von Wohlstand basieren und sich dabei auf eine Verbesserung der Lebensqualität und eine Sicherstellung von Gesundheit für alle Menschen bei gleichzeitiger Achtung der Integrität der natürlichen Systeme konzentrieren. Solche Lösungen erfordern, dass Gesellschaften die Ursachen der Veränderungen der natürlichen Systeme angehen, indem sie nachhaltige und gerechte Konsumgewohnheiten fördern, das Bevölkerungswachstum reduzieren und das Potenzial des Technologiewandels nutzen.

Die Kommission weist darauf hin, dass trotz der aktuellen Herausforderungen im Bereich der planetaren Gesundheit und der Zerstörung der Ökosysteme eine Entwicklung hin zu einem nachhaltigen Umgang mit Ressourcen eine große Chance liegt, die Gesundheit des Planeten und zukünftiger Generationen sicherzustellen.

Planetary Health verfolgt einen systemischen Ansatz, der sowohl die planetaren Systeme und Prozesse als auch die sozioökonomischen Systeme umfasst. Die Anwendung des Systemdenkens ist entscheidend, um die komplexen Beziehungen zwischen wirtschaftlicher Entwicklung, Umweltzerstörung und menschlicher Gesundheit zu verstehen (Iyer et al., 2021). Veränderungen in diesen Systemen können über Anpassungen oder transformative Prozesse erfolgen (Lerner & Berg, 2017). Transformative Prozesse sollten auch Ungleichheiten und Ungerechtigkeiten im Blick haben. Ein zentraler ethischer Aspekt, der bei allen transformativen Prozessen berücksichtigt werden sollte, ist die Beseitigung von Ungerechtigkeiten zwischen denjenigen, die von Umweltveränderungen profitieren, und denen, die darunter leiden.

Planetary Health ist eine neue Disziplin und Wissenschaft, die sich der Herausforderung gegenübersieht, Strategien, Ausrichtungen und Interessen zu definieren. Für die Umsetzung des Konzepts Planetary Health sind neue Partnerschaften und Strukturen der Zusammenarbeit über verschiedene Disziplinen hinweg wichtig, um Wissensdefizite im Zusammenspiel zwischen Gesundheit von Ökosystemen und Gesundheit der menschlichen Zivilisation zu beheben. Neben der Umsetzung von Nachhaltigkeitsstrategien zum Schutz der planetaren Gesundheit sind auch Wissenschaftler:innen und Praktiker:innen im Gesundheitswesen und anderen Forschungsdisziplinen gefragt sich einzubringen, um ein Umdenken hinsichtlich der Möglichkeiten menschlicher Zusammenarbeit und eine Neubelebung der Aussichten für die Gesundheit der menschlichen Zivilisationen anzugehen (Horton & Lo, 2015).

Zusammenhang zwischen Gesundheit der menschlichen Zivilisationen und Ökosystemen

Es existiert bereits ausreichend Evidenz dazu, wie sich die natürlichen Ökosysteme in den letzten Jahrzehnten verändert haben. Hitzewellen, klimawandelassoziierte Ereignisse und der Verlust an Biodiversität sind nur einige Beispiele für die Veränderungen der Ökosysteme und die Überschreitung planetarer Grenzen (Gupta et al., 2024). Diese menschengemachten Veränderungen beeinträchtigen zum Teil massiv die Grundlagen unseres Zusammenlebens auf der Erde und damit die Gesundheit und das Wohlbefinden der Menschen. Die menschliche Zivilisation ist eng mit den Ökosystemen des Planeten verbunden. Zivilisationen sind angewiesen auf saubere Luft, sauberes (Trink-)Wasser, eine ausreichende und qualitativ hochwertige Produktion von Lebensmitteln, um nur einiges zu nennen. Veränderungen der Ökosysteme wirken sich bereits heute zum Teil massiv auf die menschliche Gesundheit aus und werden voraussichtlich im kommenden Jahrhundert den größten Teil der globalen Krankheitslast ausmachen. Dabei werden diese Auswirkungen alle Menschen betreffen, in besonderem Maße Menschen in Armut oder mit Behinderungen, marginalisierte und unterdrückte Zivilisationen sowie indigene Völker, aber auch Frauen (vor allem schwangere Frauen, vgl. Kapitel 2.2). Bereits heute ist bekannt, dass Kinder (vgl. Kapitel 2.4) und ältere Menschen weltweit jene Personengruppen sein werden, die von den Auswirkungen des Klimawandels und vor allem der zunehmenden Erwärmung des Klimas betroffen sind.

Der menschliche Fußabdruck

Die menschliche Zivilisation und hier vor allem die Zivilisationen der hochindustrialisierten Länder tragen maßgeblich zur Zerstörung der natürlichen Ökosysteme bei. In der Menschheitsgeschichte war wie niemals zuvor der Fußabdruck der Menschheit auf die natürlichen Systeme der Erde so hoch wie in den letzten Jahrzehnten. Hinzu kommt der Anstieg der Weltbevölkerung seit dem Jahr 1950 um fast 225 % (Ritchie et al., 2023). Der Verbrauch von fossilen Brennstoffen ist weltweit im gleichen Zeitraum um über 590 % gestiegen (Ritchie & Rosado, 2017). Etwa ein Drittel aller Wälder wurde weltweit bisher abgeholzt (Ritchie, 2021) und etwa 40 % der bewohnbaren Fläche der Erde werden für den Anbau von Lebensmitteln verwendet; gleichzeitig werden vor allem in hochindustrialisierten Ländern 30 % bis 40 % der Lebensmittel verschwendet (WWF – World Wide Fund For Nature, 2024).

Schon im Jahr 2005 wurde in der Studie des Millennium Ecosystem Assessments berichtet, dass 60 % aller Ökosysteme, die in dieser Studie betrachtet und analysiert wurden, bereits zerstört sind oder nicht nachhaltig genutzt werden. Die Autor:innen des Berichts warnten daher somit schon vor 20 Jahren, dass „the ability of the planet's ecosystems to sustain future generations can no longer be taken for granted" (Millennium Ecosystem Assessment, 2008, S. 5).

In welchen Bereichen der Mensch im Zeitalter des Anthropozäns in die natürlichen Ökosysteme und damit die planetare Gesundheit eingegriffen hat, zeigt Abbildung 1; die dort dargestellten Aspekte sind keine abschließende Aufzählung.

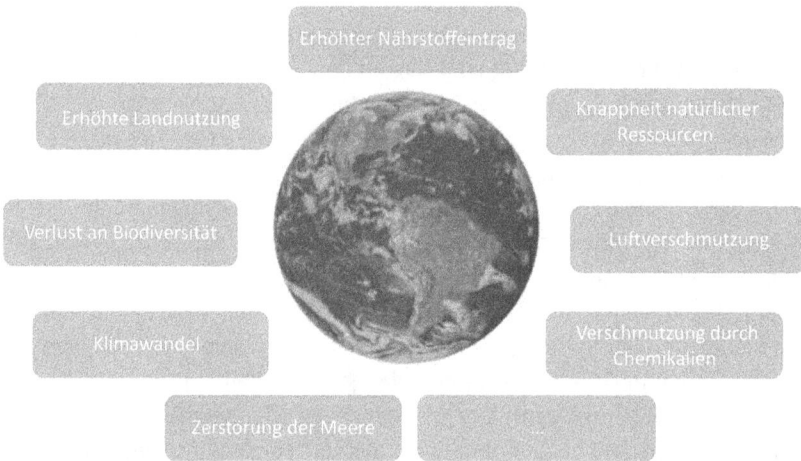

Abbildung 1: Übersicht über die Zerstörung der Ökosysteme im Anthropozän (Quelle: eigene Darstellung).

Planetare Grenzen und Planetary Health Check

Das Konzept der planetaren Grenzen (englisch: planetary boundaries) geht auf die Arbeit von Wissenschaftler:innen am Stockholm Resilience Centre unter der Leitung des Resilienzforschers Johan Rockström zurück. Erstmals im Jahr 2009 stellten die Wissenschaftler:innen in der Publikation „A safe operating space for humanity" ein detailliertes und gleichzeitig anschauliches Modell vor, das die planetaren Belastungsgrenzen und ihre Überschreitungen präsentiert (Rockström et al., 2009). Das Modell wurde im Jahr 2015 nochmals überarbeitet und wird fortlaufend aktualisiert (Steffen et al., 2015).

In dem Modell werden die planetaren Grenzen für neun Kategorien definiert. Der „sichere Handlungsraum" jeder dieser neun Kategorien ist dabei der Zustand des planetaren Systems, der es der menschlichen Zivilisation ermöglicht, sich zu entwickeln und für kommende Generationen ein „intaktes" Ökosystem sicherzustellen (Richardson et al., 2023).

(1) Klimawandel: Der sichere Handlungsraum für die durch den Treibhauseffekt klimawandelassoziierten Ereignisse ist 2023 bereits überschritten. Die Forscher:innen gehen allerdings davon aus, dass es dennoch möglich ist, innerhalb der planetaren Grenzen bleiben und dem Klimawandel entgegenwirken zu können.

(2) Integrität der Biosphäre: Hierunter fällt die intakte Biosphäre mit vielfältigen Lebensräumen und Arten (Biodiversität). Die Integrität der Biosphäre ist für das ökologische System von großer Bedeutung. Nach dem Konzept der planetaren Belastungsgrenzen wird davon ausgegangen, dass der sichere Handlungsspielraum bei der genetischen Vielfalt der Arten bereits überschritten ist.

(3) Landnutzung: Im Bereich der Landnutzung ist ein erhöhtes Risiko in Bezug auf die planetaren Belastungsgrenzen erreicht. Dies ist vor allem auf die Zunahme der industriellen Landwirtschaft, eines erhöhten Bedarfs an Nahrung, Futtermitteln und Fläche sowie der damit verbundenen Abholzung, Brandrodung oder Trockenlegung von Landflächen zurückzuführen.

(4) Süßwassersysteme: Den Wissenschaftler:innen um Richardson zufolge ist die planetare Belastungsgrenze in diesem Bereich noch nicht überschritten. Augenmerk muss aber auf die durch den Klimawandel bedingten Trocken- und Dürreperioden sowie die zunehmende Landnutzung gelegt werden, die zur weiteren Veränderung dieser Kategorie beitragen könnte.

(5) Biogeochemische Kreisläufe: Durch Düngemittel, Industrieprozesse und Verbrennungsmotoren gelangen Phosphor und Stickstoff in die Umwelt. Für beide Chemikalien sind die planetaren Belastungsgrenzen bereits überschritten.

(6) Versauerung der Meere: In diesem Bereich ist die planetare Belastungsgrenze derzeit noch nicht gefährdet. Allerdings lässt sich bereits ein Trend in Richtung einer Versauerung der Meere beobachten. Dieser äußert sich beispielsweise durch eine Abnahme der Korallenarten.

(7) Aerosolgehalt der Atmosphäre: Aerosole stammen aus der industriellen Produktion, dem Verkehr und der Landwirtschaft. Es sind kleinste Partikel wie zum Beispiel Staub, Ruß oder stickstoff- und schwefelhaltige Aerosole. Hier ist die planetare Belastungsgrenze noch nicht überschritten.

(8) Ozonabbau in der Stratosphäre: Die Schutzwirkung der Ozonschicht ist bereits seit den 1980er-Jahren bekannt. Die Ozonschicht absorbiert einen Teil der Sonnenstrahlung. Dabei reguliert sie die Temperatur auf der Erde und schützt vor UV-Strahlung. Die Maßnahmen zur Reduktion von Fluorchlorkohlenwasserstoffen (FCKW) haben in den 2000er-Jahren zur Erholung der Ozonschicht geführt. Diese Kategorie ist ein Beispiel für eine planetare Belastungsgrenze, die durch gesetzliche Maßnahmen wieder innerhalb der Belastungsgrenzen und damit den sicheren Handlungsraum gelangt ist.

(9) Neue Substanzen und modifizierte Lebensformen: Diese Kategorie befasst sich mit Substanzen, die durch Menschen neu in die Umwelt eingebracht werden.

Hierzu zählen Chemikalien, Plastik, Schwermetalle und radioaktive Abfälle. Bisher gibt es noch keine Evidenz, wie sich der Eintrag dieser Substanzen auf die planetaren Grenzen auswirken kann.

In Anlehnung an das Konzept der planetaren Grenzen hat das Potsdam Institut für Klimafolgenforschung gemeinsam mit internationalen Partnerinstitutionen den Planetary Health Check entwickelt. Dieser soll es zukünftig ermöglichen, Informationen zu den planetaren Grenzen jährlich und systematisch darzustellen. Ziel ist es, dabei auch Evidenz aus unterschiedlichen Disziplinen zusammenzuführen und das multi- und transdisziplinäre Potenzial von Klimafolgenforschung zu nutzen. Während im Konzept der planetaren Grenzen bisher die neun Bereiche getrennt voneinander beobachtet, bewertet und eingestuft wurden, sollen mit dem Planetary Health Check die zugrundeliegenden Ursachen und Zusammenhänge zwischen den neun Bereichen miteinander verknüpft werden, um so einen ganzheitlicheren Blick auf die Veränderungen des Ökosystems und damit deren Auswirkungen auf die Gesundheit von Mensch und Planet zu haben.

Kipppunkte
Kipppunkte sind ein wichtiges Konstrukt im Bereich der Bewertung von Folgen nicht mehr intakter Ökosysteme und des Klimawandels. Sie definieren Schwellenwerte für irreversible Veränderungen in wichtigen Teilen des planetaren Ökosystems. Werden Kipppunkte erreicht, so ist eine Wiederherstellung des ursprünglichen Zustands eines Ökosystems nicht mehr möglich. Zu diesen Kipppunkten gehören das Auftauen des Permafrostbodens, das Schmelzen der Eiskappen an den Polen, der Anstieg des Meeresspiegels und das Abholzen von Regenwäldern. Sind Kipppunkte erreicht bzw. überschritten, haben die Folgen irreversible Schäden für die menschliche Zivilisation und die Gesundheit des Planeten (Lenton et al., 2008).

Forschungsschwerpunkte in Planetary Health
Die Forschungsschwerpunkte in Planetary Health sind vielfältig und spiegeln das breite multidisziplinäre Feld des Konzeptes. Im Folgenden sind einige Beispiele aufgeführt, die in den letzten Jahren zunehmend an Bedeutung gewonnen haben:
- Infektionskrankheiten und Klimawandel (vgl. Kapitel 4.3): Ein bedeutender Teil der Forschung konzentriert sich auf den Zusammenhang zwischen Klimawandel und Infektionskrankheiten. Studien zeigen, dass der Klimawandel die Verbreitung von durch Wasser, Vektoren und Mücken übertragenen Krankheiten wie Malaria und Dengue beeinflusst und verstärkt (Berrang-Ford et al., 2021; Sweileh, 2020).
- Nicht übertragbare Krankheiten und Umweltfaktoren: Der Klimawandel beeinflusst auch nicht übertragbare Krankheiten, insbesondere durch extreme Wetterereignisse und Luftverschmutzung. Hitzeperioden und Luftverschmutzung sind

häufig untersuchte Faktoren, die mit einer erhöhten Sterblichkeit und Atemwegserkrankungen in Verbindung gebracht werden (Berrang-Ford et al., 2021; Sweileh, 2020).

- Psychosoziale und mentale Gesundheit (vgl. Kapitel 2.2 und 6.2): Es gibt zunehmende Hinweise darauf, dass der Klimawandel bzw. klimawandelassoziierte Ereignisse auch psychosoziale und mentale Gesundheitsprobleme verursachen (Walinski et al., 2023).
- Ungleichheiten und Gerechtigkeit (vgl. Kapitel 7.1): Der Klimawandel hat sozial und geografisch ungleiche Auswirkungen, die bestehende gesundheitliche Ungleichheiten verschärfen. Forschung in diesem Bereich fokussiert auf Umweltgerechtigkeit und die ungleichen Auswirkungen des Klimawandels auf verschiedene Bevölkerungsgruppen (Agache et al., 2022).

Health Co-Benefits

Planetare Krisen und transformatives Denken und Handeln bieten auch die Möglichkeit zu Maßnahmen und Aktivitäten, die in der Gesellschaft und von jedem einzelnen Menschen umgesetzt werden können, um den Prozess der Transformation hin zu einer klimaverträglichen, nachhaltigen und gerechten Gesellschaft zu ermöglichen. Hier sind vor allem Health Co-Benefits zu nennen, die einen direkten Einfluss auf die eigene Gesundheit haben und gleichzeitig indirekte Gesundheitseffekte initiieren, da sie z. B. der Erderwärmung oder anderen planetaren Krisen entgegenwirken (Whitmee et al., 2024). Health Co-Benefits haben das Potenzial, gemeinsam mit Strategien der Prävention und Gesundheitsförderung gedacht zu werden und so über Verhaltensänderungen einen positiven Effekt auf die Gesundheit und das Klima zu erreichen (Wabnitz et al., 2024).

Beispiele für Health Co-Benefits sind u. a. die „Planetary Health Diet" und aktive Bewegung (vgl. Kapitel 4.1 und 4.2). Die Planetary Health Diet ist durch eine überwiegend pflanzenbasierte Ernährung gekennzeichnet (Rockström et al., 2016; Willett et al., 2019). Tierische Nahrungsmittel werden kaum konsumiert. Direkte Gesundheitseffekte der Planetary Health Diet sind u. a. die Reduktion von Übergewicht und Adipositas, die Reduktion von durch Adipositas bedingten Folgeerkrankungen wie z. B. Diabetes, die Senkung des Risikos für Bluthochdruck, Herzinfarkt und Darmkrebs. Indirekte Gesundheitseffekte sind u. a. die Reduktion von Treibhausgasen, des Wasserverbrauchs und der Landnutzung durch die Reduktion des Verzehrs von tierischen Lebensmitteln. Aktive Bewegung (zu Fuß oder mit dem Fahrrad) fördert als direkten Gesundheitseffekt u. a. die Herz-Kreislauf-Gesundheit, reduziert das Risiko für Bluthochdruck, Übergewicht und Rückenschmerzen und führt zu einer Verbesserung der mentalen Gesundheit. Indirekte Gesundheitseffekte wiederum sind die Reduktion von Treibhausgasemissionen und Luftverschmutzung durch den Verzicht auf motorisierte Verkehrsmittel (Willett et al., 2019).

Transdisziplinäre Zusammenarbeit

Wie bereits erwähnt liegen die Herausforderungen und Chancen in Planetary Health in der transdisziplinären Zusammenarbeit. Veränderungen der natürlichen Ökosysteme, Überschreitung planetarer Grenzen und deren potenzielle Auswirkungen auf die menschliche Gesundheit erfordern ein Umdenken in der wissenschaftlichen Zusammenarbeit. Oftmals wirken natürliche Systeme des Planeten nicht in der Art und Weise, wie wir es erwarten. Um diese komplexen Zusammenhänge und Prozesse zu beleuchten und besser verstehen zu können, ist eine Zusammenarbeit über Disziplinen hinweg erforderlich.

Die transdisziplinäre Zusammenarbeit bezieht sich nicht nur auf die Zusammenarbeit im wissenschaftlichen Bereich, sondern sollte auch von Personen beachtet werden, die in gesundheitsrelevanten oder gesundheitsnahen Professionen arbeiten. Mit dem Wissen z. B. um die Health Co-Benefits kann jede:r im eigenen professionellen Wirkungsfeld einen Beitrag zur Verbesserung der planetaren Gesundheit leisten, um so künftigen Generationen eine lebenswerte Zukunft zu ermöglichen.

Literatur

Acheson, D. (1988). Public health in England: the report of the Committee of Inquiry into the Future Development of the Public Health Function. H.M.S.O.

Agache, I., Sampath, V., Aguilera, J., Akdis, C. A., Akdis, M., Barry, M., ... & Nadeau, K. C. (2022). Climate change and global health: A call to more research and more action. Allergy, 77(5), 1389–1407.

Berrang-Ford, L., Sietsma, A. J., Callaghan, M., Minx, J. C., Scheelbeek, P., Haddaway, N. R., ... & Dangour, A. D. (2021). Mapping global research on climate and health using machine learning (a systematic evidence map). Wellcome Open Res, 6, 7.

Dahlgren, G. & Whitehead, M. (1991). Policies and strategies to promote social equity in health. Background document to WHO-Strategy paper for Europe. Institute for Future Studies.

Gupta, J., Bai, X., Liverman, D. M., Rockström, J., Qin, D., Stewart-Koster, B., ... & Gentile, G. (2024). A just world on a safe planet: a Lancet Planetary Health–Earth Commission report on Earth-system boundaries, translations, and transformations. The Lancet Planetary Health, 8(10), e813–e873.

Horton, R. & Lo, S. (2015). Planetary health: a new science for exceptional action. Lancet, 386(10007), 1921–1922.

Iyer, H. S., DeVille, N. V., Stoddard, O., Cole, J., Myers, S. S., Li, H., ... & Golden, C. D. (2021). Sustaining planetary health through systems thinking: Public health's critical role. SSM-Population Health, 15, 100844.

Lenton, T. M., Held, H., Kriegler, E., Hall, J. W., Lucht, W., Rahmstorf, S. & Schellnhuber, H. J. (2008). Tipping elements in the Earth's climate system. Proc Natl Acad Sci U S A, 105(6), 1786–1793.

Lerner, H. & Berg, C. (2017). A Comparison of Three Holistic Approaches to Health: One Health, EcoHealth, and Planetary Health. Front Vet Sci, 4, 163.

Mago, A., Dhali, A., Kumar, H., Maity, R., & Kumar, B. (2024). Planetary health and its relevance in the modern era: A topical review. SAGE Open Med, 12, 20503121241254231.

Millennium Ecosystem Assessment. (2008). Living beyond our means: natural assets and human well-being.

One Health High Level Expert Panel. (2021). Joint Tripartite (FAO, OIE, WHO) and UNEP Statement Tripartite and UNEP support OHHLEP's definition of "One Health". https://openknowledge.fao.org/

server/api/core/bitstreams/54a0f96f-066e-4a16-a186-1a4bbd9d9303/content (Abgerufen am 06.06.25).

Richardson, K., Steffen, W., Lucht, W., Bendtsen, J., Cornell, S. E., Donges, J. F., … & Rockström J. (2023). Earth beyond six of nine planetary boundaries. Sci Adv, 9(37), eadh2458.

Ritchie, H. (2021). "Deforestation and Forest Loss" Published online at OurWorldinData.org https://ourworldindata.org/deforestation (Abgerufen am 06.06.25).

Ritchie, H., Rodés-Guirao, L., Mathieu E., Gerber M., Ortiz-Ospina E., Hasell J. & Roser M. (2023). "Population Growth" Published online at OurWorldinData.org https://ourworldindata.org/population-growth (Abgerufen am 06.06.25).

Ritchie, H. & Rosado, P. (2017). Fossil fuels" Published online at OurWorldinData.org https://ourworldindata.org/fossil-fuels (Abgerufen am 06.06.25).

Rockström, J., Steffen, W., Noone, K., Persson, A., Chapin, F. S., 3rd, Lambin, E. F., … & Foley, J. A. (2009). A safe operating space for humanity. Nature, 461(7263), 472–475.

Rockström, J., Stordalen, G. A., & Horton, R. (2016). Acting in the Anthropocene: the EAT-Lancet Commission. Lancet, 387(10036), 2364–2365.

Steffen, W., Richardson, K., Rockström, J., Cornell, S. E., Fetzer, I., Bennett, E. M., … & Sorlin, S. (2015). Sustainability. Planetary boundaries: guiding human development on a changing planet. Science, 347(6223), 1259855.

Sweileh, W. M. (2020). Research trends and scientific analysis of publications on burnout and compassion fatigue among healthcare providers. J Occup Med Toxicol, 15, 23.

Wabnitz, K., Endea, M., & von der Haar, A. (2024). Evidenzsynthese zu Co-Benefits: Eine Aufarbeitung der aktuellen wissenschaftlichen Evidenz. C. f. P. H. Policy.

Walinski, A., Sander, J., Gerlinger, G., Clemens, V., Meyer-Lindenberg, A. & Heinz, A. (2023). The Effects of Climate Change on Mental Health. Dtsch Arztebl International, 120(8), 117–124.

Whitmee, S., Green, R., Belesova, K., Hassan, S., Cuevas, S., Murage, P., … & Haines, A. (2024). Pathways to a healthy net-zero future: report of the Lancet Pathfinder Commission. The Lancet, 403(10421), 67–110.

Whitmee, S., Haines, A., Beyrer, C., Boltz, F., Capon, A. G., de Souza Dias, B. F., … & Yach, D. (2015). Safeguarding human health in the Anthropocene epoch: report of The Rockefeller Foundation-Lancet Commission on planetary health. The Lancet, 386(10007), 1973–2028.

Willett, W., Rockström, J., Loken, B., Springmann, M., Lang, T., Vermeulen, S., … & Murray, C. J. L. (2019). Food in the Anthropocene: the EAT-Lancet Commission on healthy diets from sustainable food systems. The Lancet, 393(10170), 447–492.

World Wide Fund for Nature (WWF). (2024). Living Planet Report 2024 – A System in Peril.

1.2 Die Klimakrise als Gesundheitsnotfall – Perspektiven aus der Wissenschaft

Maike Voss

Dieser Beitrag beleuchtet die Klimakrise aus verschiedenen wissenschaftlichen Perspektiven mit einem besonderen Fokus auf die Relevanz für Hebammen. Ziel ist es, den Leser:innen einen interdisziplinären Überblick über Ursachen, gesundheitliche Folgen, politische und ökonomische Steuerung sowie aktuelle Forschungsansätze zu geben. Der Text zeigt auf, welche Rolle Hebammen in diesem Kontext einnehmen können – nicht nur in der praktischen Versorgung, sondern auch in Bildung, Forschung und politischer Mitgestaltung.

Der Text betrachtet die wissenschaftlichen Perspektiven: von den naturwissenschaftlichen Grundlagen über gesellschaftliche Steuerung und wirtschaftliche Dynamiken bis hin zu Konsequenzen für die medizinische Forschung, Gesundheits- und Hebammenwissenschaft. Abschließend werden aktuelle Forschungsthemen, Handlungsperspektiven und ein zusammenfassendes Fazit vorgestellt.

1.2.1 Einleitung: Die Klimakrise als multidimensionaler Notfall

Die Klimakrise ist nicht nur ein ökologisches oder politisches, sondern zunehmend ein medizinisches und gesundheitliches Problem. Der Klimawandel wirkt sich bereits heute deutlich auf die physische und psychische Gesundheit der Weltbevölkerung aus. Besonders vulnerable Gruppen wie Schwangere, Neugeborene und Kinder sind erheblich betroffen (vgl. Kapitel 2). Für Hebammen, die oft an der Schnittstelle zwischen medizinischer Versorgung, psychosozialer Begleitung und Gesundheitsbildung stehen, ist ein fundiertes Verständnis dieser Zusammenhänge von wachsender Bedeutung.

1.2.2 Disziplinäre Perspektiven

Die Klimakrise ist ein vielschichtiges Phänomen, das aus unterschiedlichen wissenschaftlichen Blickwinkeln verstanden und bearbeitet werden muss. Jede Disziplin bringt dabei eigene Methoden, Erkenntnisinteressen und Lösungsansätze mit. Während die Klima- und Erdwissenschaften die physikalischen Grundlagen und zukünftigen Szenarien modellieren (IPCC – Intergovernmental Panel on Climate Change, 2021), analysieren Politikwissenschaften Governance-Strukturen und Steuerungsmechanismen (UNFCCC – United Nations Framework Convention on Climate Change, 2023). Die Wirtschaftswissenschaften bewerten Kosten, Nutzen und Verteilungseffekte (Stern, 2006; Umweltbundesamt, 2023), während Medizin und Gesundheitswissenschaften sich mit den direkten und indirekten gesundheitlichen Folgen befassen (WHO – World Health Organisation, 2022; RKI – Robert Koch Institut, 2023). Schließlich rückt die Hebammenwissenschaft die Auswirkungen auf Menschen und Säuglinge rund um die Geburt in den Mittelpunkt – eine Perspektive, die für eine gerechte und präventive Gesundheitsversorgung unverzichtbar ist (DHV – Deutscher Hebammenverband, 2023). Die folgenden Abschnitte beleuchten diese disziplinären Zugänge im Einzelnen.

Klima- und erdwissenschaftliche Grundlagen

Seit Beginn der Industrialisierung hat die durchschnittliche globale Temperatur um circa 1,2 °C zugenommen, was vor allem auf menschengemachte Emissionen von Treibhausgasen wie Kohlendioxid, Methan und Lachgas zurückzuführen ist. Dieser Temperaturanstieg führt zu einer Vielzahl von Umweltveränderungen: steigender Meeresspiegel, Hitzewellen, zunehmende Extremwetterereignisse und Veränderungen der Biodiversität (IPCC, 2021; Umweltbundesamt, 2023).

Diese Phänomene haben direkte und indirekte Auswirkungen auf die menschliche Gesundheit (vgl. Kapitel 2). Zunehmende Trockenperioden beeinträchtigen die Lebensmittel- und Wasserversorgung, während Luftverschmutzung durch Feinstaub und Ozonbelastung chronische Atemwegserkrankungen verschärft.

Politikwissenschaftliche Perspektiven: Steuerung und Verantwortung

Die Bewältigung der Klimakrise ist eine zentrale Herausforderung politischer Steuerung. Internationale Abkommen wie das Pariser Klimaabkommen setzen Rahmenbedingungen, aber nationale Umsetzungen sind entscheidend (UNFCCC, 2023). Gesundheitspolitik und Klimapolitik müssen besser integriert werden, um Synergien zu schaffen.

Politische Maßnahmen zur Anpassung und Minderung („Mitigation and Adaptation") beinhalten unter anderem Förderprogramme, rechtliche Regulierungen und Steueranreize. Für Hebammen ist die politische Dimension entscheidend, da gesetzliche Rahmenbedingungen, Bildungsrichtlinien und öffentliche Finanzierung direkten Einfluss auf ihre Arbeit haben (Bundesministerium für Gesundheit & Bundesministerium für Umwelt, 2023).

Wirtschaftswissenschaftliche Perspektiven: Kosten, Investitionen und Gerechtigkeit

Die wirtschaftlichen Auswirkungen der Klimakrise sind enorm. Extremwetterereignisse verursachen weltweit jährlich Schäden in Milliardenhöhe. Hitzebedingte Arbeitsausfälle, steigende Gesundheitskosten und Versorgungsengpässe beeinflussen die gesamtwirtschaftliche Stabilität. Besonders betroffen sind einkommensschwache Länder und Bevölkerungsgruppen, was die globale Gesundheitsungleichheit weiter verstärkt (Umweltbundesamt, 2023).

Investitionen in Klimaschutzmaßnahmen, insbesondere in den Gesundheits- und Pflegebereich, gelten als ökonomisch sinnvoll. So zeigen Studien, dass jeder investierte Dollar in Prävention ein Vielfaches an Folgekosten einspart (Stern, 2006). Auch für Hebammen können wirtschaftliche Rahmenbedingungen wie Finanzierung nachhaltiger Praxen oder Honorierung klimafreundlicher Arbeitsweisen eine wichtige Rolle spielen.

Medizinische Perspektiven: Auswirkungen auf die Gesundheit

Die WHO bezeichnet den Klimawandel als die größte Bedrohung für die globale Gesundheit im 21. Jahrhundert (WHO, 2022). Zu den direkten Auswirkungen zählen hitzebedingte Erkrankungen wie Hitzschlag und Dehydratation, insbesondere bei älteren Menschen, Kindern und Schwangeren. Indirekte Effekte beinhalten die Ausbreitung von Infektionskrankheiten wie Malaria oder Dengue-Fieber in neuen geografischen Regionen.

Die mentale Gesundheit leidet ebenfalls. Studien zeigen einen Anstieg von Angststörungen, Depressionen und posttraumatischen Belastungsstörungen infolge von Naturkatastrophen oder dem „Klimaangst"-Phänomen (The Lancet Countdown, 2023).

Gesundheitswissenschaftliche Perspektiven: Public Health und Prävention

Public Health reagiert auf die Klimakrise mit integrativen Ansätzen. Klimasensible Gesundheitsstrategien fordern eine Anpassung der Infrastruktur, Frühwarnsysteme und Aufklärungskampagnen. Besonders relevant sind hierbei die sozioökonomischen Determinanten von Gesundheit, denn nicht alle Bevölkerungsgruppen sind gleich stark betroffen (BZgA – Bundeszentrale für gesundheitliche Aufklärung, 2022).

Die Integration klimarelevanter Inhalte in die Ausbildung von Gesundheitsberufen wird zunehmend als notwendig erkannt. Interdisziplinäre Kooperationen zwischen Ärzt:innen, Epidemiolog:innen, Pflegefachpersonen und Hebammen können Resilienz fördern (RKI, 2023).

Hebammenwissenschaftliche Perspektive: Besondere Herausforderungen in der Versorgung und Begleitung

Hebammen stehen in engem und regelmäßigem Kontakt mit Familien, Schwangeren und Neugeborenen – drei besonders vulnerable Gruppen. Steigende Temperaturen, Luftverschmutzung und veränderte Umweltbedingungen können die Gesundheit dieser Bevölkerungsgruppen erheblich gefährden. So wird etwa Hitze mit einem erhöhten Risiko für Schwangerschaftskomplikationen wie Frühgeburten in Verbindung gebracht. Auch Luftverschmutzung ist ein relevanter Risikofaktor, da sie mit niedrigem

Geburtsgewicht und einem erhöhten Auftreten von Atemwegserkrankungen bei Neugeborenen assoziiert ist (DHV, 2023).

Für die berufliche Praxis von Hebammen ergeben sich daraus konkrete Handlungsfelder (vgl. Kapitel 3). Dazu gehören die gezielte Aufklärung von Schwangeren über die Risiken extremer Temperaturen, die flexible Gestaltung und gegebenenfalls Anpassung von Hausbesuchen während Hitzewellen sowie die Zusammenarbeit mit anderen Berufsgruppen, um gesundheitsfördernde und nachhaltige Lebensweisen zu unterstützen und zu fördern.

Parallel dazu entwickelt sich auch die Forschung zur Hebammenversorgung in Deutschland dynamisch weiter. Sie ist vielfältig und deckt eine breite Palette an Themen ab – von der Qualität der Versorgung über die Ausbildungsbedingungen bis hin zur Digitalisierung und der Rolle von Hebammen in einer gesundheitsfördernden und nachhaltigen Gesundheitsversorgung. Die Deutsche Gesellschaft für Hebammenwissenschaft (DGHWi) arbeitet aktuell an einer Forschungsagenda, die strategische Leitlinien für die kommenden Jahre definieren soll. Im Mittelpunkt stehen dabei u. a. Fragen zu Versorgungsmodellen und -strukturen, zur interprofessionellen Zusammenarbeit, zur Nutzung digitaler Technologien sowie zu Gesundheitsförderung und Prävention. Ein besonderer Fokus liegt zudem auf einer nachhaltigen und klimasensiblen Hebammentätigkeit, die angesichts der Klimakrise zunehmend an Relevanz gewinnt (DGHWi, 2023).

Nach der Darstellung der einzelnen disziplinären Zugänge stellt sich die Frage, wie diese Perspektiven zusammenwirken können – insbesondere im Hinblick auf gemeinsame Lösungsstrategien und interdisziplinäre Forschung. Der folgende Abschnitt widmet sich diesem Zusammenspiel.

1.2.3 Vergleich der wissenschaftlichen Perspektiven: Methoden, Erkenntnisse und Kooperationen

Jede der behandelten Wissenschaftsdisziplinen nähert sich der Klimakrise mit eigenen Methoden, Perspektiven und Zielsetzungen. Die Klimawissenschaft etwa basiert stark auf naturwissenschaftlichen Modellen, Prognosen und Zukunftsszenarien. Ihre Aufgabe ist es, auf Basis von Simulationen zukünftige Entwicklungen abzuschätzen und Risiken sichtbar zu machen. Im Gegensatz dazu arbeiten Gesundheits- und Hebammenwissenschaft häufig retrospektiv. Sie analysieren epidemiologische Daten, Gesundheitsstatistiken und klinische Fallberichte. Ihre Stärke liegt in der Bewertung realer Gesundheitsfolgen, die sich bereits manifestiert haben, und in der Entwicklung praxisnaher Interventionsstrategien. Wirtschaftswissenschaften wiederum modellieren Kosten und Nutzen verschiedener Strategien und blicken dabei sowohl in die Zukunft als auch auf historische Marktverläufe. Politikwissenschaften konzentrieren sich auf Strukturen, Machtverhältnisse und Steuerungsmechanismen und untersuchen sowohl normative Leitlinien als auch deren Umsetzung in politischen Prozessen.

Diese disziplinären Unterschiede bergen Potenziale und Herausforderungen. Interdisziplinäre Forschung sollte darauf ausgerichtet sein, diese Methoden zu verknüpfen. Etwa indem Prognosen der Klimawissenschaft mit realen Gesundheitsdaten gespiegelt oder politische Szenarien mit ökonomischen Anreizen und medizinischen Bedarfen gekoppelt werden.

Die Hebammenwissenschaft sollte in diesen Diskursen systematisch eingebunden werden. Ihre Erkenntnisse aus der Versorgungspraxis, ihr Zugang zu vulnerablen Gruppen und ihr ganzheitliches Gesundheitsverständnis machen sie zu einer unverzichtbaren Partnerin in der klima- und gesundheitsbezogenen Forschung. Nur so kann sichergestellt werden, dass Maßnahmen auch jene Gruppen erreichen, die in politischen oder ökonomischen Modellen häufig unterrepräsentiert sind.

1.2.4 Die deutsche Forschungslandschaft: Zentrale wissenschaftliche Publikationen der letzten Jahre

In Deutschland hat sich in den letzten Jahren eine zunehmend dynamische Forschungslandschaft an der Schnittstelle von Klimawandel und Gesundheit entwickelt. Getrieben von führenden Institutionen wie dem Robert Koch-Institut, dem Wissenschaftlichen Beirat der Bundesregierung Globale Umweltveränderungen (WBGU), dem Sachverständigenrat für Umweltfragen (SRU) sowie internationalen Kooperationen wie dem Lancet Countdown, sind umfassende Gutachten und Handlungsempfehlungen entstanden. Diese zeigen nicht nur die gesundheitlichen Auswirkungen der Klimakrise auf, sondern liefern auch systematische Grundlagen für Prävention, politische Steuerung und Versorgungspraxis.

! Wichtigste Publikationen und Forschungsschwerpunkte

Sachstandsbericht „Klimawandel und Gesundheit" des RKI (2023)
Das Robert Koch-Institut veröffentlichte 2023 einen dreiteiligen Sachstandsbericht:
- Teil 1 führt in die Thematik ein, fokussiert auf Hitzefolgen für die Gesundheit und untersucht die Auswirkungen auf Infektionskrankheiten und antimikrobielle Resistenzen (RKI, 2023).
- Teil 2 analysiert nicht-übertragbare Erkrankungen und psychische Gesundheit (RKI, 2023).
- Teil 3 behandelt Klimagerechtigkeit, Kommunikation und Handlungsoptionen. Der Bericht betont die Rolle des Öffentlichen Gesundheitsdienstes (ÖGD) bei der Anpassung an klimabedingte Gesundheitsrisiken (RKI, 2023).

WBGU-Gutachten „Gesund leben auf einer gesunden Erde" (2023)
Der Wissenschaftliche Beirat der Bundesregierung Globale Umweltveränderungen fordert eine Transformation hin zu einer planetaren Gesundheit. Zentrale Empfehlungen umfassen Emissionsminderung, zirkuläre Wirtschaftsmodelle und eine integrative Gesundheitspolitik (WBGU, 2023).

SRU-Sondergutachten „Umwelt und Gesundheit konsequent zusammendenken" (2023)
Der Sachverständigenrat für Umweltfragen analysiert Umweltbelastungen wie Feinstaub und ewige Chemikalien und fordert eine stärkere Integration von Gesundheitsaspekten in die Umweltpolitik, insbesondere zum Schutz benachteiligter Gruppen (SRU, 2023).

The Lancet Countdown Report und Policy Briefs für Deutschland (jährlich)
Diese jährlichen Berichte analysieren die gesundheitlichen Auswirkungen des Klimawandels. Der Policy Brief für Deutschland gibt Handlungsempfehlungen für Politik und Versorgung. Die Formate beleuchten Themen wie Hitze, Luftqualität und Bildung (Romanello et al., 2022; KLUG – Deutsche Allianz Klimawandel und Gesundheit e. V., 2024).

Trotz der wachsenden Zahl an Studien bleibt die Stimme praktischer Berufsgruppen wie Hebammen unterrepräsentiert. Es dominiert eine medizinisch-epidemiologische Perspektive, während alltagsnahe Versorgungsforschung ausbaufähig ist.

1.2.5 Forschungslandschaft im Wandel: Allgemeine Entwicklungen und hebammenspezifische Perspektiven

Die deutsche Forschungslandschaft an der Schnittstelle von Klimawandel und Gesundheit entwickelt sich zunehmend dynamisch und interdisziplinär. Institutionen wie das Robert Koch-Institut, der Sachverständigenrat für Umweltfragen oder internationale Kooperationen wie der Lancet Countdown treiben die Erforschung gesundheitlicher Auswirkungen des Klimawandels voran. Besonders hervorzuheben ist der Trend zu praxisnahen Ansätzen und zur Integration klimarelevanter Inhalte in die Ausbildung von Gesundheitsberufen. Dabei rücken Fragen der Anpassung, Resilienz und sozialer Gerechtigkeit verstärkt in den Fokus (BZgA, 2022; WHO, 2022).

Gleichzeitig bestehen weiterhin erhebliche Forschungsbedarfe: Es fehlen langfristige Studien zu gesundheitlichen Folgen des Klimawandels, sozialwissenschaftliche Analysen zur Vulnerabilität betroffener Gruppen sowie systematische Evaluierungen von Anpassungsstrategien. Auch die Rolle von Gesundheitsfachkräften in der Klimaanpassung ist bislang noch unzureichend erforscht.

Dies gilt in besonderem Maße für den Bereich der Hebammenwissenschaft. Zwar gewinnt die Forschung zur Hebammenversorgung insgesamt an Breite, doch der spezifische Fokus auf klimabedingte Herausforderungen steckt noch in den Anfängen. Erste Projekte wie „Klimasensible Hebammenarbeit – Entwicklung eines Moduls" (Luegmair & Wangler, 2024) zeigen, dass das Thema zunehmend in Bildungsprozesse einfließt – etwa durch Module zu Hitzeschutz, umweltbezogener Risikoaufklärung oder ökologischer Praxisgestaltung. Ein Beispiel für praxisnahe Forschung bietet auch das Projekt „ASK a Midwife" an der Evangelischen Hochschule Berlin, das Hebammen im Umgang mit klimabedingten Herausforderungen unterstützt (EH Berlin, 2023). Zudem existieren nationale Netzwerke wie das FamiLe-Forschungskolleg, die verschiedene Forschungsprojekte im Bereich Hebammenwissenschaft bündeln (Hebammenforschung, 2022).

Internationale Erkenntnisse wie „Interlocked: Midwives and the Climate Crisis" (ICM – International Confederation of Midwives, 2024) unterstreichen, dass Hebammen und Gebärende weltweit mit klimabedingten Versorgungsproblemen konfrontiert sind – von Frühgeburten infolge extremer Hitze bis hin zu erschwerter Betreuung in Katastrophenlagen. Diese Erkenntnisse machen deutlich: Hebammen brauchen nicht nur mehr Unterstützung in der Praxis, sondern auch eine stärkere Präsenz in der wissenschaftlichen Forschung.

Aktuell bestehen insbesondere folgende Forschungsdefizite:
– quantitative Daten zu klimabezogenen Risiken in der Schwangerschaft,
– Integration von Umweltfaktoren in geburtshilfliche Versorgungsmodelle,
– Strategien für die Hebammentätigkeit unter Extrembedingungen (z. B. Hitze, Infrastruktur-Ausfälle),
– nachhaltige Arbeitsweisen in der Hebammenpraxis (z. B. Mobilität, Materialeinsatz),
– partizipative Forschung unter Einbezug betroffener Familien und Hebammen.

Beiträge wie „Midwives' views about the effects of climate change on maternal and child health" (2024) zeigen, dass Hebammen diese Forschungslücken selbst wahrnehmen und sich mehr Aus- und Fortbildung sowie praxisorientierte Forschung wünschen. Internationale Organisationen wie die Canadian Association of Midwives (CAM) fördern Forschungsprojekte, die Hebammenarbeit im Kontext des Klimawandels praxisnah untersuchen (CAM, 2023).

Auch internationale Analysen betonen, dass Hebammen aufgrund ihrer Nähe zu vulnerablen Gruppen und ihres präventiven Rollenverständnisses eine Schlüsselrolle für klimaresiliente Gesundheitsversorgung einnehmen können (New Security Beat, 2024). Eine gezielte Förderung klimasensibler Hebammenforschung – etwa durch interdisziplinäre Netzwerke, partizipative Forschungsdesigns oder internationale Kooperationen – ist daher dringend geboten. So kann die Hebammenwissenschaft zur Entwicklung eines sozial gerechten, klimaresilienten Gesundheitssystems maßgeblich beitragen.

1.2.6 Forschungsthemen: Klimawandel und Gesundheit im Fokus

Die Forschung an der Schnittstelle von Klimawandel und Gesundheit gewinnt international an Dynamik (Romanello et al., 2022; WHO, 2022). Die Themenvielfalt reicht von physiologischen Auswirkungen über psychische Belastungen bis hin zur Systemtransformation im Gesundheitswesen. Für Hebammen eröffnen sich hierbei neue Möglichkeiten der Mitgestaltung, insbesondere im Bereich der angewandten, interdisziplinä-ren und partizipativen Forschung.

1. Hitzebedingte Gesundheitsfolgen (vgl. Kapitel 2)
Extremtemperaturen stehen in direktem Zusammenhang mit einem erhöhten Risiko für Frühgeburten, Präeklampsie und perinatale Komplikationen (Kuehn & McCormick, 2017). Die Forschung nutzt hier Zeitreihenanalysen und klimabezogene Gesundheitsstatistiken, um Zusammenhänge sichtbar zu machen. Für Hebammen ergibt sich daraus die Notwendigkeit, Risikopatient:innen frühzeitig zu identifizieren und gezielte Aufklärung, etwa über Hitzeschutzmaßnahmen, zu leisten.

2. Verbreitung von Infektionskrankheiten (vgl. Kapitel 4.3)
Der Klimawandel verändert die geografische Verbreitung von Krankheiten wie Dengue-Fieber oder Zika und begünstigt die Ausbreitung resistenter Erreger (Altizer et al., 2013; RKI, 2023). Hebammen sind gefordert, sich mit neuen Infektionsrisiken auseinanderzusetzen, Hygieneschulungen anzupassen und perinatale Sicherheitsstandards weiterzuentwickeln. Forschung basiert hier auf Geographischen Informationssystemen (GIS)-gestützten Modellen und mikrobiologischen Studien.

3. Mentale Gesundheit (vgl. Kapitel 2)
Zunehmende ökologische Krisen führen vermehrt zu psychischen Belastungen, insbesondere bei jungen Familien (Clayton et al., 2017). Symptome reichen von Angststörungen bis hin zu Depressionen. Hebammen begegnen solchen Belastungen häufig bereits in der Schwangerschaftsbetreuung. Qualitative Interviews und Resilienzforschung bieten die methodischen Grundlagen, um diese Aspekte wissenschaftlich zu erfassen und Unterstützungssysteme weiterzuentwickeln.

4. Resilienz und Anpassungsfähigkeit des Gesundheitswesens (vgl. Kapitel 3.3 und 4.3)
Geburtshilfeeinrichtungen gelten als kritische Infrastruktur – ihre Funktionsfähigkeit bei Hitze, Stromausfällen oder Extremwetter muss gewährleistet bleiben (Ebi et al., 2018). Hebammen sollten in Katastrophenschutzpläne eingebunden sein und praktische Schulungen erhalten. Forschungen in diesem Bereich nutzen Szenarienanalysen und Notfallübungen zur Vorbereitung. Evaluationen zu Frühe-Hilfen-Projekten zeigen, wie gezielte Unterstützung vulnerable Familien stärken kann, was in klimatisch belasteten Regionen besonders wichtig ist (Reiss et al., 2019). Digitale Betreuungsformate, wie sie während der Pandemie erprobt wurden, könnten helfen, Hebammenversorgung bei klimabedingten Zugangsproblemen aufrechtzuerhalten (Schmid et al., 2023).

5. Ernährung und Lebensmittelsicherheit (vgl. Kapitel 4.1 und 6.1)
Der Klimawandel beeinflusst landwirtschaftliche Erträge und damit die Verfügbarkeit gesunder Lebensmittel (Myers et al., 2017). In der Schwangerschaft und Stillzeit ergeben sich besondere Herausforderungen hinsichtlich Mikronährstoffversorgung. Hebammen benötigen aktuelles Wissen zu klimabezogener Ernährungssicherheit, um

kompetent beraten zu können. Ernährungsökologische Studien und partizipative Konzepte sind hier besonders relevant.

6. Langfristige Entwicklungsrisiken für Kinder (vgl. Kapitel 2)
Frühkindliche Belastungen durch Umweltfaktoren haben potenziell lebenslange gesundheitliche Folgen (Gluckman et al., 2008). Forschung mit Geburtskohorten und epigenetischen Methoden untersucht, wie Schadstoffe, Stress oder Hitze bereits in der Schwangerschaft wirken. Hebammen tragen entscheidend zur Früherkennung und Prävention solcher Risiken bei.

7. Stärkung klimakompetenter Gesundheitsberufe (vgl. Kapitel 7)
Die Integration ökologischen Wissens in die Ausbildung von Hebammen wird als zukunftsweisend betrachtet (Thiel et al., 2021). Die Entwicklung neuer Curricula, Lehrforschung und Fortbildungsprogramme zielt darauf ab, klimaresiliente Kompetenzen systematisch zu verankern. Qualitätsstandards in der Hebammenarbeit bilden die Basis für eine sichere Versorgung auch unter den neuen Herausforderungen durch den Klimawandel (Renfrew et al., 2014).

8. Interdisziplinarität und partizipative Forschung (vgl. Kapitel 1.3)
Die Komplexität der Klimakrise verlangt nach Forschungsansätzen, die verschiedene Disziplinen und praktische Berufsgruppen zusammenbringen (Frumkin et al., 2008). Hebammen sollten dabei nicht nur als Zielgruppe, sondern als aktive (Co-)Forschende eingebunden werden. Aktionsforschung und Citizen-Science-Projekte bieten geeignete methodische Ansätze, um Praxiswissen systematisch nutzbar zu machen.

Die Forschungsagenda im Bereich Klima und Gesundheit wächst – sie wird zunehmend praxisnäher und interdisziplinärer. Hebammen können hier eine bedeutende Rolle übernehmen: durch Beteiligung an Studien, Entwicklung neuer Versorgungsmodelle oder als Brückenbauer:innen zwischen Wissenschaft und Alltagspraxis.

1.2.7 Ein Gesundheitssystem im Wandel

Die Klimakrise zwingt das Gesundheitssystem zu einem tiefgreifenden Wandel. Strukturen, Versorgungsprozesse und Ausbildung müssen klimaresilienter und sozial gerechter werden. Dabei sind Berufsgruppen gefragt, die nah an den Menschen arbeiten – wie Hebammen.

Hebammen können dazu beitragen, ökologische Nachhaltigkeit mit gesundheitlicher Chancengleichheit zu verbinden. Ihre besondere Rolle in der Lebensphase Geburt macht sie zu entscheidenden Akteur:innen für ein zukunftsfähiges Gesundheitssystem.

Zukünftig sollten gesundheitliche Versorgungskonzepte nicht nur effizient, sondern auch ökologisch und sozial tragfähig sein. Die Klimakrise darf dabei nicht als externes Umweltproblem betrachtet werden, sondern als integraler Bestandteil aller gesundheitsbezogenen Strategien. Hebammen als systemrelevante Fachkräfte verdienen dabei mehr Aufmerksamkeit, Ressourcen und Mitsprache.

1.2.8 Handlungsperspektiven – Wie können Hebammen die Hebammenwissenschaft in der Klimakrise stärken?

Die Klimakrise stellt einen komplexen Gesundheitsnotfall dar, der ein umfassendes Verständnis ökologischer, politischer, wirtschaftlicher und medizinischer Zusammenhänge erfordert. Für Hebammen bedeutet dies nicht nur neue Herausforderungen, sondern vor allem vielfältige Möglichkeiten, aktiv an der Gestaltung von Lösungen mitzuwirken. Durch ihren direkten Kontakt mit besonders vulnerablen Gruppen – Schwangeren, Gebärenden und Neugeborenen – nehmen Hebammen eine Schlüsselrolle in der klimabezogenen Gesundheitsversorgung und der Klimaanpassung im Gesundheitswesen ein.

Ein wirksames Handeln verlangt Interdisziplinarität, politische Beteiligung, wissenschaftliche Forschung und nachhaltige Praxis. Die Hebammenwissenschaft steht hierbei im Zentrum einer grundlegenden Neuausrichtung unseres Verständnisses von Gesundheit, Fürsorge und Vorsorge im Kontext des Klimawandels. Die Forschungsagenda im Bereich Klima und Gesundheit wächst stetig und wird zunehmend praxisnah und interdisziplinär. Hebammen können durch ihre Beteiligung an Studien die Entwicklung neuer Versorgungsmodelle sowie als Vermittler:innen zwischen Forschung und Alltagspraxis eine bedeutende Rolle übernehmen. Ihre Perspektive ist unverzichtbar für die Gestaltung eines zukunftsfähigen, gerechten und resilienten Gesundheitssystems.

Parallel dazu wächst innerhalb der Hebammenwissenschaft das Bewusstsein für die umfassenden Auswirkungen des Klimawandels auf die reproduktive Gesundheit. Forschungsinitiativen und Bildungsprojekte konzentrieren sich darauf, Hebammen durch gezielte Aus- und Fortbildung sowie Ressourcen zu stärken, um die notwendigen Kompetenzen für den Umgang mit klimabedingten Herausforderungen zu vermitteln. Die systematische Integration klimabezogener Inhalte in die Ausbildung und Praxis ist ein entscheidender Schritt, um nicht nur die Rolle der Hebammen zu festigen, sondern vor allem den Schutz und die Förderung der Gesundheit von Müttern und Neugeborenen in einer sich wandelnden Umwelt zu gewährleisten.

Darüber hinaus sollten Hebammen als Fürsprecher:innen für klimasensible Gesundheitspolitik aktiv werden. Ihre authentische Stimme aus der Versorgungspraxis kann in Fachverbänden, politischen Anhörungen und der Öffentlichkeitsarbeit wichtige Impulse setzen. Die Hebammenwissenschaft kann sie durch Empowerment und Bildungsangebote unterstützen, um diese gesellschaftliche Verantwortung wirksam wahrzunehmen. Gleichzeitig ist die aktive Einbindung von Hebammen in interdisziplinäre Forschungsprojekte und der Aufbau von Netzwerken mit Gesundheitsberufen, Umweltmedizin, Sozialarbeit und Stadtplanung essenziell, um praxisnahe, klimaresiliente Lösungen zu entwickeln. So kann die Hebammenwissenschaft als Schnittstelle zwischen Forschung, Praxis und Politik die Hebammen in ihrer Schlüsselrolle stärken und einen nachhaltigen Beitrag zur Anpassung des Gesundheitssystems an die Herausforderungen des Klimawandels leisten.

Literatur

Altizer, S., Ostfeld, R. S., Johnson, P. T. J., Kutz, S., & Harvell, C. D. (2013). Climate change and infectious diseases: From evidence to a predictive framework. Science, 341(6145), 514–519.

Bundesministerium für Gesundheit & Bundesministerium für Umwelt, Naturschutz, nukleare Sicherheit und Verbraucherschutz. (2023). Klimawandel und Gesundheit: Maßnahmen und Strategien der Bundesregierung. https://www.bundesgesundheitsministerium.de (Abgerufen am 18.05.25).

Bundeszentrale für gesundheitliche Aufklärung. (2022). Gesundheitsschutz in Zeiten des Klimawandels. https://www.bzga.de (Abgerufen am 18.05.25).

Canadian Association of Midwives (CAM). (2023). Midwifery Research. https://canadianmidwives.org/research (Abgerufen am 18.05.25).

Clayton, S., Manning, C. M., Krygsman, K., & Speiser, M. (2017). Mental Health and Our Changing Climate: Impacts, Implications, and Guidance. Washington, D. C.: American Psychological Association, and ecoAmerica.

Deutscher Hebammenverband (DHV). (2023). Klimawandel und Geburtshilfe: Empfehlungen für eine nachhaltige Praxis. https://www.hebammenverband.de (Abgerufen am 18.05.25).

Deutsche Gesellschaft für Hebammenwissenschaft (dghwi). (2023). Forschungsagenda 2026–2036. https://www.dghwi.de/forschungsagenda (Abgerufen am 18.05.25).

Deutsche Gesellschaft für Hebammenwissenschaft (dghwi). (2024). Projektbeschreibung Healthy Midwives. https://www.dghwi.de/forschungsprojekte/healthy-midwives (Abgerufen am 18.05.25).

Ebi, K. L., Semenza, J. C., & Rocklöv, J. (2018). Current medical research funding and frameworks are insufficient to address the health risks of climate change. Environmental Health, 17, Article 62.

Evangelische Hochschule Berlin (EH Berlin). (2023). Projekt „ASK a Midwife". https://www.eh-berlin.de/forschung/forschungsprojekte/ask-a-midwife (Abgerufen am 18.05.25).

Frumkin, H., Hess, J., Luber, G., Malilay, J., & McGeehin, M. (2008). Climate change: The public health response. American Journal of Public Health, 98(3), 435–445.

Gluckman, P. D., Hanson, M. A., & Beedle, A. S. (2008). Early life events and their consequences for later disease: A life history and evolutionary perspective. American Journal of Human Biology, 19(1), 1–19.

Hebammenforschung.de. (2022). FamiLe-Forschungskolleg. https://www.hebammenforschung.de/abgeschlossene-projekte/famile (Abgerufen am 18.05.25).

Intergovernmental Panel on Climate Change (IPCC). (2021). Climate Change 2021: The Physical Science Basis. Cambridge University Press. https://www.ipcc.ch/report/ar6/wg1/ (Abgerufen am 18.05.2025).

International Confederation of Midwives (ICM). (2024). Interlocked: Midwives and the Climate Crisis. https://internationalmidwives.org/resources/interlocked-midwives-and-climate/ (Abgerufen am 18.05.25).

Deutsche Allianz Klimawandel und Gesundheit (KLUG) e.V. (Hrsg.). (2024). Lancet Countdown Policy Brief für Deutschland. https://klimagesund.de/ (Abgerufen am 18.05.25).

Kuehn, L., & McCormick, S. (2017). Heat exposure and maternal health in the face of climate change. International Journal of Environmental Research and Public Health, 14(8), 853.

Luegmair, K. & Wangler, S. (2024). Klimasensible Hebammenarbeit – Entwicklung eines Moduls. ResearchGate. https://www.researchgate.net/publication/378804006 (Abgerufen am 18.05.25).

Midwives' views about the effects of climate change on maternal and child health. (2024). Women and Birth. https://www.sciencedirect.com/science/article/abs/pii/S1871519224000349 (Abgerufen am 18.05.25).

Myers, S. S., Smith, M. R., Guth, S., Golden, C. D., Vaitla, B., Mueller, N. D., ... & Huybers, P. (2017). Climate change and global food systems: Potential impacts on food security and undernutrition. Annual Review of Public Health, 38, 259–277.

New Security Beat. (2024). Q&A: Midwives as a Vital Climate Solution. https://www.newsecuritybeat.org/2024/05/qampa-midwives-as-a-vital-climate-solution/ (Abgerufen am 18.05.25).

Reiss, M., Krieger, J., & Melchior, H. (2019). Babylotse: Evaluation eines Frühe-Hilfen-Projekts in der Geburtsklinik. BZgA. https://www.bzga.de/forschung/projekte/babylotse (Abgerufen am 18.05.25).

Renfrew, M. J., McFadden, A., Bastos, M. H., Campbell, J., Channon, A. A., Cheung, N. F., ... & Declercq, E. (2014). Midwifery and quality care. The Lancet, 384(9948), 1129–1145.

Robert Koch-Institut. (2023). Sachstandsbericht Klimawandel und Gesundheit. https://www.rki.de (Abgerufen am 18.05.25).

Romanello, M., McGushin, A., Di Napoli, C., Drummond, P., Hughes, N., Jamart, L., ... & Campbell-Lendrum, D. (2022). The 2022 report of the Lancet Countdown on health and climate change. The Lancet, 400(10363), 1619–1654.

Schmid, M., Behrens, J., & Lotzin, A. (2023). Digitale Hebammenbetreuung in Pandemiezeiten. Zeitschrift für Hebammenwissenschaft, 14(2), 73–81.

Sachverständigenrat für Umweltfragen (hSRU). (2023). Umwelt und Gesundheit konsequent zusammendenken. https://www.umweltrat.de (Abgerufen am 18.05.25).

Stern, N. (2006). The economics of climate change: The Stern review. Cambridge University Press.

Thiel, C., Weierstall-Pust, R., Rieger, M. A., & Letzel, S. (2021). Climate change and health: Interdisciplinary approaches in medical education. GMS Journal for Medical Education, 38(4), Doc82.

Umweltbundesamt. (2023). Gesundheitliche Auswirkungen des Klimawandels. https://www.umweltbundesamt.de (Abgerufen am 18.05.25).

United Nations Framework Convention on Climate Change (UNFCCC). (2023). Annual Climate Action Reports. https://unfccc.int (Abgerufen am 18.05.25).

Wissenschaftlicher Beirat der Bundesregierung Globale Umweltveränderungen (WBGU). (2023). Gesund leben auf einer gesunden Erde – Welt im Wandel. https://www.wbgu.de (Abgerufen am 18.05.25).

World Health Organization (WHO). (2022). Climate change and health: Key facts. https://www.who.int/news-room/fact-sheets/detail/climate-change-and-health (Abgerufen am 18.05.25).

1.3 Verständnis, Konzepte und Potenziale klimasensibler und Planetarer Hebammenpraxis

Barbara Fillenberg, Carmen Jochem, Rahel Pröhmer, Lydia Reismann

Dieses Kapitel führt in die Relevanz einer klimasensiblen und nachhaltigen Hebammenpraxis ein und erläutert die Notwendigkeit der planetaren Hebammenpraxis. Dafür werden zentrale Konzepte – von Nachhaltigkeit bis zur Planetaren Gesundheitskompetenz – vorgestellt und im Kontext der Hebammenpraxis erörtert.

1.3.1 Nachhaltige Hebammenpraxis im 21. Jahrhundert

„Think globally, act locally!": Diese vielzitierte Aufforderung unbekannten Ursprungs hat im Kontext der globalen Nachhaltigkeitsdebatte nicht an Aktualität verloren. Auch die Hebammenpraxis in Deutschland steht unter dem Einfluss weitreichender Veränderungen, die durch globale Entwicklungen geprägt sind. Das berufliche Umfeld und die Rahmenbedingungen dieses Tätigkeitsfeldes haben sich in den letzten zwei Jahrzehnten maßgeblich durch technologische Innovationen, demografische Veränderungen, soziale Ungleichheit und die gleichzeitige Überschreitung der planetaren Grenzen verändert (Rockström et al., 2009) (vgl. Kapitel 1.1.). Letztere werden als eine dreifache Krise, bestehend aus Klimawandel, Umweltverschmutzung und Biodiversitätsverlust, manifest (UNEP – United Nations Environment Programme, 2021). Allerdings kann das Hebammenwesen selbst Einfluss auf diese Entwicklungen nehmen. Als Angehörige einer Profession tragen Hebammen eine besondere Verantwortung, indem sie durch ein Handeln und Wirken, das den berufsethischen Grundsätzen verpflichtet ist, einen Beitrag zum gesellschaftlichen Gemeinwohl leisten (Wilensky, 1964) (vgl. Kapitel 7.1.).

Nachhaltigkeitsbegriff und -verständnis

Der Begriff „Nachhaltigkeit" wurde im deutschsprachigen Raum erstmals von Hans Carl von Carlowitz in seinem Werk Sylvicultura Oeconomica verwendet. Dabei formulierte er die Idee, nur so viel Holz zu schlagen, wie durch natürliche Regeneration nachwachsen kann, um den Wald generationsübergreifend zu erhalten (Carlowitz, 1713). Deutlich später rückte mit der Beschreibung der Grenzen des Wachstums (Meadows et al., 1972) die Notwendigkeit ressourcenverträglichen Wirtschaftens ins Zentrum globaler Aufmerksamkeit. Der Begriff „Nachhaltigkeit" wurde schließlich mit der Veröffentlichung des Brundtland-Berichts der Vereinten Nationen international bekannt und als „Entwicklung, die die Bedürfnisse der heutigen Generation erfüllt, ohne die Möglichkeiten künftiger Generationen zu gefährden" definiert (Brundtland, 1987).

Heute ist der Begriff „Nachhaltigkeit" sowohl in der breiten Öffentlichkeit als auch in Fachkreisen Gegenstand vielfältiger Debatten. Aufgrund der zunehmenden, inflationären und oft unspezifischen Verwendung besteht die Gefahr, dass das Konzept der Nachhaltigkeit an Aussagekraft verliert oder als reine unternehmerische Strategie i. S. des beschönigenden Green Washings genutzt wird. Eine präzise begriffliche und konzeptionelle Einordnung ist an dieser Stelle notwendig, um ein gemeinsames Verständnis für Nachhaltigkeit im Hebammenwesen zu entwickeln. Moderne Definitionen von Nachhaltigkeit basieren häufig auf dem im Brundtland-Bericht beschriebenen sog. Drei-Säulen-Modell, das ökologische, ökonomische und soziale Dimensionen umfasst (Brundtland, 1987).

Das Drei-Säulen-Modell wird zunehmend dafür kritisiert, dass es keine klare Priorisierung der Säulen vorsieht und die ökologische Tragfähigkeit als Grundlage aller sozialen und ökonomischen Entwicklungen nicht ausreichend hervorgehoben ist. Für die zeitgemäße Weiterentwicklung kann das Konzept der planetaren Grenzen herangezogen werden (Griggs et al., 2013). Es wurden auf Basis von naturwissenschaftlichen Erkenntnissen für neun zentrale Systeme die sog. planetaren Belastungsgrenzen definiert, deren Einhaltung die Grundlage für jede nachhaltige und gesellschaftliche Entwicklung und das menschliche Wohlergehen im Allgemeinen bildet (vgl. Kapitel 1.1) (Rockström et al., 2009).

Die 17 Ziele nachhaltiger Entwicklung – für Hebammen

Nachhaltigkeit wurde bisher in Deutschland nicht systematisch in der akademischen Aus-, Fort- und Weiterbildung von Hebammen verankert (vgl. Kapitel 7.3). Nachfolgend werden deshalb Modelle vorgestellt, die auf das deutsche Hebammenwesen übertragen werden können. Ein verbreitetes Modell von Nachhaltigkeit findet sich in den 17 Zielen für nachhaltige Entwicklung bis zum Jahr 2030 (Sustainable Development Goals, SDGs), die im Jahr 2015 von den 193 Mitgliedstaaten der Vereinten Nationen (UN) einstimmig verabschiedet wurden (United Nations General Assembly, 2015). Die Einhaltung der planetaren Grenzen mit den 17 Zielen für nachhaltige Entwicklung zu verknüpfen, schafft ein zeitgemäßes Nachhaltigkeitsverständnis.

Die UN veröffentlichen jährliche Berichte der Staaten zum Fortschritt der Umsetzung der SDGs. Während Staaten übergreifend, also auf der Makroebene, zur Zielerreichung beitragen, können Berufsgruppen wie Hebammen und Einzelpersonen auf der Meso- und Mikroebene agieren und so einen wesentlichen Beitrag zur Realisierung der SDGs leisten. Die tabellarisch dargestellten Maßnahmen (Tabelle 1) sind dabei nur beispielhaft und können als Orientierung – sowohl für einzelne Hebammen als Privatperson als auch in ihrer beruflichen Praxis oder in hebammengeleiteten Einrichtungen – dienen.

Tabelle 1 zeigt, dass die Umsetzung von Nachhaltigkeit in der Hebammenpraxis Rahmenbedingungen erfordert, die über die individuellen Handlungsebenen hinausgehen. Strukturelle Hemmnisse müssen überwunden werden – durch Anstrengungen, die über institutionelle, politische, unternehmerische oder kommunale Prozesse erfolgen.

Tabelle 1: Hebammentätigkeit und die 17 Ziele für nachhaltige Entwicklung (Quelle: UN mit eigenen Ergänzungen).

Nr.	Ziel	Einflussmöglichkeiten, privat und beruflich, z. B. durch
1	Keine Armut	eigenes Konsumverhalten (Lieferketten), kritisches Hinterfragen struktureller und intersektionaler Diskriminierungen, Frauen*förderung und Unterstützung von gesellschaftlich benachteiligten Personengruppen, (vgl. Kapitel 2.2, 3.2 und 4.3)
2	Kein Hunger	eigenes Konsumverhalten und nachhaltige Ernährung, Aufklärung über nachhaltige und nährstoffreiche Ernährung für Mutter und Kind, Unterstützung beim Stillen als nachhaltigste Ernährungsform für Säuglinge, (vgl. Kapitel 4.1 und 6.1)
3	Gesundheit und Wohlergehen	evidenzbasiertes, berufliches Handeln, Einhaltung des Ethikkodex für Hebammen, Maßnahmen zur Prävention und Gesundheitsförderung, Förderung von (Planetarer) Gesundheitskompetenz, "Shared decision making", kontinuierliche Betreuung ("continuity of care"), (vgl. Kapitel 2.5, 3.1, 3.2 und 5.1)
4	Hochwertige Bildung	Aufbau von Fachwissen, Teilen von eigenem Wissen (Best Practice), berufliches Wissensmanagement, Bildung für Planetare Gesundheit, Bildung für Nachhaltige Entwicklung (BNE), (vgl. Kapitel 1.2 und 7.3)
5	Geschlechtergleichheit	Unterstützung von werdenden Hebammen, angemessene Vergütung von Mitarbeitenden in hebammengeleiteten Einrichtungen, Schaffung familienfreundlicher Arbeitsbedingungen, angemessene Aufteilung der Familienaufgaben an beide Elternteile, Förderung der Netzwerkbildung sowie der Selbstermächtigung von FLINTA*-Personen, niedrigschwellige Anerkennung der Elternschaft von gleichgeschlechtlichen Paaren, (vgl. Kapitel 1.3.2, 2.2)
6	Sauberes Wasser und Sanitäreinrichtungen	Einsparung von Wasser, Verwendung umweltfreundlicher Wasch- und Reinigungsmittel sowie Hygieneprodukte, Einsparung/Vermeidung von Plastik, (vgl. Kapitel 3.3 und 3.4)
7	Bezahlbare und saubere Energie	Reduktion des Energieverbrauchs, Umweltzertifizierung am Arbeitsplatz und Nutzen von Umweltmanagementsystemen, (vgl. Kapitel 3.3, 3.4 und 5.3)
8	Menschenwürdige Arbeit und Wirtschaftswachstum	Unterstützung hebammengeleiteter Einrichtungen, Nachhaltigkeitsmanagement und -strategie am Arbeitsplatz, (vgl. Kapitel 3.3, 3.4 und 5.4)
9	Industrie, Innovation und Infrastruktur	hebammenwissenschaftliche Forschung, Förderung nachhaltiger geburtshilflicher Infrastrukturen, (vgl. Kapitel 1.2, 5.3 und 5.4)

Tabelle 1 (fortgesetzt)

Nr.	Ziel	Einflussmöglichkeiten, privat und beruflich, z. B. durch
10	Weniger Ungleichheiten	eigenes Konsumverhalten (Lieferketten), kritisches Hinterfragen struktureller und intersektionaler Diskriminierungen (beispielsweise Rassismus), Verbesserung des Zugangs zu Hebammenbetreuung für benachteiligte Gruppen, Frauen*förderung und Unterstützung von gesellschaftlich benachteiligten Personengruppen, (vgl. Kapitel 1.3.2, 2.5, 3.1 und 5.1)
11	Nachhaltige Städte und Gemeinden	Nutzung öffentlicher Verkehrsmittel und E-Mobilität, nachhaltige Wohn-/Arbeitsgebäude und Grünanlagen, Förderung von nachhaltiger Gesundheitsversorgung im Hebammenwesen, (vgl. Kapitel 7.2)
12	Nachhaltige/r Konsum und Produktion	Vermeidung nicht notwendiger medizinischer Eingriffe, Müllvermeidung im beruflichen Kontext (Materialwahl, Übernahme gebrauchter Arbeitsmittel von Kolleg:innen), Konsumverhalten – "sharing is caring", Angebote hebammengeleiteter Dienstleistungen (kontinuierliche Betreuung) (vgl. Kapitel 3.4, 5.3 und 5.4)
13	Maßnahmen zum Klimaschutz	Gründung und Etablierung von Green Teams, Entwicklung von Leitfäden für den Arbeitsplatz, Teilen von Wissen (Best Practice), (vgl. Kapitel 3.4, 5.3, 5.4)
14	Leben unter Wasser	Reduktion umweltschädlicher Arzneimittel (z. B. Diclofenac), z. B. durch Erstellung interner Leitlinien / Empfehlungen, Gewässerschutz durch Vermeidung von Plastikmüll und Chemikalien, angepasstes Konsum- und Reiseverhalten, Ernährungsgewohnheiten, (vgl. Kapitel 4.1 und 6.1)
15	Leben an Land	angepasstes Konsum- und Reiseverhalten, nachhaltige Gebäude und Grünanlagen, Unterstützung von Natur-/ Klimaschutzprojekten, Müllvermeidung und sachgerechte Entsorgung, Ernährungsgewohnheiten, (vgl. Kapitel 4.1 und 6.1)
16	Frieden, Gerechtigkeit und starke Institutionen	Einhaltung der (international gültigen) berufsethischen Vorgaben, Nachhaltigkeitsmanagement (vgl. Kapitel 3.4, 5.3, 5.4)
17	Partnerschaften zur Erreichung der Ziele	interprofessionelle Zusammenarbeit, interdisziplinäre (wissenschaftliche) Projekte, Zusammenarbeit mit NGOs, Behörden und Institutionen, (vgl. Kapitel 7.2 und 7.3)

! Nachhaltigkeit hat verschiedene eng oder weit gefasste Definitionsmöglichkeiten. Nachhaltigkeit soll als Orientierungshilfe oder Managementinstrument dienen, um Handlungs- und Entscheidungsprozesse zu leiten. In der Hebammenarbeit bietet es einen wertvollen Ansatz, indem individuelles, unternehmerisches oder gesellschaftliches Verhalten unter Berücksichtigung der Kriterien der Nachhaltigkeit geprüft und priorisiert werden können.

Von klimasensibler zu Planetarer Hebammenpraxis

Das Konzept der Nachhaltigkeit in der Hebammenpraxis wird, wie oben beschrieben, gegenwärtig in vielfältiger Weise interpretiert. Eine einheitliche Definition, die speziell auf die Hebammenprofession zugeschnitten ist und auf alle in Deutschland sowie international praktizierenden Hebammen übertragbar wäre, existiert bislang nicht. Dennoch kann Nachhaltigkeit als Handlungsprinzip und Orientierungshilfe wirkungsvoll angewandt werden. Um übergreifende Strategien für eine nachhaltige Entwicklung zu gestalten und langfristig zu etablieren, erscheint es sinnvoll, den Prozess mit spezifischen greifbaren Themenfeldern zu beginnen, die als konkrete Ansatzpunkte dienen. Ein beispielhafter Einstieg kann das Konzept der klimasensiblen Hebammenpraxis sein, bei dem insbesondere die ökologische Dimension der Nachhaltigkeit im Vordergrund steht. Den Wechselwirkungen zu anderen Nachhaltigkeitsdimensionen wird dabei eine hohe Bedeutung beigemessen, wobei sich ein vielfältiger Nutzen ergeben kann.

Der Begriff der klimasensiblen Hebammenarbeit kann in unterschiedlichen Anwendungs- und Deutungsbereichen genutzt werden. Unserem Verständnis nach kann die klimasensible Hebammenpraxis als eine spezifische Perspektive erfasst werden, die alltägliche Herausforderungen, Abläufe und Problematiken der geburtshilflichen Praxis durch den Filter von Klimawandel und Gesundheit zu betrachten versucht. Sie gleicht damit einer Art Brille, die eine genauere Beobachtung, Analyse und Bewertung von Handlungsmöglichkeiten im Kontext der Gesundheitsversorgung in Schwangerschaft, Geburt und Wochenbett ermöglicht. Diese Auseinandersetzung mit den Zusammenhängen zwischen Klimawandel und Gesundheit hat zum Ziel, innovative Lösungen und Handlungsstrategien zu entwickeln, welche einen breiten Nutzen für Gebärende, Neugeborene und auch die Gesellschaft als Ganzes haben sollen. Die klimasensible Hebammenpraxis umfasst demnach sowohl Anpassungsmaßnahmen an klimawandelbedingte Gesundheitsrisiken, wie etwa Hitzewellen, Luftverschmutzung oder Naturkatastrophen, die als Adaptation bezeichnet werden, als auch präventive Maßnahmen zur Minderung von CO_2-Emissionen und anderen Umweltbelastungen, die als Mitigation bezeichnet werden. Dabei ergeben sich innerhalb des Betreuungsbogens (Sayn-Wittgenstein, 2007), der Lebenswelten und Kontextfaktoren der Klient:innen von Familienplanung bis zur frühen Elternschaft einschließt, spezifische Möglichkeiten und Best-Practice-Beispiele (vgl. Kapitel 4, 5 und 6).

In Bezug auf den Kontext planetarer Grenzen beinhaltet die Klimaperspektive zweifellos Kontextfaktoren und Auswirkungen auf Mütter und Neugeborene. Bei einer umfassenden Betrachtung des gesamten Konzepts der planetaren Grenzen werden jedoch neun unterschiedliche, miteinander verbundene Systeme identifiziert, die, solange sie nicht überschritten werden, den sicheren Rahmen für das Wohlbefinden und die Gesundheit der Menschheit bilden. Rein begrifflich bildet die klimasensible Hebammenarbeit also nur ein System innerhalb der planetaren Grenzen ab. Wir schlagen daher perspektivisch vor – insbesondere angesichts der planetaren Mehrfachkrise, die weitreichende Auswirkungen auf die Gesundheit und das Wohlbefinden von Schwangeren, Müttern und Neugeborenen hat – auch das umfassendere Konzept der planetaren Gesundheit (vgl. Kapitel 1.1) mitzuberücksichtigen.

Dabei verstehen wir aktuell die Planetare Hebammenpraxis als ein Konzept, das in Anlehnung an die etablierte Definition der planetaren Gesundheit der Rockefeller Foundation (Whitmee et al., 2015) eine Perspektive auf die Beziehungen innerhalb, von und zwischen planetaren Ökosystemen umfasst, die als Voraussetzung für das Wohlergehen der Klient:innen wie auch der menschlichen Zivilisation an sich betrachtet wird. Sie ist dabei eng verbunden mit der Erarbeitung von Lösungen und der Entwicklung von Narrativen, die für eine nachhaltige Entwicklung von entscheidender Bedeutung sind (Whitmee et al., 2015).

Es gibt weitere Begriffe, die ebenfalls eine sinnvolle Erweiterung des Konzepts darstellen könnten. So könnte neben einer nachhaltigen Hebammenpraxis auch der Begriff „zukunftsgerechte Hebammenpraxis" Anwendung finden, abgewandelt vom Untertitel des UN-Berichts von 2012: eine Zukunft, die es wert ist, dass wir uns dafür entscheiden (UN, 2012). Dieser Untertitel, der im englischen Original „Resilient People, Resilient Planet – A future worth choosing" lautet, unterstreicht die Notwendigkeit, die Gesundheit von Mensch und Planet miteinander zu verbinden und eine nachhaltige, resiliente Praxis zu fördern. Welche Begriffe und Konzepte sich durchsetzen werden, ist noch nicht endgültig abzusehen. Alle Konzepte beinhalten jedoch eine Erweiterung des bisherigen Verständnisses hin zu einer ganzheitlichen Betrachtung der ökologischen Determinanten von Gesundheit und betonen die Notwendigkeit, die Erhaltung der Ökosysteme als integralen Bestandteil der menschlichen Gesundheit zu betrachten.

Hierbei besteht ein bidirektionales Verhältnis: Umweltbedingte Einflüsse stellen potenzielle Bedrohungen für die Gesundheit dar, während notwendige Anpassungs- und Lösungsmaßnahmen auch erhebliches Potenzial für gesundheitsförderliche Synergieeffekte – sog. Health Co-Benefits (vgl. Kapitel 1.1, 3.2 und 4.2) – bieten (Shindell et al., 2018). Es besteht ein besonders hohes Potenzial für Hebammen, als Multiplikator:innen (Change Agents; vgl. Kapitel 3.1) zu wirken, insbesondere durch Gelegenheitsfenster während sensibler Lebensphasen. Schwangerschaft, Geburt und Wochenbett erfordern Anpassungen im Lebensstil (Fthenakis, 1999), welche einen optimalen Rahmen für Synergieeffekte darstellen, die sowohl den Klima- und Umweltbedingungen als auch der Familiengesundheit zugutekommen. In diesen Phasen spielen Hebammen eine entscheidende Rolle, indem sie Familien auch im häuslichen Umfeld und häufig über einen längeren Zeitraum begleiten. Die Familiengründung stellt eine Zeit dar, in der Verhaltensänderungen angestoßen werden können (Fthenakis, 1999) und bietet eine gute Gelegenheit, gesundheitsförderndes und zugleich nachhaltiges Verhalten zu unterstützen.

Auch auf der Ebene der globalen Gesundheit trägt die hebammengeleitete Betreuung zu einer nachhaltigen Entwicklung bei: Einerseits sinkt die weltweite Säuglings- und Müttersterblichkeit, andererseits können erhebliche finanzielle und ökologische Kosten eingespart werden, beispielsweise durch weniger Kaiserschnitte (Marshall & Raynor, 2020). Hebammen können somit in verschiedenen Bereichen als Multiplikator:innen für Nachhaltigkeit und planetare Gesundheitsförderung wirken, vorausgesetzt sie selbst sind mit erforderlichen Kompetenzen ausgestattet (Schwendemann, 2022).

Strukturelle Dimensionen und „Health in All Policies" (HiAP)

Generelle prekäre Umstände im deutschen Hebammenwesen, die sich u. a. in Klinikschließungen und im Hebammenmangel ausdrücken (Albrecht et al., 2019), erschweren die Umsetzung von klimasensibler oder Planetarer Hebammenpraxis. Viele Frauen* erleben eine fragmentierte Betreuung durch wechselnde Hebammen oder haben gar keinen Zugang zur Hebammenhilfe. Die Kontinuität in der Betreuung ist jedoch nicht nur aus gesundheitlicher Sicht essenziell (Sandall et al., 2024), sondern stellt auch eine Grundlage dafür dar, Prinzipien der Nachhaltigkeit, der planetaren Gesundheit oder der sozialen Verantwortung in die Lebenspraxis der Familien zu integrieren. Denn dies setzt ausreichend gemeinsame Zeit und die Entwicklung eines Verständnisses für die Lebenswelt der begleiteten Frau* und ihrer Familie voraus, um individuell und bedarfs- und nutzenorientiert ansetzen zu können (Tegethoff et al., 2021).

Für das Verständnis der Wichtigkeit struktureller Dimensionen, die das Hebammenwesen determinieren, helfen etablierte Ansätze aus den Bereichen Prävention, Public Health und Gesundheitsförderung. Als einen integrativen Ansatz zur Implementierung gesundheitsfördernder Strukturen schlägt die Weltgesundheitsorganisation das Konzept HiAP vor (WHO, 2013). Dieses Konzept zielt darauf ab, politikfeldübergreifend gesundheitsfördernde Synergieeffekte zwischen Maßnahmen auf Verhaltens- und Verhältnisebene zu fördern. Dafür werden auch nicht traditionell dem Bereich der Gesundheit zugeordnete Sektoren einbezogen: Dazu zählen beispielsweise Wirtschaft, Infrastruktur, Naturschutz oder Bildung. Ein Engagement für diese Bereiche in politischen und kommunalen Prozessen unter Miteinbezug von hebammenspezifischen Themen und Perspektiven entspricht also dem Ansatz von Gesundheit in allen Politikfeldern. Ein Einstieg kann z. B. über die Mitarbeit in Vereinen und Verbänden, die Unterstützung von Selbsthilfegruppen oder Formate wie „Hebammen an Schulen" (DHV, o. J.) gelingen (vgl. Kapitel 7.1 und 7.2).

Auf das HiAP-Konzept Bezug nehmend wird auch der Ansatz „Environment in All Policies" (Browne & Rutherfurd, 2017) oder „Planetary Health in All Policies" (Center for Planetary Health Policy, 2024) vorgeschlagen, um eine breite Anwendung von Klima- und Umweltschutz unter dem Aspekt der Gesundheitsförderung zu erreichen. Denn viele Auswirkungen würden sich nicht durch eine alleinige Aufklärung von Schwangeren verhindern lassen: Im Kontext von Feinstaubbelastung und Luftverschmutzung beispielsweise sind kommunale und nationale Maßnahmen erforderlich. Abbildung 2 zeigt die verschiedenen Ebenen, auf denen mittels planetarer Gesundheitskompetenz zu Lösungen angesetzt werden kann.

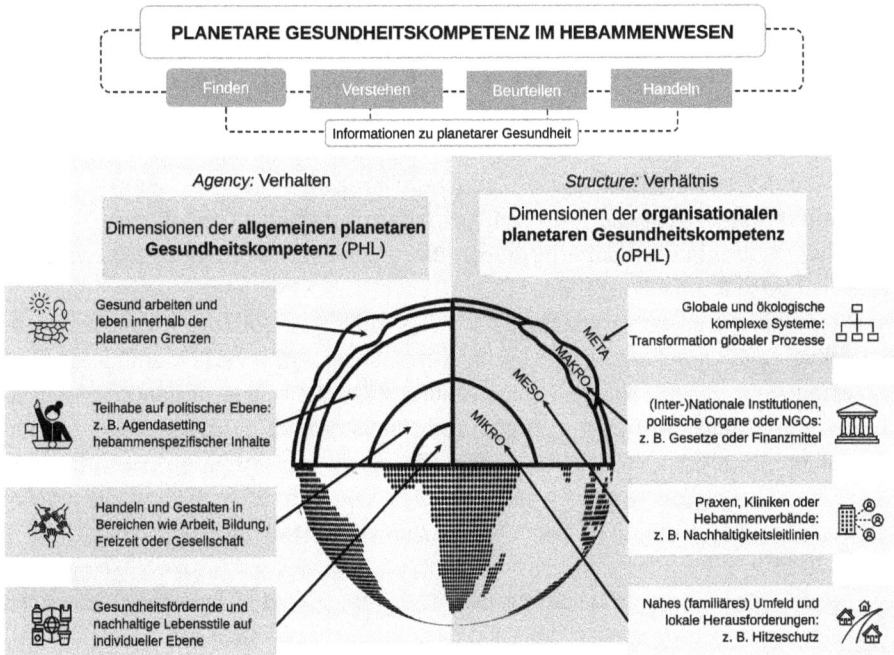

Abbildung 2: Planetare Gesundheitskompetenz von Hebammen – Fähigkeiten und Handlungsmöglichkeiten auf verschiedenen Ebenen zur Umsetzung planetarer Gesundheit (Quelle: eigene Darstellung).

1.3.2 Vulnerabilität und Resilienz in der Planetaren Hebammenpraxis

Ein besonderes Merkmal für die Arbeit von Hebammen ist der unmittelbare Kontakt zu vulnerablen Gruppen im Kontext von Klima- und Umweltbelastungen. Soziale und ethische Fragestellungen sowie das Thema gesellschaftlicher Verantwortung finden daher direkte Anwendung im Konzept einer Planetaren Hebammenpraxis. Die Auswirkungen des Klimawandels auf die Umwelt sind stark von lokalen geographischen und ökologischen Faktoren sowie von sozialen Determinanten wie etwa Geschlecht, Gesundheit, Einkommen, Bildung oder Wohnverhältnissen abhängig (Birkmann et al., 2023).

Vulnerabilität als wesentlicher Aspekt von Hebammenpraxis

Je nach Disziplin hat der Begriff der Vulnerabilität eigene definitorische Dimensionen. In diesem Kontext lässt sich Vulnerabilität vereinfacht als durch bestimmte Rahmenbedingungen verstärkte Betroffenheit oder fehlende Anpassungsfähigkeit auf Umwelteinflüsse verstehen. Sorensen führt die besondere Vulnerabilität von Frauen* maßgeblich auf das Zusammenspiel von soziokulturellen Rahmenbedingungen mit biophysiologischen Merkmalen zurück (Sorensen et al., 2018).

Die Forschungsergebnisse im Bereich der Mutter-Kind-Gesundheit, insbesondere zu den Outcomes von Geburten, legen nahe, die Intersektionalität von Diskriminierungsfaktoren wie Geschlecht oder Hautfarbe, und sozioökonomischem Status stärker zu berücksichtigen. Zum einen gibt es direkte gesundheitliche Auswirkungen aufgrund von standortbezogenen Ursachen sozialer Ungleichheiten im Bereich der Mutter-Kind-Gesundheit (z. B. Infrastruktur im Wohnquartier, Einkommensunterschiede, Wohn- und Lebensverhältnisse). Zum anderen werden individuelle Faktoren wie Gesundheitsverhalten, Abstand zwischen den Schwangerschaften und Zugang zu angemessener Gesundheitsversorgung durch die ungleichen Bedingungen beeinflusst (Morello-Frosch & Shenassa, 2006).

Umweltkatastrophen verstärken die Wechselwirkungen zwischen bereits bestehender Vulnerabilität durch sozioökonomische Benachteiligung und erhöhter Exposition in von Armut betroffenen Gebieten (Aziz & Anjum, 2024). Die Lebensumstände von Bevölkerungsgruppen mit einer oder mehreren Diskriminierungserfahrungen weisen sowohl eine höhere Häufigkeit als auch eine höhere Intensität der Exposition gegenüber z. B. Luftverschmutzung, Hitze- und Dürreperioden, Extremwetterereignissen sowie psychosozialen Stressoren auf (Berberian et al., 2022; O'Neill et al., 2003; Rothschild & Haase, 2023).

Diese Themen verdeutlichen die Bedeutung einer kontextsensiblen Planetaren Hebammenpraxis, insbesondere im Umgang mit vulnerablen Gruppen.

Stärkung von Resilienz im Kontext der ökologischen Krise

Jeder (werdende) Mensch ist von seiner Zeugung an einer Vielzahl von Risiken ausgesetzt, die sein Leben beeinträchtigen oder vorzeitig beenden können. Da Menschen in Systeme eingebunden sind, können sie nur bestimmte Risiken individuell reduzieren. Wer beispielsweise in Armut lebt und eine Sozialwohnung zugewiesen bekommt, hat kaum eine Chance, aus einem belasteten Stadtteil wegzuziehen. Sozioökonomisch besser gestellte Menschen können Gesundheitsrisiken leichter reduzieren.

Das Konzept der Resilienz wird häufig als Gegenstück zur Vulnerabilität betrachtet. Dabei ist Vulnerabilität keine statische Größe, sondern kann möglicherweise durch Anpassungsprozesse oder Resilienzerwerb verringert werden. Einige Definitionen erweitern das begriffliche Verständnis und betrachten Resilienz nicht mehr nur als Fähigkeiten von einem Haushalt oder einer Gemeinschaft, mit (ökologischen) Herausforderungen umzugehen, sondern auch als ein Konzept auf Systemebene (Anderies et al., 2013). Somit gilt es, auch zwischen der Resilienz auf der Systemebene und der individuellen Ebene zu unterscheiden. Im Hinblick auf die Hebammentätigkeit wird der Begriff der Systemebene verwendet, um das Gesundheitssystem als das Arbeitsfeld der Hebamme zu adressieren. Die Zielgruppe, zu der Frauen* und Familien zählen, aber auch die Hebamme als Einzelperson, werden als individuelle Ebene definiert.

Dabei wird allgemeine Resilienz als eine übergeordnete Eigenschaft eines komplexen Systems verstanden, die Fähigkeiten und Kapazitäten für Entwicklung, Lernen und Anpassung umfasst (Folke et al., 2010). Theoretisch baut das Konzept auf einer umfassenden wissenschaftlichen Grundlage auf, um das Verhalten und die Veränderung komplexer Systeme zu verstehen und steht in enger Verbindung zu dynamischen Konzepten wie Adaptation und Transformierbarkeit.

In der Praxis bestehen aufgrund einiger Besonderheiten der ökologischen Krise im Vergleich zu anderen globalen Herausforderungen erhebliche Schwierigkeiten für politische Prozesse, Resilienzbildung und Adaptation. Die Komplexität von Klima- und Umweltsystemprozessen drückt sich in ihrer Nichtlinearität, Multikausalität und zeitverzögerten Wirkung aus (Jamieson, 2014).

Auf der individuellen Ebene ist es für die menschliche Kognition schwierig, das Ausmaß ökologischer Krisen zu erfassen. Insbesondere das Dringlichkeitsempfinden und die Risikoeinschätzung sind von schleichenden – also kontinuierlich und langsam voranschreitenden – Katastrophen betroffen (Gifford, 2011). Das erschwert die Anpassungsprozesse und Ausbildung der benötigten Fähigkeiten. Die Tendenz von Konsument:innen, die Klima- und Umweltbilanz ihres Lebensmittelkonsums bzw. ihrer Ernährungsgewohnheiten nicht adäquat einzuschätzen, kann als Beispiel für die hohe Evidenz zu Verzerrungen und Fehleinschätzungen der Auswirkungen des eigenen Konsumverhaltens angeführt werden (Macdiarmid et al., 2016).

Die Stärkung von Resilienz bei Schwangeren oder Familien lässt sich also durch reine Wissensvermittlung auf kognitiver Ebene schwer erreichen. Dies erklärt wiederum die Bedeutung von strukturellen Rahmenbedingungen in der planetaren Hebammenpraxis, die durch systemische und individuelle Fähigkeiten verändert werden können.

1.3.3 Planetare Gesundheitskompetenz im Hebammenwesen

Für die Aus- und Weiterbildung von Hebammen (vgl. Kapitel 7.3) schlagen wir in Anerkennung der Verbundenheit menschlicher Gesundheit und der Natur sowie des umfassenden Gesundheitsverständnisses planetarer Gesundheit (vgl. Kapitel 1.1) einen kompetenzbasierten Ansatz vor. Insbesondere im Kontext sozialer Kipppunktdynamiken birgt das Konzept von planetarer Gesundheitskompetenz einen Lösungsansatz zur Bewältigung der multiplen Krisen der Gegenwart. Planetare Gesundheitskompetenz bezeichnet die Fähigkeit, die Zusammenhänge planetarer Gesundheit und daraus resultierender Problemstellungen zu erkennen sowie geeignete Quellen für Informationen zu finden, um sie verstehen, beurteilen und in ein transformatives Handeln übersetzen zu können (Jochem et al., 2022). Die dabei benötigten Fähigkeiten werden als Erweiterungen des Gesundheitskompetenzkonzeptes um Umwelt- und Klimaaspekte zunehmend in der Literatur hervorgehoben und von uns als planetare Gesundheitskompetenz bezeichnet (Reismann & Jochem, 2024). Ihre Anwendung ist mit einem breiten Nutzen verbunden, sowohl in gesundheitlicher, gesellschaftlich-sozialer als auch in ökologischer Hinsicht. Abbildung 2 veranschaulicht, wie die Stärkung einer umfassenden Gesundheitskompetenz, die die menschliche Gesundheit im Kontext der natürlichen Lebensgrundlagen betrachtet, als allgemeine planetare Gesundheitskompetenz oder als organisationale planetare Gesundheitskompetenz zu transformativem Handeln auf verschiedenen Ebenen beitragen kann.

Die planetare Gesundheitskompetenz steht in enger Verbindung mit früheren Ansätzen wie einer klimaspezifischen Gesundheitskompetenz. Ein Beispiel für einen möglichen Anwendungsbereich dieser Fähigkeiten ist die klimasensible Gesundheitsberatung, in der die Verknüpfung von Klimawandel und Gesundheit in die medizinische Kommunikation, Aufklärung und Gesundheitsberatung integriert wird (vgl. Kapitel 3.2).

Bildung und soziale Kipppunktdynamiken

Um die genannten Herausforderungen in der Bewältigung der ökologischen Krise und die Anpassungsprozesse im Hebammenwesen zu adressieren, kann als Ergänzung zur planetaren Gesundheitskompetenz das Verständnis über die Dynamik sozialer Kipppunkte/„Social Tipping Dynamics" (Otto et al., 2020) (vgl. Kapitel 3.1) wertvolle Lösungsansätze ermöglichen. Insbesondere der Bereich Bildung kann demnach tiefgreifende gesellschaftliche Veränderungen bewirken. Bildungsinterventionen im Bereich planetarer Gesundheit – ebenso wie der Zugang zu Informationen zu planetarer Gesundheit wie beispielsweise in dem vorliegenden Buch – können dabei helfen, die Wahrnehmung von Dringlichkeit und die Risikoeinschätzung ökologischer Determinanten in der Hebammenpraxis sowie über Multiplikation auch in der Gesellschaft zu verändern.

Dies entspricht auch dem Konzept HiAP sowie nationalen Empfehlungen: Im Hauptgutachten „Gesund leben auf einer gesunden Erde" wird eine gleichnamige Vision präsentiert, die Gesundheit als zentralen Impuls für die Transformation hin zu mehr Nachhaltigkeit begreift (WBGU, 2023). Dabei kommen der Bildung und der Wissenschaft Schlüsselrollen zu, da sie maßgeblich dazu beitragen können, die planetare Gesundheitskompetenz sowohl auf individueller als auch auf organisationaler und gesellschaftlicher Ebene zu stärken. Der WBGU plädiert dafür, diese Kompetenz durch ein ganzheitliches und lebenslanges Bildungskonzept zu fördern. Dies entspricht dem Ansatz von Bildung für planetare Gesundheit, wobei alle Bildungsphasen – von der frühkindlichen Bildung über schulische und außerschulische Angebote bis hin zur beruflichen, hochschulischen und Erwachsenenbildung – angepasst an ihre jeweiligen

Möglichkeiten und Bedarfe mit einbezogen werden. Hierfür sollen insbesondere Gesundheitsprofessionelle wie Hebammen adressiert werden.

1.3.4 Resümee

Es wird deutlich, dass der Begriff klimasensible Hebammenpraxis gut geeignet ist, um in der Alltagssprache Menschen auf das Thema aufmerksam zu machen. Er kann jedoch weiter gefasst werden, indem Nachhaltigkeit und planetare Gesundheit verwoben werden. Als Begriff hierfür kann die Planetare Hebammenpraxis genutzt werden. Im dynamischen Feld der Planetaren Hebammenpraxis können in den nächsten Jahren und Jahrzehnten vielzählige konkrete Entwicklungen, Forschungsergebnisse und Innovationen erwartet werden. Dabei kann dieses Kapitel eine Einführung in bestehende und bewährte Rahmenkonzepte liefern, die nicht an Gültigkeit verlieren werden. Mit dem Lesen des Buches ist der Schritt „Finden" zur Stärkung individueller planetarer Gesundheitskompetenzen bereits gelungen. Damit ist die Grundlage für deren weitere Schritte „Verstehen", „Beurteilen" und „Handeln" gelegt.

Literatur

Anderies, J. M., Folke, C., Walker, B., & Ostrom, E. (2013). Aligning Key Concepts for Global Change Policy: Robustness, Resilience, and Sustainability. Ecology and Society, 18(2).

Aziz, M. & Anjum, G. (2024). Transformative strategies for enhancing women's resilience to climate change: A policy perspective for low- and middle-income countries. Women's Health (London, England), 20, 17455057241302032.

Berberian, A. G., Gonzalez, D. J. X., & Cushing, L. J. (2022). Racial Disparities in Climate Change-Related Health Effects in the United States. Current Environmental Health Reports, 9(3), 451–464.

Birkmann, J., Liwenga, E., Pandey, R., Boyd, E., Djalante, R., Gemenne, F., ... & Wrathall, D. (2023). Poverty, Livelihoods and Sustainable Development. In IPCC (Ed.), Climate Change 2022: Impacts, Adaptation and Vulnerability. Contribution of Working Group II to the Sixth Assessment Report of the Intergovernmental Panel on Climate Change (pp. 1171–1284). Cambridge University Press.

Browne, G. R., & Rutherfurd, I. D. (2017). The Case for "Environment in All Policies": Lessons from the "Health in All Policies" Approach in Public Health. Environmental Health Perspectives, 125(2), 149–154.

Brundtland, G. H. (1987). Our Common Future: Report of the World Commission on Environment and Development. UN-Dokument A/42/427. http://www.un-documents.net/ocf-ov.htm. (Abgerufen am 06.06.25).

Carlowitz, H. C. von. (1713). Sylvicultura Oeconomica: Haußwirthliche Nachricht und Naturmäßige Anweisung Zur Wilden Baum-Zucht. Braun.

Center for Planetary Health Policy. (2024). Governance for health within planetary boundaries. CPHP. https://cphp-berlin.de/en/focus-areas/governance-for-health-within-planetary-boundaries/ (Abgerufen am 27.02.25).

Deutscher Hebammen Verband (DHV). (o. J.) Hebammen an Schulen. Deutscher Hebammen Verband. https://hebammenverband.de/hebamme-werden-und-sein (Abgerufen am 27.02.2025).

Folke, C., Carpenter, S. R., Walker, B., Scheffer, M., Chapin, T., & Rockström J. (2010). Resilience thinking: integrating resilience, adaptability and transformability. Ecology and Society, 15(4), 20.

Fthenakis, W. E. (1999). Transitionspsychologische Grundlagen des Übergangs zur Elternschaft. In W. E. Fthenakis, M. Eckert, & M. von Block (Eds.), Handbuch Elternbildung (pp. 31–68). VS Verlag für Sozialwissenschaften.

Gifford, R. (2011). The dragons of inaction: Psychological barriers that limit climate change mitigation and adaptation. American Psychologist, 66(4), 290.

Griggs, D., Stafford-Smith, M., Gaffney, O., Rockström, J., Ohman, M. C., Shyamsundar, P., ... & Noble, I. (2013). Sustainable development goals for people and planet. Nature, 495(7441), 305–307.

Jamieson, D. (2014). Reason in a Dark Time: Why the Struggle Against Climate Change Failed – and What It Means for Our Future. Oxford Univ. Pr.

Jochem, C., Sommoggy, J. von, Hornidge, A.-K., Schwienhorst-Stich, E.-M., & Apfelbacher, C. (2022). Planetary health literacy: A conceptual model. Frontiers in Public Health, 10, 980779.

Marshall, J. E. & Raynor, M. D. (2020). Myles Textbook for Midwives (17th ed.). Elsevier Health Scienc-es.

Macdiarmid, J. I., Douglas, F., & Campbell, J. (2016). Eating like there's no tomorrow: Public awareness of the environmental impact of food and reluctance to eat less meat as part of a sustainable diet. Appetite, 96, 487–493.

Meadows, D. H., Randers, J., & Meadows, Dennis L., Club of Rome. (1972). The Limits to growth; a report for the Club of Rome's project on the predicament of mankind. Universe Books.

Morello-Frosch, R., & Shenassa, E. D. (2006). The environmental "riskscape" and social inequality: Implications for explaining maternal and child health disparities. Environmental Health Perspectives, 114(8), 1150–1153.

O'Neill, M. S., Jerrett, M., Kawachi, I., Levy, J. I., Cohen, A. J., Gouveia, N., ... & Schwartz, J. (2003). Health, wealth, and air pollution: Advancing theory and methods. Environmental Health Perspectives, 111(16), 1861–1870.

Otto, I. M., Donges, J. F., Cremades, R., Bhowmik, A., Hewitt, R. J., Lucht, W., ... & Schellnhuber, H. J. (2020). Social tipping dynamics for stabilizing Earth's climate by 2050. Proceedings of the National Academy of Sciences of the United States of America, 117(5), 2354–2365.

Reismann, L. & Jochem, C. (2024). Klimaspezifische und planetare Gesundheitskompetenz – Status Quo, Bedarfe und Potenziale. ASU Arbeitsmedizin Sozialmedizin Umweltmedizin, 2024(04), 238–242.

Rockström, J., Steffen, W., Noone, K., Persson, A., Chapin, F. S., Lambin, E. F., ... & Foley, J. A. (2009). A safe operating space for humanity. Nature, 461(7263), 472–475.

Rothschild, J. & Haase, E. (2023). The mental health of women and climate change: Direct neuropsychiatric impacts and associated psychological concerns. International Journal of Gynaecology and Obstetrics, 160(2), 405–413.

Sandall, J., Fernandez Turienzo, C., Devane, D., Soltani, H., Gillespie, P., Gates, S., ... & Rayment-Jones, H. (2024). Midwife continuity of care models versus other models of care for childbearing women. The Cochrane Database of Systematic Reviews, 4(4), CD004667.

Sayn-Wittgenstein, F. zu (Ed.). (2007). Geburtshilfe neu denken: Bericht zur Situation und Zukunft des Hebammenwesens in Deutschland. Hochschule Osnabrück. https://opus.hs-osnabrueck.de/front door/index/index/docId/1380 (Abgerufen am 06.06.25).

Schwendemann, H. E. (2022). Die Rolle der Gesundheitskompetenz in den Gesundheitsfachberufen. Public Health Forum, 30(2), 101–104.

Shindell, D., Faluvegi, G., Seltzer, K., & Shindell, C. (2018). Quantified, Localized Health Benefits of Accelerated Carbon Dioxide Emissions Reductions. Nature Climate Change, 8(4), 291–295.

Sorensen, C., Murray, V., Lemery, J., & Balbus, J. (2018). Climate change and women's health: Impacts and policy directions. PLoS Medicine, 15(7), e1002603.

Tegethoff, D., Streffing, J., & Grieshop, M. (2021). Frühe Hilfen: Beziehungsarbeit als Gelingensfaktor für den Zugang zu jungen Eltern. Public Health Forum, 29(2), 138–140.

UN (2012). Resilient people, resilient planet: a future worth choosing. UN-Dokument A/66/251. http://archive.ipu.org/splz-e/rio+20/rpt-panel.pdf (Abgerufen am 06.06.25).

United Nations Environment Programme (UNEP). (2021). Making Peace with Nature: A Scientific Blueprint to Tackle the Climate, Biodiversity and Pollution Emergencies. UNEP.

United Nations General Assembly. (2015). Transforming our world: the 2030 Agenda for Sustainable Development. UN-Dokument A/RES/70/1. https://sustainabledevelopment.un.org/post2015/transfor mingourworld/publication (Abgerufen 06.06.25).

Wissenschaftlicher Beirat der Bundesregierung Globale Umweltveränderungen (WBGU) (Ed.). (2023). Gesund leben auf einer gesunden Erde. Healthy living on a healthy planet. Wissenschaftlicher Beirat der Bundesregierung Globale Umweltveränderungen. https://wbgu.de/de/publikationen/publika tion/gesundleben (Abgerufen 06.06.25).

Whitmee, S., Haines, A., Beyrer, C., Boltz, F., Capon, A. G., Souza Dias, B. F. de, ... & Yach, D. (2015). Safeguarding human health in the Anthropocene epoch: Report of The Rockefeller Foundation-Lancet Commission on planetary health. The Lancet, 386(10007), 1973–2028.

World Health Organization (WHO). (2013). The Helsinki Statement on Health in All Policies. World Health Organisation. https://www.who.int/publications/i/item/9789241506908 (Abgerufen 06.06.25).

Wilensky, H. L. (1964). The Professionalization of Everyone? American Journal of Sociology (70(2)), 137–158.

2 Auswirkungen der Klimakrise auf Schwangere und Kinder im ersten Lebensjahr

Sabine Baunach, Dirk Holzinger

2.1 Einleitung

Der Lancet Countdown-Bericht zu Klimawandel und Gesundheit 2024 zeigt das beispiellose Ausmaß der Klimakrise und beschreibt detailliert die zunehmenden Folgen für die menschliche Gesundheit (van Daalen et al., 2024). Die Gefahren dieser Krise betreffen ausnahmslos alle Menschen und alle Ökosysteme, dennoch stellen sich bei genauerer Betrachtung Unterschiede dar. Im geographischen Vergleich betrachtet sind die Folgen in Europa besonders stark ausgeprägt: Kein Kontinent erwärmt sich schneller, erfährt häufiger intensive Hitzewellen begleitet von Dürreperioden und extremen Wetterereignissen (Copernicus, 2023). Darüber hinaus entscheiden individuelle Gesundheitsdeterminanten wie sozio-ökonomische und physiologische Faktoren über die Vulnerabilität und das damit verbundene Gesundheitsrisiko für Einzelne (vgl. Kapitel 1.3 und 7.1).

Schwangere Frauen, Un- und Neugeborene sowie Säuglinge gehören zu den Risikogruppen (Sorensen et al., 2018). Extremwetterereignisse, Hitze und Luftverschmutzung zeigen Auswirkungen, die die Gesundheit von Schwangeren gefährden, Zugang zu bedarfsgerechter Gesundheitsversorgung erschweren und die fetale Gesundheit und Entwicklung beeinflussen (Ha, 2022).

2.2 Auswirkungen auf die Frauengesundheit

Die Klimakrise verändert die globalen Ökosysteme und damit die natürlichen Lebensbedingungen. Dies wirkt sich auf die Gesundheit und sämtliche Organsysteme des menschlichen Körpers aus. Bei Frauen lassen sich gesundheitliche Auswirkungen auf alle Bereiche der sexuellen und reproduktiven Gesundheit und Entwicklung beobachten (Sorensen et al., 2018) (siehe Abb. 3).

Eine Vielzahl von Beispielen verdeutlicht die überdurchschnittlichen Gesundheitsgefahren, die die Klimakrise für Frauen darstellt: Bei Extremwetterereignissen wie Stürmen oder Überschwemmungen sowie Umweltzerstörung sterben Frauen mit einer 14 mal höheren Wahrscheinlichkeit als Männer, sind überdurchschnittlich betroffen von hitzebedingten Komplikationen, leiden im Zuge von Naturkatastrophen vermehrt unter sexueller und häuslicher Gewalt, sind häufiger von Mangelernährung und Wasserknappheit betroffen, zeigen erhöhte Inzidenz mentaler Erkrankungen, leiden unter schlechtem Zugang zu gesundheitlicher Versorgung und machen knapp 80 % der weltweit 20 Millionen Flüchtlinge aus, die aufgrund von Klimakrise und Umweltzerstörung ihre Heimat verlassen müssen (IPCC, 2022).

https://doi.org/10.1515/9783111547923-002

Die Ursachen liegen in geschlechtsspezifische Faktoren bzw. Gesundheitsdeterminanten:

- Das biologische Geschlecht bestimmt die Körperkonstitution, die physiologischen und pathophysiologischen Prozesse und somit das Krankheitsgeschehen. Beispielsweise zeichnet sich der weibliche Körper durch einen höheren Metabolismus, eine niedrigere Fähigkeit zur Körperkühlung durch Schwitzen oder Hitzeabstrahlung aus, was zu einer erhöhten körperlichen Belastung (Hitzestress) bei Hitzeexposition führt (van Daalen et al., 2020).
- Das soziale Geschlecht wird kulturell geprägt durch Erziehung, Bildung, Stellung in der Gesellschaft und sozio-ökonomische Faktoren und bestimmt durch intermediäre Gesundheitsdeterminanten über die weibliche Gesundheit (z. B. Zugang zu Gesundheitsversorgung, Verfügbarkeit von materiellen Ressourcen und Informationen) (van Daalen et al., 2024).

Beide Faktoren stehen in Wechselwirkung zueinander. Im Hinblick auf die Klimakrise beeinflussen sie vor allem den Grad der individuellen Exposition, der Vulnerabilität und der Anpassungsfähigkeit und bestimmen dadurch die klimakrisebedingte Gesundheitslast für Frauen und Mädchen (siehe Abb. 3).

2.3 Folgen für die Schwangerschaft und Peripartalperiode

Für einen komplikationsfreien Verlauf von Schwangerschaft, Geburt und Neonatalperiode ist der weibliche Körper abhängig von intakten Ökosystemen (z. B. saubere Luft, gesunde Nahrung, sauberes Trinkwasser), dem Zugang zu funktionierenden Gesundheitssystemen (z. B. präventive und kurative Schwangerschaftsbegleitung und Notfallversorgung), einer funktionierenden Infrastruktur (z. B. Behausung, Versorgungswege) sowie von stabilen Sozialsystemen (Eichinger et al., 2023; Giudice, 2020; UNICEF – United Nations Children's Fund, 2021). Jede Störung durch Umweltfaktoren kann die sensiblen Prozesse während der Schwangerschaft und Peripartalperiode verändern und zur Gesundheitsgefahr werden (Ehlert et al., 2003).

Für das Ungeborene kann sich die Gesundheitslast bereits im Mutterleib manifestieren und zu zusätzlichen Komplikationen führen, wie beispielsweise Entwicklungsstörungen des Körpers und Gehirns (UNICEF, 2023). Aufgrund dieser akuten sowie mittel- und langfristigen Gesundheitsgefahr während Schwangerschaft und Peripartalperiode erklärt die Weltgesundheitsorganisation Schwangere sowie Un- und Neugeborene zu einer besonders gefährdeten Risikogruppe hinsichtlich der Auswirkungen der Klimakrise (WHO, 2023).

Konzeptionell lassen sich die Auswirkungen des Klimawandels auf die Schwangerschaft in verschiedene **!**
Bereiche einteilen (Holzinger & Schleußner 2023):
1. direkte Auswirkungen aufgrund von Hitzewellen oder Naturkatastrophen (z. B. Stürme, Hochwasser, Waldbrände),
2. indirekte Auswirkungen aufgrund von Veränderungen in der natürlichen Umwelt (z. B. Dürren, Luftverschmutzung, Nahrungsmittelknappheit, kontaminiertes Trinkwasser),
3. indirekte Auswirkungen aufgrund von Veränderungen im sozioökonomischen Umfeld (z. B. Zugang zu Gesundheitsversorgung, Zerstörung von Infrastruktur, Versorgungswegen, Flucht oder Konflikte).

Für Deutschland stehen unter den klimakrisebedingten Gesundheitsgefahren Hitze und Extremwetterereignisse wie Stürme und extreme Regenfälle im Vordergrund. Gemeinsam mit Luftverschmutzung – vornehmlich aus dem fossil gespeisten Industrie- und Verkehrssektor, durch dürrebedingte Waldbrände und hitzebedingte Ozonwerte – sind sie von besonderer Relevanz für die Geburtshilfe (vgl. Kapitel 4.3).

Hitzeassoziierte Komplikationen

Die physiologischen Anpassungsvorgänge im Körper der Schwangeren haben u. a. Einfluss auf die Thermoregulation. Durch die Zunahme von Körpermasse und Stoffwechsel weist der Körper eine höhere Wärmeproduktion auf. Das macht sie anfällig für zusätzliche Wärmeexposition, wie sie im Zuge der Klimakrise in Form von erhöhten Durchschnittstemperaturen und häufigeren Hitzewellen auftreten (Bekkar et al., 2020).

Hitzeeinwirkung kann an heißen Tagen zu kardiovaskulärem Stress, einer Sympathikusaktivierung und Entzündungsreaktionen und daraus resultierend zu einer erhöhten Blutviskosität und gestörten Endothelfunktion führen (Puppel et al., 2015; Slimen et al., 2014). Zur Steigerung der Wärmeabgabe wird die maternale Hautdurchblutung erhöht. Durch die vermehrte Ausschüttung des mütterlichen antidiuretischen Hormons und Oxytocins sinkt die Durchblutung der Gebärmutter und führt zu einer Verschlechterung von Sauerstoff- und Nährstoffversorgung des Fötus (Samuels et al., 2022; Slimen et al., 2014).

Basierend auf diesen pathophysiologischen Prozessen ergeben sich für die Geburtshilfe mögliche hitzeassoziierte Komplikationen: erhöhte Inzidenz von Schwangerschaftshypertonie und Präeklampsie, Gestationsdiabetes, vorzeitiger Blasensprung, erhöhte Frühgeburtlichkeit, Entwicklungsstörungen/Fehlbildungen, reduziertes Geburtsgewicht und Totgeburt (Bekkar et al., 2020; Chersich et al., 2020; Kuehn & McCormick, 2017; Makhseed et al., 1999; Preston et al., 2020; Van Zutphen et al., 2012).

! Eine Metaanalyse, die die Ergebnisse von 70 Studien aus 27 Ländern zusammenfasst, quantifiziert die Auswirkungen erhöhter Umgebungstemperaturen auf Schwangere (Chersich et al., 2020):
- Frühgeburtlichkeit: Während Hitzewellen besteht ein um 16 % erhöhtes Frühgeburtsrisiko. Jeder weitere Temperaturanstieg von 0,5° C ist mit einer Risikoerhöhung um weitere 5 % verbunden.
- Geburtsgewicht: Die Rate von Säuglingen mit niedrigem Geburtsgewicht ist während Hitzeperioden um 9 % erhöht. In den meisten Fällen sind hitzeassoziierte Komplikationen gegen Ende der Schwangerschaft (bis 4 Wochen vor Entbindung) am stärksten ausgeprägt.
- Totgeburt: Als besonders gravierend wird das Risiko einer Totgeburt eingeschätzt, das während einer Hitzewelle um 46 % höher liegt als an Tagen ohne Hitze. Auch bei weiterem Temperaturanstieg pro 0,5° C steigt das Risiko einer Totgeburt um 5 %. Dabei scheint die Hitzeexposition in der Frühschwangerschaft mit dem höchsten Risiko einer Totgeburt verbunden.

In einer retrospektiven Analyse wurden in den Jahren zwischen 1998 und 2011 in Flandern 807.835 Einlingsgeburten auf den Einfluss der minimalen und maximalen Tagestemperaturen untersucht. Die Ergebnisse zeigten einen Anstieg der Frühgeburtenrate um 16 % bei tropischen Nächten und um 14,5 % an Hitzetagen mit Temperaturen über 30° C (Cox et al., 2016). Eine Analyse der Daten der Thüringer Perinatalerhebung von 2014 bis 2019 ergab, dass Hitzetage mit Temperaturen über 30° C insbesondere die Rate früher Frühgeburten vor der 34. Schwangerschaftswoche (SSW) sowie extremer Frühgeburten vor der 29. SSW erhöhten (Schleußner, 2022). Zusätzlich zeigte eine Untersuchung von etwa 43.000 Geburten in Hamburg, dass sowohl extreme Hitze als auch anhaltende Hitzeperioden das Frühgeburtsrisiko signifikant erhöhten – um 59 % bzw. 20 %. Besonders betroffen waren Frauen in der 34. bis 37. SSW, bei denen das Frühgeburtsrisiko um 67 % anstieg. Zudem waren weibliche Feten davon stärker betroffen (Yuzen et al., 2023).

Naturkatastrophen
Naturkatastrophen wie Starkregen, Stürme und Überschwemmungen treten infolge der Klimakrise häufiger und intensiver auf und erhöhen das Risiko für Morbidität und Mortalität (Thurston et al., 2021; Watts et al., 2017). Studien zu den Auswirkungen von Flutkatastrophen auf Schwangerschaftsverläufe liegen vor allem für den Globalen Süden vor (He et al., 2024). Obwohl Daten insbesondere für Deutschland fehlen, sind auch hier die gesundheitlichen Folgen offensichtlich. Sie führen zu direkten physischen und psychischen Traumata (Xiong et al., 2008), begünstigen die Übertragung von Infektionskrankheiten, etwa durch kontaminiertes Trinkwasser (Delpla et al., 2009) und beeinträchtigen die geburtshilfliche Routine- und Notfallversorgung (Roos et al., 2021). Zudem kann der Verlust sozialer Strukturen und Unterstützungsnetzwerke erhebliche Auswirkungen auf den Schwangerschaftsverlauf haben (Ha, 2022).

Eine US-amerikanische Studie, die die Schwangerschafts- und Geburtsrisiken nach Hurrikan Harvey untersuchte, ergab eine um 27 % erhöhte maternale Morbidität und eine um 50 % erhöhte neonatale Morbidität im Vergleich zu Frauen, die vor dem Sturm geboren hatten. Besonders betroffen waren Frauen mit niedrigem sozioökonomischem Status (Mendez-Figueroa et al., 2019). Auch eine Untersuchung zu den gesundheitlichen Folgen der Flutkatastrophe im Ahrtal liefert aufschlussreiche Erkenntnisse. Die Ergebnisse zeigen einen Rückgang der Spontangeburten sowie eine überdurchschnittliche Zunahme der Kaiserschnittrate im bundesweiten Vergleich. Während die Kaiserschnittrate im Ahrtal im dritten Quartal 2020 bei 23,2 % lag, stieg sie bis zum dritten Quartal 2021 auf 35,4 %. Im restlichen Deutschland erhöhte sie sich im gleichen Zeitraum nur geringfügig von 16,8 % auf 17,4 % (Augustin et al., 2024).

Luftverschmutzung
Luftschadstoffe – primär verursacht durch die Verbrennung fossiler Energieträger im Verkehr und in der Industrie, aber auch bedingt durch häufiger werdende Waldbrände – lösen im Körper von Schwangeren verschiedene pathophysiologische Prozesse aus, die sich sowohl auf ihre als auch auf die Gesundheit des Fötus auswirken können. Dabei gelangt kontaminierte Inhalationsluft in die tiefen Abschnitte des Lungengewebes und verursacht dort endotheliale und immunologische Dysfunktionen, systemische Entzündungen, endokrine Störungen und oxidativen Stress. Dies kann zu einer Minderdurchblutung der Plazenta und einer suboptimalen Versorgung des Fötus führen (Ha et al., 2022). Feinstaub kann zusätzlich die Plazentaschranke überqueren und sich in den fetalen Organen, einschließlich des Gehirns, anreichern (Bongaerts et al., 2022).

Klinisch manifestieren sich diese pathophysiologischen Vorgänge als vermehrt auftretende respiratorische und kardiovaskuläre Erkrankungen bei Schwangeren, intrauterine Wachstumsretardierung, fetale Entwicklungsstörungen, Zunahme von Fehl-, Früh- und Totgeburten sowie einer erhöhten Neugeborenensterblichkeit (Glinianaia et al., 2004; Gomez-Roig et al., 2021; Pun et al., 2021). Bereits im Jahr 2010 wurden 2,7 Mio. Frühgeburten auf Luftverschmutzung zurückgeführt, was 18 % aller Frühgeburten weltweit entsprach (Malley et al., 2017).

Studien belegen weiterhin, wie sich die Exposition gegenüber erhöhter Feinstaubbelastung auf die einzelnen Schwangerschaftsphasen auswirkt. Das Frühgeburtsrisiko steigt insbesondere bei Exposition ca. eine Woche vor Geburt; das Risiko eines niedrigen Geburtsgewichts steigt bei Exposition im ersten Trimester (Cocchi et al., 2023).

Es liegen Hinweise darauf vor, dass Luftverschmutzung, insbesondere Stickstoffdioxid (NO_2), während der Schwangerschaft mit einer Beeinträchtigung der psychomotorischen Entwicklung des Kindes assoziiert sein könnte (Guxens et al., 2014). Eine Studie aus Belgien und Schottland zeigte, dass von Schwangeren eingeatmete Feinstaubpartikel die Plazenta überwinden und sowohl in die Plazenta als auch in Organe des Fötus, wie etwa die Leber und das Gehirn, gelangen können. Diese Ergebnisse sind von großer Bedeutung (Bongaerts et al., 2022).

Weitere belastende Umweltfaktoren

Von besonderer Relevanz ist auch, dass neben der Klimakrise weitere Umweltveränderungen und -verschmutzungen (wie beispielsweise die Verbreitung neuartiger Substanzen, Veränderungen in der Landnutzung und der Verlust der Biodiversität) Einfluss auf die Gesundheit von Mutter und Kind ausüben können. In Studien konnte etwa eine zunehmende Anreicherung von Mikroplastik in der Plazenta nachgewiesen werden, was zu Funktionseinschränkungen, organischen und epigenetischen Veränderungen bei Feten führt (Zhang et al., 2021). In ihrer Gesamtheit gefährdet die Zerstörung der Ökosysteme also zunehmend die Lebensgrundlagen des Menschen, insbesondere die Gesundheit von Risikogruppen wie Schwangere und Kinder (Baunach, 2023).

2.4 Folgen für die Neonatalperiode und das Säuglingsalter

Aufgrund ihrer eingeschränkten Thermoregulationsfähigkeit sind Neugeborene und Säuglinge – u. a. bedingt durch eine reduzierte Schweißproduktion, ein ungünstiges Verhältnis von Körpermasse zu Körperoberfläche, eine höhere Stoffwechselrate, geringeres Blutvolumen und eine erhöhte Herzfrequenz – besonders anfällig für die Auswirkungen von Hitze wie Dehydratation, Elektrolytstörungen sowie Atemwegs- oder Nierenerkrankungen (Xu et al., 2014). Zudem haben Kinder bezogen auf ihr Körpergewicht in dieser Lebensphase einen hohen Nahrungs- und Flüssigkeitsbedarf, wodurch sie potenziell mehr Schadstoffe über die Nahrung aufnehmen und anfälliger für Mangelernährung oder Wassermangel sind. Säuglinge atmen bezogen auf ihr Körpergewicht im Vergleich zu Erwachsenen mehr Luft ein, was ihre Exposition gegenüber Luftschadstoffen verstärkt. Zudem sind ihre Atemwege empfindlicher gegenüber Bronchospasmen, die durch Luftverschmutzung oder Allergene ausgelöst werden können (Solomon et al., 2022). Darüber hinaus sind die Mechanismen zur Entgiftung von Chemikalien, zur Reparatur von DNA-Schäden sowie zur Immunabwehr noch nicht vollständig ausgereift, was sie besonders anfällig für physikalische Belastungen oder Infektionen macht (Perera, 2017).

Hitzeassoziierte Komplikationen

Hohe Temperaturen sind bei Säuglingen mit einer erhöhten Rate an stationären Behandlungen verschiedener Ursache assoziiert, während bei Neugeborenen die Rate an unmittelbar hitzeverursachten Krankheiten spezifisch zunimmt. Dieser Zusammenhang konnte in verschiedenen Regionen – vom Staat New York bis Indien und Australien – gezeigt werden (Kakkad et al., 2014; Sheffield & Landrigan, 2011; Xu et al., 2017). Des Weiteren zeigen Studien aus Afrika Wachstumsverzögerungen in den ersten beiden Lebensjahren unter anhaltendem Hitzestress (Baker & Anttila-Hughes, 2020; Bonell et al., 2024).

Für verschiedene Regionen und Klimazonen liegen Studien vor, die die Zusammenhänge von erhöhten Temperaturen mit erhöhter Säuglingssterblichkeit aufzeigen (z. B. USA, Spanien oder Süd-Korea). Daten aus den USA und Frankreich zeigten bei Hitzewellen und Hitzetagen eine erhöhte Sterblichkeit von insbesondere männlichen Säuglingen. Für den plötzlichen Kindstod (SIDS – Sudden Infant Death Syndrome) sind die Zusammenhänge nicht eindeutig: Während Studien in den USA, Kanada und Süd-Korea einen Zusammenhang zeigten, konnte dies für Österreich und in einer weiteren US-amerikanischen Studie nicht bestätigt werden (Lakhoo et al., 2022).

Die Zusammenhänge zwischen Hitze-assoziierten Komplikationen und Ethnie, sozioökonomischem Status oder ländlichem bzw. urbanem Raum sind nicht eindeutig. So zeigen sich z. B. unterschiedliche neonatale Mortalitäten in Zusammenhang mit der Ethnie bei Säuglingen in den USA (Basu et al., 2015; Jhun et al., 2017). Auch im Kontext von urbanen und ländlichen Lebenswelten zeigen sich abweichende Ergebnisse: Untersuchungen in Schweden, Italien und Frankreich zeigten erhöhte Hitze-assoziierte Morbidität bei Säuglingen im ländlichen Raum und aber auch eine erhöhte Hitze-assoziierte Mortalität in Paris (Fouillet et al., 2006; Karlsson et al., 2020; Scalone et al., 2017).

Luftverschmutzung

Auf die Gesundheit von Neugeborenen und Säuglingen wurden bisher in Zusammenhang mit Luftverschmutzung verschiedene Auswirkungen festgestellt. Bezüglich der Mortalität wird in Industrieländern mit insgesamt niedrigerer Schadstoffbelastung ein Zusammenhang zwischen Exposition gegenüber größeren Feinstaubpartikeln (PM $_{10}$) und erhöhter Säuglingssterblichkeit festgestellt (Karimi et al., 2022), während in Ländern wie China und Indien ein Zusammenhang mit feineren Partikeln (PM $_{2,5}$) und erhöhter Neugeborenen- bzw. Neugeborenen- und Säuglingssterblichkeit beobachtet wird (Bachwenkizi et al., 2021; Liao et al., 2022). Des Weiteren besteht ein Zusammenhang zwischen dem Auftreten von SIDS und hohen Konzentrationen an flüchtigen Substanzen wie CO und NO_2 (Chen et al., 2021).

Auch die pulmonale Gesundheit ist u. a. mit Einschränkungen der Lungenfunktion bis ins Jugendalter beeinträchtigt (Zhao et al., 2021). Sowohl lang- als auch kurzfristige Feinstaubexpositionen in der Postnatalzeit führten zu Einschränkungen der Lungenfunktion und weitere verschiedene Schadstoffe zur Zunahme oberer und unterer Atemwegsinfekte im Säuglingsalter. Außerdem zeigt sich ein erhöhtes Risiko für postnatale Hospitalisationen aufgrund von Bronchiolitis mit schweren Verläufen (King et al., 2018; Milani et al., 2022; Muttoo et al., 2022).

Allergische Symptome können ebenfalls zunehmen, wenn sich das entwickelnde Immunsystem mit Luftschadstoffen auseinandersetzen muss. Bei Säuglingen wurde eine Zunahme von Ekzemen und Atembeschwerden beobachtet, während nach Exposition im Säuglingsalter Asthma, allergische Rhinitis und Lebensmittelallergien gehäuft im späteren Alter auftreten können (Lin et al., 2023).

Bereits intrauterin kann sich Feinstaub im fetalen Gehirn ablagern und dort postnatal chronische Entzündungsprozesse und oxidativen Stress verursachen, infolgedessen die kognitive Entwicklung beeinflusst werden kann (Bongaerts et al., 2022; Yi et al., 2022). Zudem konnten im Vorschul- und Schulalter verminderte kognitive Fähigkeiten nach Schadstoffexposition im Säuglings- und Kleinkindalter festgestellt werden (Castagna et al., 2022). Einzelne Studien berichten außerdem von psychomotorischer Entwicklungsverzögerung, Schwierigkeiten im Spracherwerb und Affektstörungen vom Neugeborenen- bis ins Kleinkindalter (Lin et al., 2023).

Während intrauterine Feinstaubexposition zu niedrigerem Geburtsgewicht führen kann, kann Feinstaub postnatal und im Säuglings- bzw. Kleinkindalter zu Veränderungen im Fettgewebe und zu erhöhter Insulinresistenz führen (Sun et al., 2009), womit Übergewicht und Bluthochdruck im Säuglings-, Kindes- und Jugendalter begünstigt werden (Lin et al., 2022). Einzelne Studien beschreiben zudem Zusammenhänge zwischen prä- und postnataler Schadstoffexposition sowie neonataler Hyperbilirubinämie, erhöhter Rate von Otitis media bei unter Zweijährigen und Nachweis chronischer Entzündungsreaktionen im Säuglingsalter (Lin et al., 2023).

2.5 Prinzipien der Intervention und Prävention

Ziel des vorliegenden Buches ist es, Handlungsfelder und Maßnahmen in der Hebammenarbeit darzustellen, um klimabedingte ungünstige Auswirkungen auf die Schwangerschaft und Neonatalzeit zu verhindern bzw. abzumildern. In diesem Unterkapitel sollen die Prinzipien der Intervention und Prävention vorgestellt werden, die sich an den Konzepten von Adaptation und Mitigation ausrichten. Sowohl die Verhaltens- als auch die Verhältnisprävention sind zwei Konzepte, die in der Gesundheitsförderung und im öffentlichen Gesundheitswesen angewandt werden (Rausch, 2022):

Verhaltensprävention zielt darauf ab, das Verhalten von Schwangeren bzw. Eltern zu verändern, um gesundheitliche Risiken zu reduzieren. Die Menschen sollen dazu zu ermutigt werden, gesunde Verhaltensweisen zu entwickeln, z. B. eine ausgewogene pflanzenbasierte Ernährung, regelmäßige Bewegung, Vermittlung von individuellen Hitzeschutzmaßnahmen (Fokus auf individuelle Verhaltensänderungen) (vgl. Kapitel 3.2).

Verhältnisprävention konzentriert sich auf die Veränderung von Lebensbedingungen und von sozialen Strukturen, die die Gesundheit beeinflussen. Hier werden Rahmenbedingungen geschaffen, um schädliche Umwelteinflüsse zu reduzieren. Dazu gehören Maßnahmen wie die Verbesserung von Luftqualität, Hitzeschutz am Arbeitsplatz von Schwangeren oder Schaffung klimaresistenter Lebensräume für junge Familien (Fokus auf die Schaffung gesünderer Lebensbedingungen und sozialer Rahmenbedingungen).

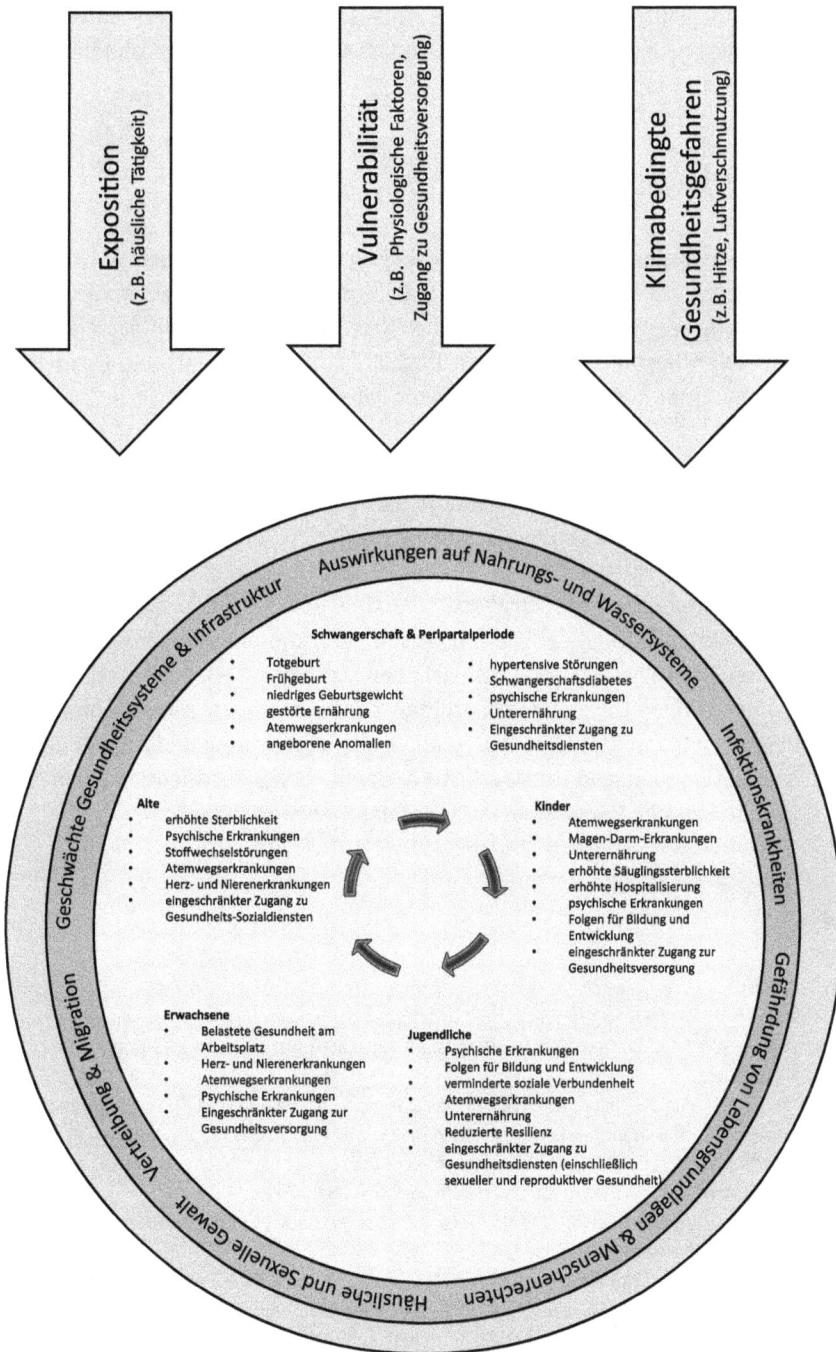

Abbildung 3: Gesundheitliche Auswirkungen der Klimakrise auf die verschiedenen Lebensabschnitte (Quelle: adaptiert nach Etzel et al., 2024).

Beide Ansätze sind gleichermaßen wichtig, um die Gesundheit zu fördern und Krankheiten zu verhindern. Sie wirken jedoch auf unterschiedlichen Ebenen und in unterschiedlicher Form.

2.6 Fazit und Ausblick

Die Klimakrise stellt eine erhebliche, für Risikogruppen teils lebensbedrohliche Gesundheitsgefahr dar, deren Auswirkungen die Geburtshilfe und die Hebammenpraxis vor neue und komplexe Herausforderungen stellen. Die Fortschritte in der maternalen und neonatalen Gesundheit zählen in Deutschland zu den zentralen Errungenschaften der modernen Geburtshilfe der letzten Jahrzehnte, sind jedoch heute mehr denn je gefährdet.

Dem steht ein Gesundheitssystem gegenüber, das unzureichend auf diese neuen Herausforderungen vorbereitet ist: Gesundheitspersonal mit teilweise noch unvollständigen Kompetenzen, das Fehlen geeigneter Aus- und Weiterbildungsmöglichkeiten, der Mangel an fachspezifischen Leitlinien, eine unzureichende klima- und umweltresiliente Gesundheitsinfrastruktur – einschließlich Notfallversorgungsplänen (wie etwa Hitzeaktionspläne) – sowie ein ressourcen- und emissionsintensives Gesundheitssystem, das selbst zur Krankheitslast beiträgt. Zudem wird die Bevölkerung im Angesicht der größten Gesundheitsbedrohung des Jahrhunderts unzureichend aufgeklärt und geschützt. Ein konsequentes Handeln zur Bekämpfung und Anpassung an den Klimawandel ist zwingend erforderlich, wenn eine bedürfnisorientierte Geburtshilfe und neonatologische Versorgung in Deutschland gewährleistet werden soll.

Literatur

Augustin, J., Andrees, V., Czerniejewski, A., Dallner, R., Schulz, C. M, & Mezger, N. C. S. (2024). Auswirkungen des Ahrtal-Hochwassers auf die Gesundheit der lokalen Bevölkerung – eine Analyse auf Grundlage von GKV-Routinedaten. Bundesgesundheitsblatt – Gesundheitsforschung – Gesundheitsschutz, 67(1), 5–3.

Bachwenkizi, J., Liu, C., Meng, X., Zhang, L., Wang, W., van Donkelaar, A., ... & Kan, H. (2021). Fine particulate matter constituents and infant mortality in Africa: A multicountry study. Environ Int, 156, 106739.

Baker, R. E. & Anttila-Hughes, J. (2020). Characterizing the contribution of high temperatures to child undernourishment in Sub-Saharan Africa. Scientific reports, 10(1), 18796.

Basu, R., Pearson, D., Sie, L. & Broadwin, R. (2015). A Case-Crossover Study of Temperature and Infant Mortality in California. Paediatr Perinat Epidemiol, 29(5), 407–415.

Baunach, S. (2023). Klima- und Umweltkrise: Gefahr für Mutter und Kind. Hebammen Wissen, 04/2023.

Bekkar, B., Pacheco, S., Basu, R., & DeNicola, N. (2020). Association of Air Pollution and Heat Exposure With Preterm Birth, Low Birth Weight, and Stillbirth in the US: A Systematic Review. JAMA Netw Open, 3(6), e208243.

Bonell, A., Vicedo-Cabrera, A. M., Moirano, G., Sonko, B., Jeffries, D., Moore, S. E., ... & Murray, K. A. (2024). Effect of heat stress in the first 1000 days of life on fetal and infant growth: a secondary analysis of the ENID randomised controlled trial. Lancet Planetary Health, 8(10), e734–e743.

Bongaerts, E., Lecante, L. L., Bove, H., Roeffaers, M. B. J., Ameloot, M., Fowler, P. A. & Nawrot, T. S. (2022). Maternal exposure to ambient black carbon particles and their presence in maternal and fetal circulation and organs: an analysis of two independent population-based observational studies. Lancet Planetary Health 6(10), e804–e811.

Castagna, A., Mascheroni, E., Fustinoni, S. & Montirosso, R. (2022). Air pollution and neurodevelopmental skills in preschool- and school-aged children: A systematic review. Neurosci Biobehav Rev, 136, 104623.

Chekuri, B., Sood, N., Sorensen, C., & En-Nosse, M. (2023). Globaler Klimawandel und Frauengesundheit. In J. Wacker, C. Rothe, & M. En-Nosse (Hrsg.), Globale Frauengesundheit: Gynäkologie und Geburtshilfe unter unterschiedlichen globalen Bedingungen. Berlin, Heidelberg.

Chen, Y. T., Liu, C. L., Chen, C. J., Chen, M. H., Chen, C. Y., Tsao, P. N., ... & Chen, P. C. (2021). Association between short-term exposure to air pollution and sudden infant death syndrome. Chemosphere, 271, 129515.

Chersich, M. F., Pham, M. D., Areal, A., Haghighi, M. M., Manyuchi, A., Swift, C. P., ... & Hajat, S. (2020). Associations between high temperatures in pregnancy and risk of preterm birth, low birth weight, and stillbirths: systematic review and meta-analysis. BMJ, 371, m3811.

Cocchi, E., Bellisario, V., Cresi, F., Plazzotta, C., Cassardo, C., Siniscalco, C., ... & Bono, R. (2023). Air Pollution and Aeroallergens as Possible Triggers in Preterm Birth Delivery. Int J Environ Res Public Health, 20(2).

Conway, F., Portela, A., Filippi, V., Chou, D. & Kovats, S. (2024). Climate change, air pollution and maternal and newborn health: An overview of reviews of health outcomes. J Glob Health, 14, 04128.

Copernicus. (2023). European State of the Climate Report 2023. https://climate.copernicus.eu/esotc/2023 (Abgerufen am 12.01.25).

Cox, B., Vicedo-Cabrera, A. M., Gasparrini, A., Roels, H. A., Martens, E., Vangronsveld, J., ... & Nawrot, T. S. (2016, Dec). Ambient temperature as a trigger of preterm delivery in a temperate climate. J Epidemiol Community Health, 70(12), 1191–1199.

Delpla, I., Jung, A. V., Baures, E., Clement, M., & Thomas, O. (2009). Impacts of climate change on surface water quality in relation to drinking water production. Environment international, 35(8), 1225–1233.

Ehlert, U., Sieber, S., & Hebisch, G. (2003). Psychobiologische Faktoren von Schwangerschaft und Geburt. Der Gynäkologe, 36, 1052–1057.

Eichinger, M., Andreas, M., Hoeppe, A., Nisius, K., & Rink, K. (2023, 2023/02/01). Kinder- und Jugendgesundheit in der Klimakrise. Monatsschrift Kinderheilkunde, 171(2), 114–123.

Etzel, R. A., Weimann, E., Homer, C., Arora, N. K., Maimela, G., Prats, E. V., & Banerjee, A. (2024). Climate change impacts on health across the life course. J Glob Health, 14, 03018.

Fouillet, A., Rey, G., Laurent, F., Pavillon, G., Bellec, S., Guihenneuc-Jouyaux, C., Clavel, J., Jougla, E., ... & Hemon, D. (2006, Oct). Excess mortality related to the August 2003 heat wave in France. Int Arch Occup Environ Health, 80(1), 16–24.

Franz, M., Kainer, F., Husslein, P. & Girard, T. (2024). Physiologie des mütterlichen Organismus. In: C. von Kaisenberg, P. Klaritsch & I. Hösli-Krais (Hrsg.) Die Geburtshilfe. Springer Reference Medizin. Berlin, Heidelberg.

Giudice, L. C. (2020). A Clarion Warning About Pregnancy Outcomes and the Climate Crisis. JAMA network open, 3(6), e208811.

Glinianaia, S. V., Rankin, J., Bell, R., Pless-Mulloli, T. & Howel, D. (2004, Jan). Particulate air pollution and fetal health: a systematic review of epidemiologic evidence. Epidemiology, 15(1), 36–45.

Gomez-Roig, M. D., Pascal, R., Cahuana, M. J., Garcia-Algar, O., Sebastiani, G., Andreu-Fernandez, V. & Vento, M. (2021). Environmental Exposure during Pregnancy: Influence on Prenatal Development and Early Life: A Comprehensive Review. Fetal Diagn Ther, 48(4), 245–257.

Guxens, M., Garcia-Esteban, R., Giorgis-Allemand, L., Forns, J., Badaloni, C., Ballester, F., … & Sunyer, J. (2014). Air pollution during pregnancy and childhood cognitive and psychomotor development: six European birth cohorts. Epidemiology, 25(5), 636–647.

Ha, S. (2022). The Changing Climate and Pregnancy Health. Current environmental health reports, 9(2), 263–275.

Ha, S., Ghimire, S. & Martinez, V. (2022). Outdoor Air Pollution and Pregnancy Loss: a Review of Recent Literature. Current Epidemiology Reports, 9(4), 387–405.

He, C., Zhu, Y., Zhou, L., Bachwenkizi, J., Schneider, A., Chen, R. & Kan, H. (2024). Flood exposure and pregnancy loss in 33 developing countries. Nat Commun, 15(1), 20.

Herrmann, A. & Eichinger, M. (2022). Klimawandel und Gesundheitsförderung. In Leitbegriffe der Gesundheitsförderung. Bundeszentrale für gesundheitliche Aufklärung (BZgA). https://leitbegriffe.bioeg. de/alphabetisches-verzeichnis/klimawandel-und-gesundheitsfoerderung/8 (Abgerufen am 06.06.25).

Intergovernmental Panel on Climate Change (IPCC). (2022). Summary for Policymakers (Climate Change 2022: Impacts, Adaptation and Vulnerability. Contribution of Working Group II to the Sixth Assessment Report of the Intergovernmental Panel on Climate Change Issue. C. U. Press. https:// www.ipcc.ch/report/ar6/wg2/ (Abgerufen am 06.06.25).

Intergovernmental Panel on Climate Change (IPCC). (2023). AR6 Synthesis Report Climate Change. https:// www.ipcc.ch/report/ar6/syr/ (Abgerufen am 07.01.25).

International Union for Conservation of Nature (IUCN). (2024). IUCN 2023: International Union for Conservation of Nature annual report. https://iucn.org/resources/annual-reports/iucn-2023-interna tional-union-conservation-nature-annual-report (Abgerufen am 07.01.25).

Jhun, I., Mata, D. A., Nordio, F., Lee, M., Schwartz, J. & Zanobetti, A. (2017). Ambient Temperature and Sudden Infant Death Syndrome in the United States. Epidemiology, 28(5), 728–734.

Kakkad, K., Barzaga, M. L., Wallenstein, S., Azhar, G. S. & Sheffield, P. E. (2014). Neonates in Ahmedabad, India, during the 2010 heat wave: a climate change adaptation study. J Environ Public Health, 2014, 946875.

Karimi, B., Moradzadeh, R. & Samadi, S. (2022). Air pollution and COVID-19 mortality and hospitalization: An ecological study in Iran. Atmos Pollut Res, 13(7), 101463.

Karlsson, L., Lundevaller, E. H. & Schumann, B. (2020). Neonatal mortality and temperature in two Northern Swedish rural parishes, 1860–1899—The significance of ethnicity and gender. International Journal of Environmental Research and Public Health, 17(4), 1216.

King, C., Kirkham, J., Hawcutt, D. & Sinha, I. (2018). The effect of outdoor air pollution on the risk of hospitalisation for bronchiolitis in infants: a systematic review. PeerJ, 6, e5352.

Kuehn, L., & McCormick, S. (2017). Heat Exposure and Maternal Health in the Face of Climate Change. Int J Environ Res Public Health, 14(8).

Lakhoo, D. P., Blake, H. A., Chersich, M. F., Nakstad, B. & Kovats, S. (2022). The Effect of High and Low Ambient Temperature on Infant Health: A Systematic Review. Int J Environ Res Public Health, 19(15).

Liao, J., Liu, Y., Steenland, K., Pillarisetti, A., Thompson, L. M., Dey, S., … & Clasen, T. (2022). Child Survival and Early Lifetime Exposures to Ambient Fine Particulate Matter in India: A Retrospective Cohort Study. Environ Health Perspect, 130(1), 17009.

Lin, L., Li, T., Sun, M., Liang, Q., Ma, Y., Wang, F., … & Sun, Z. (2022). Global association between atmospheric particulate matter and obesity: A systematic review and meta-analysis. Environ Res, 209, 112785.

Lin, L. Z., Chen, J. H., Yu, Y. J. & Dong, G. H. (2023). Ambient air pollution and infant health: a narrative review. EBioMedicine, 93, 104609.

Makhseed, M., Musini, V. M., Ahmed, M. A. & Monem, R. A. (1999). Influence of seasonal variation on pregnancy-induced hypertension and/or preeclampsia. Aust N Z J Obstet Gynaecol, 39(2), 196–199.

Malley, C. S., Kuylenstierna, J. C., Vallack, H. W., Henze, D. K., Blencowe, H. & Ashmore, M. R. (2017). Preterm birth associated with maternal fine particulate matter exposure: A global, regional and national assessment. Environ Int, 101, 173–182.

Mendez-Figueroa, H., Chauhan, S. P., Tolcher, M. C., Shamshirsaz, A. A., Sangi-Haghpeykar, H., Pace, R. M., Chu, D. M., & Aagaard, K. (2019). Peripartum Outcomes Before and After Hurricane Harvey. Obstet Gynecol, 134(5), 1005–1016.

Milani, G. P., Cafora, M., Favero, C., Luganini, A., Carugno, M., Lenzi, E., ... & Bollati, V. (2022). PM(2) (.5,) PM(10) and bronchiolitis severity: A cohort study. Pediatr Allergy Immunol, 33(10), e13853.

Muttoo, S., Jeena, P. M., Roosli, M., de Hoogh, K., Meliefste, K., Tularam, H., ... & Naidoo, R. N. (2022). Effect of short-term exposure to ambient nitrogen dioxide and particulate matter on repeated lung function measures in infancy: A South African birth cohort. Environ Res, 213, 113645.

Perera, F. P. (2017). Multiple Threats to Child Health from Fossil Fuel Combustion: Impacts of Air Pollution and Climate Change. Environ Health Perspect, 125(2), 141–148.

Preston, E. V., Eberle, C., Brown, F. M. & James-Todd, T. (2020). Climate factors and gestational diabetes mellitus risk–a systematic review. Environmental Health, 19, 1–19.

Pun, V. C., Dowling, R. & Mehta, S. (2021). Ambient and household air pollution on early-life determinants of stunting-a systematic review and meta-analysis. Environ Sci Pollut Res Int, 28(21), 26404–26412.

Puppel, K., Kapusta, A. & Kuczynska, B. (2015). The etiology of oxidative stress in the various species of animals, a review. J Sci Food Agric, 95(11), 2179–2184.

Rausch, M. (2022). Gesundheitsförderung und Prävention in den Gesundheitsberufen. In R. Haring (Hrsg.), Gesundheitswissenschaften. Berlin, Heidelberg.

Rockström, J., Steffen, W., Noone, K., Persson, Å., Chapin, F. S., Lambin, E. F., ... & Foley, J. A. (2009). A safe operating space for humanity. Nature, 461(7263), 472–475.

Roos, N., Kovats, S., Hajat, S., Filippi, V., Chersich, M., Luchters, S., ... & Wright, C. Y. (2021). Maternal and newborn health risks of climate change: a call for awareness and global action. Acta obstetricia et gynecologica Scandinavica, 100(4), 566–570.

Samuels, L., Nakstad, B., Roos, N., Bonell, A., Chersich, M., Havenith, G., ... & Kovats, S. (2022). Physiological mechanisms of the impact of heat during pregnancy and the clinical implications: review of the evidence from an expert group meeting. International journal of biometeorology, 66(8), 1505–1513.

Scalone, F., Agati, P., Angeli, A. & Donno, A. (2017). Exploring unobserved heterogeneity in perinatal and neonatal mortality risks: The case of an Italian sharecropping community, 1900–39. Popul Stud (Camb), 71(1), 23–41.

Schleußner, E. (2022). Klimakrise-was geht uns das an?. Gynäkologie + geburtshilfe, 27 (Suppl 1), 32–35.

Sheffield, P. E. & Landrigan, P. J. (2011). Global climate change and children's health: threats and strategies for prevention. Environmental health perspectives, 119(3), 291–298.

Slimen, I. B., Najar, T., Ghram, A., Dabbebi, H., Ben Mrad, M. & Abdrabbah, M. (2014). Reactive oxygen species, heat stress and oxidative-induced mitochondrial damage. A review. Int J Hyperthermia, 30(7), 513–23.

Solomon, C. G., Salas, R. N., Malina, D., Sacks, C. A., Hardin, C. C., Prewitt, E., ... & Rubin, E. J. (2022). Fossil-Fuel Pollution and Climate Change – A New NEJM Group Series. N Engl J Med, 386(24), 2328–2329.

Sorensen, C., Murray, V., Lemery, J. & Balbus, J. (2018). Climate change and women's health: Impacts and policy directions. PLoS Med, 15(7), e1002603.

Sun, Q., Yue, P., Deiuliis, J. A., Lumeng, C. N., Kampfrath, T., Mikolaj, ... & Rajagopalan, S. (2009). Ambient air pollution exaggerates adipose inflammation and insulin resistance in a mouse model of diet-induced obesity. Circulation, 119(4), 538–546.

Thurston, A. M., Stockl, H. & Ranganathan, M. (2021). Natural hazards, disasters and violence against women and girls: a global mixed-methods systematic review. BMJ Glob Health, 6(4).

UN Women. (2023). The Climate-Care Nexus. https://www.unwomen.org/sites/default/files/2023-11/wor king-paper-the-climate-care-nexus-en.pdf (Abgerufen am 06.06.25).

United Nations International Children's Emergency Fund (UNICEF). (2021). Children's Climate Risk Index. https://data.unicef.org/resources/childrens-climate-risk-index-report/ (Abgerufen am 06.06.25).

United Nations International Children's Emergency Fund (UNICEF). (2023). UNICEF report: Climate change impacts on child health. A threat to progress. https://www.unicefusa.org/media-hub/reports/Threat-to-Progress-Climate-Change-Child-Health (Abgerufen am 06.06.25).

van Daalen, K., Jung, L., Dhatt, R. & Phelan, A. L. (2020). Climate change and gender-based health disparities. Lancet Planetary Health, 4(2), e44–e45.

van Daalen, K. R., Jung, L., Dada, S., Othman, R., Barrios-Ruiz, A., Malolos, G. Z., ... & Lowe, R. (2024). Bridging the gender, climate, and health gap: the road to COP29. Lancet Planetary Health, 8(12), e1088–e1105.

van Daalen, K. R., Tonne, C., Semenza, J. C., Rocklov, J., Markandya, A., Dasandi, N., Jankin, S., Achebak, H., Ballester, J., Bechara, H., ... & Lowe, R. (2024). The 2024 Europe report of the Lancet Countdown on health and climate change: unprecedented warming demands unprecedented action. Lancet Public Health, 9(7), e495–e522.

van Zutphen, A. R., Lin, S., Fletcher, B. A. & Hwang, S. A. (2012). A population-based case-control study of extreme summer temperature and birth defects. Environ Health Perspect, 120(10), 1443–1449.

Watts, N., Adger, W. N., Ayeb-Karlsson, S., Bai, Y., Byass, P., Campbell-Lendrum, D., Colbourn, T., Cox, P., Davies, M., Depledge, M., ... & Costello, A. (2017). The Lancet Countdown: tracking progress on health and climate change. Lancet, 389(10074), 1151–1164.

Watts, N., Amann, M., Ayeb-Karlsson, S., Belesova, K., Bouley, T., Boykoff, M., ... & Costello, A. (2018). The Lancet Countdown on health and climate change: from 25 years of inaction to a global transformation for public health. Lancet, 391(10120), 581–30.

World Health Organization (WHO). (2023). Protecting maternal, newborn and child health from the impacts of climate change: A call for action. World Health Organization. https://www.who.int/publications/i/item/9789240085350 (Abgerufen am 06.06.25).

Xiong, X. U., Harville, E. W., Buekens, P., Mattison, D. R., Elkind-Hirsch, K. & Pridjian, G. (2008). Exposure to Hurricane Katrina, post-traumatic stress disorder and birth outcomes. The American journal of the medical sciences, 336(2), 111–115.

Xu, Z., Crooks, J. L., Black, D., Hu, W. & Tong, S. (2017). Heatwave and infants' hospital admissions under different heatwave definitions. Environ Pollut, 229, 525–530.

Xu, Z., Sheffield, P. E., Su, H., Wang, X., Bi, Y. & Tong, S. (2014). The impact of heat waves on children's health: a systematic review. Int J Biometeorol, 58(2), 239–247.

Yi, C., Wang, Q., Qu, Y., Niu, J., Oliver, B. G., & Chen, H. (2022). In-utero exposure to air pollution and early-life neural development and cognition. Ecotoxicol Environ Saf, 238, 113589.

Yuzen, D., Graf, I., Tallarek, A. C., Hollwitz, B., Wiessner, C., Schleussner, E., S., ... & Diemert, A. (2023). Increased late preterm birth risk and altered uterine blood flow upon exposure to heat stress. EBioMedicine, 104651.

Zhang, J., Wang, L. & Kannan, K. (2021). Quantitative analysis of polyethylene terephthalate and polycarbonate microplastics in sediment collected from South Korea, Japan and the USA. Chemosphere, 279, 130551.

Zhao, Q., Kress, S., Markevych, I., Berdel, D., von Berg, A., Gappa, M., ... & Schikowski, T. (2021). Air pollution during infancy and lung function development into adolescence: The GINIplus/LISA birth cohorts study. Environ Int, 146, 106195.

3 Handlungsfelder der Hebammenpraxis

3.1 Die Hebammenprofession in einer nachhaltigen Gesundheitspraxis

Susanne Teuerle

As trusted healthcare providers in communities, midwives are uniquely positioned to mitigate the impact of climate change on sexual, reproductive, maternal, newborn, and adolescent health. (ICM, 2024a, S. 32)

Dieses Zitat stammt aus den Schlussfolgerungen des Berichts „Interlocked: Midwives and the Climate Crisis", in dem die International Confederation of Midwives (ICM) Ergebnisse einer weltweiten Umfrage unter Hebammen zu ihren Erfahrungen und ihrer Perspektive auf die Klimakrise vorstellt. Die an der Befragung beteiligten Hebammen nehmen sowohl die unmittelbaren physiologischen Auswirkungen von Hitze als auch weitere Folgen von Extremwetterereignissen auf die Gesundheit von Schwangeren, Wöchnerinnen und Neugeborenen wahr, wie Verlust der Heimat, erschwerter Zugang zu Gesundheitsversorgung, Flucht, Stress und Angst (ICM, 2024a).

Die ICM sieht in Hebammen wichtige Schlüsselakteur:innen, da Hebammen in Ergänzung zur Überwachung der Schwangerschaft Frauen durch Beratung stärken und ihre Selbstwirksamkeit und die Einbindung in die Gesellschaft unterstützen. Dies wird in Zeiten des Klimawandels und der Instabilität als besonders wichtig erachtet. „The midwife plays an extremely important role in times of climate emergency and instability, as in addition to technical care, she can promote conversations with pregnant and breastfeeding women about empowerment, in order to make them understand their power as women-mothers, ensuring that they are everything their baby's needs [*sic*], allowing them to find their inner power, while bringing the community closer so that mothers are looked after and cared for as they care for their babies." (A midwife from Rio de Janeiro, Brazil) (ICM, 2024a, S. 24).

Im Folgenden wird genauer dargestellt, warum in der Hebammenbetreuung ein besonderes Potenzial für eine nachhaltige Gesundheitspraxis liegt.

3.1.1 Hebammen als Change Agents

Das evidenzbasierte QMNC (Quality maternal and newborn care)-Framework identifiziert eine zuverlässige, kontinuierliche, empathische, respektvolle, integrierte und vernetzte Gesundheitsversorgung als wesentliche Grundlage für eine qualitativ hochwertige Betreuung rund um die Geburt. Ziel ist es, nicht nur die fachlich-medizinische Sicherheit zu gewährleisten, sondern auch die Fähigkeiten, Resilienz und Ressourcen der betreuten Frauen zu stärken. Die wissenschaftliche Auswertung des diesem

https://doi.org/10.1515/9783111547923-003

Framework zugrunde liegenden Reviews zeigt, dass gut ausgebildete Hebammen diesen Anforderungen besonders entsprechen, da ihr Kompetenzprofil und ihr salutogenetischer Betreuungsansatz genau darauf ausgelegt sind (Renfrew et al., 2014).

Der an Physiologie orientierte, technologiearme, salutogenetische Betreuungsansatz von Hebammen senkt nachweislich Interventionsraten (Renfrew et al., 2014). Somit kann durch die Stärkung des Hebammenwesens und einer kontinuierlichen hebammengeleiteten Gesundheitsversorgung rund um die Geburt nicht nur die gesundheitliche Versorgung verbessert, sondern auch ein Beitrag zur Senkung von CO_2-Emissionen im Gesundheitswesen geleistet werden.

Der salutogenetische und vertrauensbasierte Ansatz der Hebammenbetreuung ist insbesondere im ambulanten Bereich von großer Bedeutung. Durch die gemeindenahe und überwiegend aufsuchende Arbeit bietet die Hebammenversorgung eine besonders niedrigschwellige, zugängliche und lebensnahe Unterstützung. Dies ist nicht nur für eine optimale gesundheitliche Versorgung entscheidend, sondern spielt auch eine wichtige Rolle in der Bewältigung von Gesundheitsfolgen der Klimakrise (ICM, 2024b). Ein entscheidender Aspekt ist hierbei, dass Hebammen direkt in den Lebensrealitäten der (werdenden) Eltern arbeiten. Dadurch haben sie die Möglichkeit, nicht nur Gespräche über Umwelt- und Klimathemen in die Betreuung zu integrieren, sondern auch konkrete, alltagstaugliche Handlungsempfehlungen zu geben. So können in Hausbesuchen oder bei Geburtsvorbereitungskursen individuelle Anpassungen an klimatische Herausforderungen direkt im Kontext der jeweiligen Lebenswelt (z. B. steigende Temperaturen oder Luftverschmutzung) besprochen werden.

Auch in Notfällen oder Katastrophensituationen ermöglicht die enge Verbindung von Hebammen mit den Familien und Gemeinschaften, in denen sie tätig sind, schnelle und effiziente Reaktionen auf die Bedürfnisse vulnerabler Gruppen wie Schwangere und Neugeborene. So wird sichergestellt, dass diese auch in Krisenzeiten die notwendige Unterstützung erhalten (ICM, 2024c).

Das Wissen von Hebammen um resiliente Gesundheitsstrukturen und ihre Fähigkeit, Betroffene psychosozial zu unterstützen, macht sie zu einer essenziellen Stütze in der Gestaltung einer nachhaltigen und krisenfesten Gesundheitsversorgung (Baldauf, 2024; ICM, 2024c; ICM, 2024a).

Gesellschaftliche Veränderungen verlaufen oft nicht linear, sondern folgen sog. sozialen Kippdynamiken (vgl. Kapitel 1.3). In Disziplinen wie Soziologie, Psychologie und Umweltwissenschaften wird erforscht, wie kleine Veränderungen epidemisch zu großen Umbrüchen führen können. Solche Prozesse lassen sich zunehmend modellieren und dadurch in gewissem Rahmen Vorhersagen für die Prozesse treffen. In Anbetracht der sich zuspitzenden Klimakrise sind beschleunigte Veränderungen essenziell, um den Umbruch zu einem nachhaltigen Gesellschafts- und Wirtschaftssystem zu ermöglichen und so den Klimawandel abzumildern (Otto et al., 2020). Gesundheitsfachkräfte können in diesen Prozessen eine Schlüsselrolle übernehmen. Ihre Nähe zu den Menschen, ihr Fokus auf Gesundheitsthemen und das Vertrauen, das sie in der Gesellschaft genießen, machen sie zu wichtigen Akteur:innen in sozialen Transformationsprozessen. Die gesundheitliche Perspektive erweist sich dabei als besonders geeignet, um Verhaltensänderungen in Richtung eines gesünderen und nachhaltigeren Lebensstils zu unterstützen (Campbell et al., 2023). Dabei sind Hebammen als Gesundheitsfachkräfte nicht nur in der direkten Betreuungsbeziehung mit Frauen und Familien wirksam, sondern auch auf gesellschaftlicher und politischer Ebene (vgl. Kapitel 1.3 und 2).

Die Betreuung durch Hebammen beginnt in einem besonders sensiblen Lebensabschnitt, dem Übergang zur Elternschaft und der Entstehung einer neuen Familie. In dieser Phase sind viele werdende Eltern besonders offen für neue Erkenntnisse, reflektieren intensiv ihre Lebensweise und sind häufig motiviert, nachhaltigere Entscheidungen für ihre eigene Gesundheit und die Zukunft ihrer Kinder zu treffen. Hier eröffnet sich ein wertvolles Zeitfenster, um Bewusstsein für die Klimakrise zu schärfen und nachhaltige Verhaltensänderungen anzustoßen (Uzan et al., 2024; Klünder et al., 2022; Lehmann, 2024; ICM, 2024b). Dies geschieht nicht durch reine Wissensvermittlung, sondern durch eine lebensnahe und einfühlsame Beratung, die gesundheits- und umweltrelevante Themen miteinander verknüpft (vgl. Kapitel 3.2).

Hebammen wirken nicht nur in der direkten Betreuung, sondern sind im ambulanten Bereich oft gut in lokale Strukturen integriert und vernetzt mit wichtigen Akteur:innen auf kommunaler Ebene. Dies gibt ihnen eine besondere Möglichkeit, nachhaltige Veränderungen auch auf gesellschaftlicher Ebene anzustoßen (vgl. Kapitel 7.2).

Vor diesem Hintergrund haben Hebammen ein besonderes Potenzial, als sog. Change Agents zu wirken: Durch Aufklärungsarbeit, Teilnahme an kommunalen Projekten, politisches Engagement und interdisziplinäre Netzwerkarbeit können sie dazu beitragen, das Bewusstsein für die Zusammenhänge zwischen Gesundheit und Umwelt zu schärfen (Herrmann & Eichinger, 2022).

3.1.2 Klimaschutz und Vorbildfunktion in der Praxis

Nachhaltigkeit im Hebammenberuf betrifft nicht nur die Beratung von Familien, sondern auch die Organisation der eigenen Berufspraxis. Ein bewusster Umgang mit Ressourcen und eine strategische Planung ermöglichen es, CO_2-Emissionen zu reduzieren und Umweltbelastungen zu minimieren (Fraunhofer-Institut für System- und Innovationsforschung (ISI), 2025). Dabei ist eine wesentliche Möglichkeit die Entwicklung eines Managements, das sich klar zu nachhaltigen Praktiken bekennt. Hebammen können durch die Vermeidung von Über- oder Fehlversorgung, eine kluge Planung der Hausbesuchsrouten, die Auswahl energieeffizienter Technologien, ressourcenschonende Materialien und die Digitalisierung von Abläufen die Umweltbelastungen ihrer Berufspraxis verringern (vgl. Kapitel 5.4). Ein nachhaltiges Abfallmanagement und der bewusste Umgang mit Verbrauchsmitteln fördern dabei nicht nur die ökologische Effizienz der Berufspraxis, sondern sensibilisieren auch betreute Frauen und

Familien für einen sparsamen und ressourcensensiblen Einsatz möglichst umweltfreundlicher Produkte in ihrem Alltag. So kann das Engagement der Hebammen für nachhaltige Praktiken als Inspiration für betreute Frauen und Familien dienen (Fraunhofer ISI, 2025).

Durch den Austausch von Erfahrungen intra- und interdisziplinär und die Förderung einer gemeinsamen Vision für ein nachhaltiges Gesundheitswesen kann ein Beitrag zur ökologischen Bewusstseinsbildung innerhalb und außerhalb des eigenen Berufsstandes geleistet werden (Fraunhofer ISI, 2025).

3.1.3 Resümee

Hebammen erkennen die unmittelbaren physiologischen und psychosozialen Auswirkungen der Klimakrise auf die Gesundheit von Schwangeren, Wöchnerinnen und Neugeborenen und sehen ihre Rolle als entscheidend in der Unterstützung der betroffenen Familien. Hebammen begleiten Frauen und Familien in der sensiblen Lebensphase rund um die Geburt mit einer vertrauensvollen, salutogenetisch ausgerichteten Betreuung, eingebettet in ihre Lebensumgebung und soziale Gemeinschaft. Dadurch tragen sie eine besondere Verantwortung innerhalb der Gesundheitsversorgung dieser vulnerablen Gruppe in Zeiten der Klimakrise. Gleichzeitig eröffnet sich ihnen die wertvolle Chance, durch Information und Sensibilisierung werdender Eltern einen starken Impuls für eine zukunftsorientierte, nachhaltige Gesellschaft zu setzen. Hebammen tragen durch ihren an der Physiologie orientierten, interventionsarmen Betreuungsansatz zu einer Ressourcenschonung und Minderung von Treibhausgasemissionen im Gesundheitssektor bei. Hebammen sind durch ihre Gemeindenähe und Vernetzung mit lokalen Akteur:innen sowie ihrer Anerkennung als Fachkräfte für Gesundheit prädestiniert für gesellschaftliches Engagement auf kommunaler Ebene. Hebammen sind nicht nur Gesundheitsfachkräfte, sondern auch Multiplikator:innen für gesellschaftlichen Wandel. Durch ihren direkten Zugang zu Familien, ihr Wissen um Gesundheit, Prävention und Nachhaltigkeit sowie ihre Vernetzung in lokalen Strukturen haben sie das Potenzial, soziale Kippdynamiken mitzugestalten.

Indem Hebammen nicht nur in der Betreuungsarbeit, sondern auch in der Praxisorganisation und Berufsstandsentwicklung nachhaltige Prinzipien verankern, tragen sie zu einem tiefgreifenden Wandel im Gesundheitswesen bei. Ihre Vorbildfunktion beeinflusst nicht nur Familien, sondern auch Kolleg:innen und gesundheitspolitische Strukturen.

Literatur

Baldauf, J. (2024). Interview: Hebammenversorgung im Hochwassergebiet. Springer Pflege. https://www. springerpflege.de/geburtshilfe/online-only/hebammenversorgung-im-hochwassergebiet/27197290 (Abgerufen am 21.03.25).

Campbell, E., Uppalapati, S. S., Kotcher, J. & Maibach, E. (2023). Communication research to improve engagement with climate change and human health: A review. Frontiers in Public Health, 10, 1086858.

Fraunhofer Institut für System- und Innovationsforschung (ISI). (2025). Ökologische Nachhaltigkeit bei Hebammen. Karlsruhe: Fraunhofer-Institut für System- und Innovationsforschung ISI. https://ambu lant-nachhaltig.de/amb-n/ihre-einrichtung/los-geht-es.php. (Abgerufen am 02. 06 2025).

Herrmann, A. & Eichinger, M. (2022). Klimawandel und Gesundheitsförderung. Bundeszentrale für gesundheitliche Aufklärung (BZgA) (Hrsg.). Leitbegriffe der Gesundheitsförderung und Prävention. Glossar zu Konzepten, Strategien und Methoden.

International Confederation of Midwives (ICM). (2024a). Interlocked: Midwives and the Climate Crisis. Den Haag: International Confederation of Midwives. https://internationalmidwives.org/resources/interlo cked-midwives-and-climate/ (Abgerufen am 01.03.25).

International Confederation of Midwives (ICM). (2024b). Strategic Plan 2024–2026. International Confederation of Midwives.

International Confederation of Midwives (ICM). (2024c). The Impact of Climate Change. International Confederation of Midwives. https://internationalmidwives.org/resources/the-impact-of-climate-change/ (Abgerufen am 01.03.25).

Klünder, V., Schwenke, P., Hertig, E., Jochem, C., Kaspar-Ott, I., Schwienhorst-Stich, E. M., ... & Coenen, M. (2022). A cross-sectional study on the knowledge of and interest in Planetary Health in health-related study programmes in Germany. Frontiers in public health, 10, 937854.

Lehmann, S. (2024). Kapitel II, Klimasensible Gesundheitsberatung – Exkurs: Klimawandel und Gesundheit in Gynäkologie und Geburtshilfe. In F. von Gierke, G. Keller, & T. Mezger (Hrsg.), Die grüne Arztpraxis. Medizinisch Wissenschaftliche Verlagsgesellschaft, Berlin.

Otto, I. M., Donges, J. F., Cremades, R., Bhowmik, A., Hewitt, R. J., Lucht, W., ... & Schellnhuber, H. J. (2020). Social tipping dynamics for stabilizing Earth's climate by 2050. Proceedings of the National Academy of Sciences, 117(5), 2354–2365.

Quality Maternal and Newborn Care (QMNC). (2025). Quality Maternal and Newborn Care Research Alliance. https://www.qmnc.org/about-qmnc/lancet-series/ (Abgerufen am 01.03.25).

Renfrew, M. J., McFadden, A., Bastos, M. H., Campbell, J., Channon, A. A., Fen Cheung, N., ... Declercq, E. (2014). Midwifery and quality care: findings from a new evidence-informed framework for maternal and newborn care. Lancet (384), 1129–45.

Uzan, L. M., Brust, M., Molenaar, J. M., Leistra, E., Boor, K. & Kiefte-de Jong, J. C. (2024). A cross-sectional analysis of factors associated with the teachable moment concept and health behaviors during pregnancy. BMC Pregnancy and Childbirth, 24(1), 147.

3.2 Konzept der klimasensiblen Gesundheitsberatung

Claudia Quitmann, Claudia Mews, Eva-Maria Schwienhorst-Stich, Alina Herrmann

Dieser Text ist erstmals 2023 unter der Lizenz CC-BY 4.0 in der Zeitschrift für Allgemeinmedizin des Springerverlags veröffentlicht worden (Herrmann et al., 2023). Für die Veröffentlichung in diesem Buch wurden von den Autorinnen Anpassungen vorgenommen.

3.2.1 Warum klimasensibel beraten?

Zwischen Klimawandel und Gesundheit besteht ein enger Zusammenhang. Zunehmende Hitzewellen oder andere Extremwetterereignisse können negative Auswirkungen auf die Gesundheit haben, während gesundheitsförderliche Lebensstile einen Beitrag zum Klimaschutz leisten können (Romanello et al., 2023). Das Bewusstsein für diese Zusammenhänge nimmt in Gesundheitsberufen zu. Diverse Fachgesellschaften sehen Gesundheitspersonal zunehmend in der Verantwortung, ihre Patient:innen bzw. Klient:innen sowie die allgemeine Bevölkerung über diese Zusammenhänge aufzuklären und somit den Klimaschutz zu stärken (Deutsche Gesellschaft für Allgemeinmedizin und Familienmedizin – DEGAM, 2019; ICM, 2014; International Council of Nurses – ICN, 2018; Bechert et al., 2024; World Medical Association – WMA, 2017). Diese Verantwortung wird häufig damit begründet, dass Gesundheitspersonal in Kontakt mit vielen Menschen steht (Krolewski, 2022), ein hohes Maß an Vertrauen seitens der breiten Bevölkerung genießt (den Boer et al., 2021) und daher ein besonderes Potenzial hat, als Multiplikator zu fungieren (Bechert et al., 2024). Dies trifft auch auf die Arbeit der Hebammen zu, wobei gerade die Phase der Familiengründung häufig eine erhöhte Offenheit für Veränderungen der Lebensweise mit sich bringt (Klünder et al., 2022).

Um dieser Verantwortung Rechnung zu tragen, wurde das Konzept der klimasensiblen Gesundheitsberatung (KSGB) entwickelt. Es bezeichnet die Integration von Themen rund um Klimawandel und Gesundheit in die Kommunikation mit Patient:innen bzw. Klient:innen (Quitmann et al., 2023). Ein ähnliches Konzept ist in Deutschland auch unter dem Begriff Klimasprechstunde bekannt (Krolewski, 2022). In Abgrenzung zu anderen Konzepten behandelt KSGB keine Inhalte zur ökologischen Nachhaltigkeit bei der Ausübung von medizinischer Versorgung.

Studien zeigen die grundsätzliche Bereitschaft von Ärzt:innen, klimasensibel zu beraten (Mezger et al., 2021; Sarfaty et al., 2016). Für Hebammen gibt es aktuell noch keine ähnlichen Untersuchungen. Laut der Studien mit Ärzt:innen besteht jedoch häufig Unsicherheit hinsichtlich der Umsetzung von KSGB und der Akzeptanz durch die Patient:innen (Quitmann et al., 2023). Das vorliegende Kapitel bietet daher eine praxisorientierte Einführung in das Konzept der KSGB.

3.2.2 Ein Rahmenwerk für klimasensible Gesundheitsberatung

Basierend auf einer systematischen Literaturrecherche wurde im Jahr 2023 ein Rahmenwerk für KSGB erarbeitet. Dieses besteht aus drei Ebenen: Ziele, Themenfelder und Kommunikationsstrategien. Ergänzt werden diese durch das übergeordnete Prinzip, die Ebenen der KSGB in Versorgungsroutinen zu integrieren (vgl. Abbildung 4) (Quitmann et al., 2023). Es gilt anzumerken, dass sich die existierende Literatur zu KSGB vorwiegend auf Ärzt:innen und Gesundheitsberufe im Allgemeinen bezieht. Keine der eingeschlossenen Studien adressiert explizit Hebammen. Es ist jedoch davon auszugehen, dass sich das Rahmenwerk auch auf Hebammen anwenden lässt, auch wenn es ggf. weiterer berufsspezifischer Anpassungen bedarf.

3.2.3 Ziele der KSGB

Da Auswirkungen des Klimawandels die Gesundheit von Schwangeren und Neugeborenen besonders bedrohen können, ist es ein wichtiges Ziel der KSGB, die individuelle und öffentliche Gesundheit zu schützen und zu fördern. Dies kann z. B. durch die Aufklärung über gesundheitliche Gefahren durch Hitze und entsprechende Schutzmaßnahmen geschehen (vgl. Kapitel 2.3 und 4.3). Das weitere Ziel, Wissen und Bewusstsein für Zusammenhänge zwischen Klimawandel und Gesundheit zu erhöhen, kann damit verknüpft werden. So kann z. B. bei einer Beratung zu Hitze nicht nur gesundheitsschützendes Verhalten erläutert, sondern auch der Einfluss des Klimawandels auf die Zunahme von Hitzewellen benannt werden (vgl. Kapitel 1.1). Zudem können Lebensstilempfehlungen gegeben und sogar Möglichkeiten eines gesellschaftlichen Engagements für Klimaschutz aufgezeigt werden.

Hebammen können entsprechend ihrer eigenen Werte und Überzeugungen sowie der individuellen Bedürfnisse der Frauen* entscheiden, welche der drei genannten Ziele sie in welcher Gesprächssituation verfolgen wollen.

Das übergeordnete Ziel der KSGB sind der Schutz und die Förderung der individuellen und öffentlichen Gesundheit. Zudem können das Wissen für die Zusammenhänge von Klimawandel und Gesundheit verbessert und Anregungen für klimafreundliche Lebensstile und ggf. zum Engagement für Klimaschutz gegeben werden.

Integration in die Versorgungsroutine

ZIELE

Individuelle und öffentliche Gesundheit schützen und fördern
Wissen und Bewusstsein für Klimawandel und Gesundheit stärken
Klimaschutz und Lebensstiländerungen fördern

THEMEN-FELDER

Gesundheitliche Auswirkungen und Anpassung

- Klimasensible Phänomene (z.B. Hitze)
- Klimasensible Krankheiten und Vulnerabilitäten (z.B. Allergien, mentale Gesundheit)

Gesunde und nachhaltige Lebensstile

- Ernährungsgewohnheiten
- Körperliche Aktivität
- Verbindung zur Natur
- Sonstiges Konsumverhalten

Klimaschutz und politische Aspekte

- Möglichkeiten für Engagement zum Klimaschutz
- Zusammenhang zwischen Verhalten, Politik und Klimawandel

KOMMUNIKATIONS-STRATEGIEN

Strategien aus der Gesundheitsberatung

- Motivierende Gesprächsführung
- Patientenzentrierte Kommunikation
- Aktives Zuhören
- Gemeinsame Entscheidungsfindung
- Stärkenbasierter Ansatz
- Narrative Ansätze

Strategien aus der Klimawandel-Kommunikation

- Betonung von Co-Benefits für Klimaschutz und Gesundheit
- Klimawandel greifbar machen durch Verbindung zu Gesundheit und persönlichem Kontext
- Vorbild sein und authentisch handeln
- Schaffung von Raum für Gefühle rund um Klimawandel und Transformation

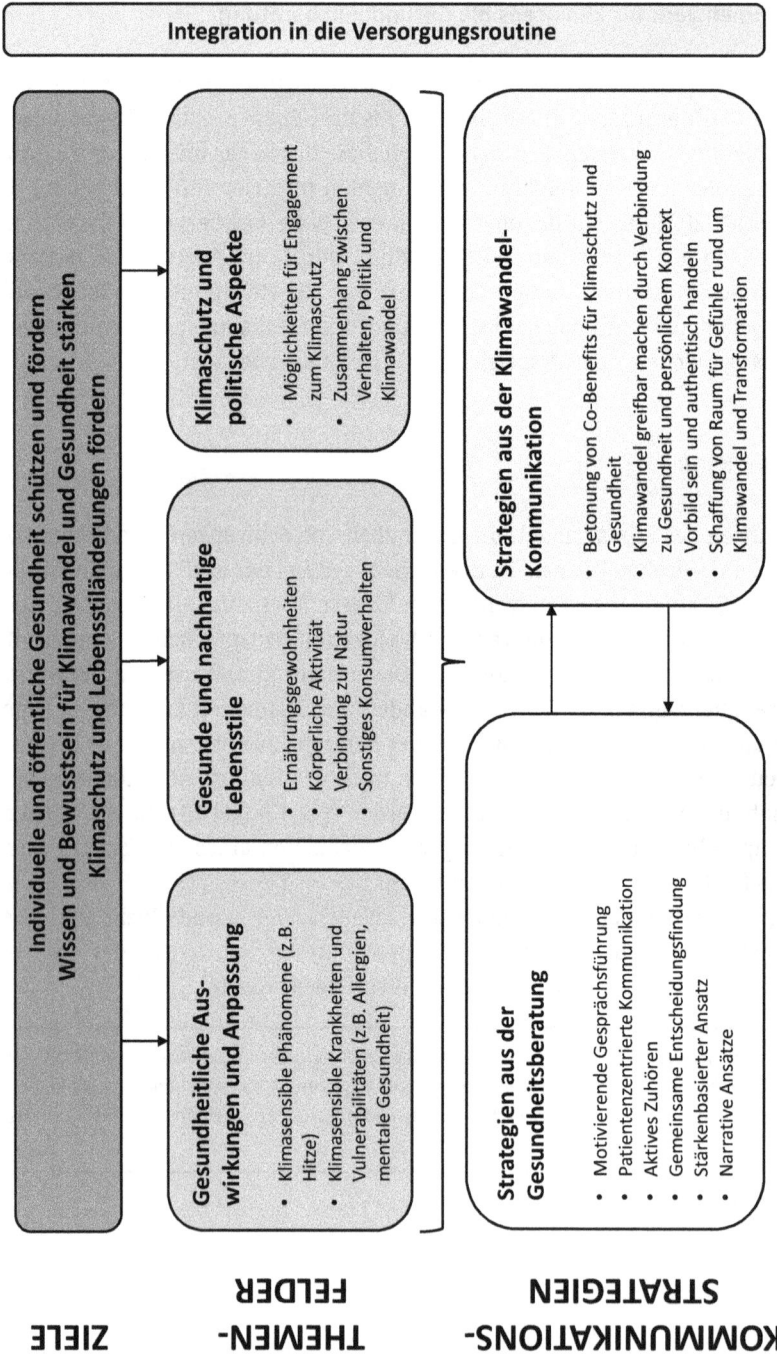

Abbildung 4: Rahmenwerk der KSGB mit den drei Ebenen Ziele, Themenfelder und Kommunikationsstrategien sowie das übergreifende Prinzip, KSGB in die Versorgungsroutine zu integrieren (Quelle: Quitmann et al., 2023).

3.2.4 Themenfelder der KSGB

Prinzipiell können Angehörige von Gesundheitsberufen (Quitmann et al., 2023) (vgl. Abbildung 4)

– über unterschiedliche gesundheitliche Auswirkungen des Klimawandels (z. B. Extremwetterereignisse) aufklären und dies mit Hinweisen zu entsprechenden Anpassungsmaßnahmen verknüpfen,

– über gesunde Lebensstile aufklären und diese mit Hinweisen zur Klimafreundlichkeit verbinden (z. B. bei aktiver Mobilität, pflanzenbasierter Ernährung, Wickelberatung),

– weitere Klimaschutzaspekte und gesellschaftliche oder politische Inhalte ansprechen (z. B. bei Klient:innen mit Sorgen bezüglich des Klimawandels über Möglichkeiten des Engagements für Klimaschutz sprechen, um ein Selbstwirksamkeitserleben zu fördern und das psychische Wohlbefinden zu verbessern).

Bei jedem Gespräch kann individuell entschieden werden, welche der thematischen Schwerpunkte in der Beratung der Klient:innen relevant und angemessen sind. Mögliche Themenfelder und Inhalte der KSGB werden in Tabelle 2 mit dem Fokus auf Deutschland zusammengefasst.

Tabelle 2: Themenfelder, die in der KSGB durch Hebammen adressiert werden können, und damit verbundene beispielhafte Inhalte (Quelle: Quitmann et al., 2023; Schneider et al., 2021).

Themenfelder	Kategorien	Erläuterungen und beispielhafte Inhalte für KSGB

Gesundheitliche Auswirkungen des Klimawandels und Anpassungs- maßnahmen	Hitze	– Hitzestress erhöht das Risiko für Frühgeburten, vorzeitigen Blasensprung, niedriges Geburtsgewicht und Totgeburten (Bekkar et al., 2020)
		– Erhöhtes Risiko für Hospitalisierung bei Neugeborenen (Conway et al., 2024)
		– Beispielhafte Anpassungsmaßnahmen (Holzinger & Schleußner, 2023):
		  – Ausreichende Flüssigkeitszufuhr
		  – Aktives Abkühlen durch regelmäßiges Duschen
		  – Nutzung von Ventilatoren
		  – Schatten suchen und Sonne meiden
		  – Aktivitäten in die Morgen- oder Abendstunden verlegen

Tabelle 2 (fortgesetzt)

Themenfelder	Kategorien	Erläuterungen und beispielhafte Inhalte für KSGB

	Luftverschmutzung	– Luftschadstoffe (z. B. Feinstaub (PM_{10}, $PM_{2,5}$), Stickoxide (NO_2, NO_x) und bodennahes Ozon (O_3)) erhöhen das Risiko für einen ungünstigen Schwangerschaftsverlauf, dazu zählen u. a. ein niedriges Geburtsgewicht, Fehlbildungen, vermindertes fetales Wachstum, Schwangerschaftshypertonie, Frühgeburtlichkeit und Totgeburten (Bekkar et al., 2020; Gómez-Roig et al., 2021)
		– Beispielhafte Anpassungsmaßnahmen (Holzinger & Schleußner, 2023):
		    – Luftqualitätsindex[1] verfolgen
		    – An Tagen mit hoher Luftverschmutzung: Aktivitäten im Freien vermeiden, Fenster geschlossen halten
		    – Stark befahrene Straßen meiden, insbesondere beim Sport

	Naturkatastrophen (z. B. Überflutungen, Starkregenereignisse, Waldbrände, Stürme)	– Entstehende Schäden an der Infrastruktur des Gesundheitssystems können zu einer unterbrochenen oder eingeschränkten Versorgung führen (Dresen, 2023; Heeser, 2021) – Entstehende Schäden an sonstiger Infrastruktur können zur Exposition gegenüber schädlichen Substanzen, eingeschränkter Trinkwasserqualität oder unhygienischen Umständen mit negativen Effekten auf den Schwangerschaftsverlauf führen (Giudice et al., 2021) – Nach Naturkatastrophen kann es zu einem Anstieg geschlechtsspezifischer Gewalt kommen (Stone et al., 2022)

---

1 https://www.umweltbundesamt.de/daten/luft/luftdaten/luftqualitaet/eJzrWJSSuMrIwMhE19BA19B-wUUnmQstFeakLFhWXLFic4lYElzMwWZwSko-sNLeKbVFuctPinMSS0w6eq-a9apQ7vjgnL_20g8o5F4dP FrMBMtIkPA = =

Tabelle 2 (fortgesetzt)

Themenfelder	Kategorien	Erläuterungen und beispielhafte Inhalte für KSGB

		– Beispielhafte Anpassungsmaßnahmen:
		  – Die Anpassung an diese Auswirkungen liegt häufig auf Ebene der Kommunen oder Gesundheitsämter. Hebammen können jedoch im Vorfeld von Extremwetterereignissen auf die potentiellen Gefahren hinweisen und so eine Sensibilisierung schaffen.
		  – Auf Warn-Apps (z. B. Warn-App NINA) hinweisen

	Mentale Gesundheit	– Neue Phänomene: Solastalgie (negative emotionale Reaktion auf Umweltzerstörung und Verlust von Naturumgebung), Klimaangst (Ängste im Zusammenhang mit der Wahrnehmung des Klimawandels)
		– Sorgen um die Zukunft eigener Kinder durch die Auswirkungen von Umweltveränderungen
		– Falls Frauen* Gedanken zur Familienplanung im Hinblick auf die mit Kindern verbundenen Umweltauswirkungen ansprechen, kann dieses Thema diskutiert werden, ohne dabei jedoch eigene umweltbezogene Werte aufzustülpen (Brown & Chor, 2017)
		– Beispielhafte Anpassungsmaßnahmen (Lewis et al., 2020; Nikendei, 2020):
		  – Auseinandersetzung mit den eigenen Gefühlen und ggf. Ängsten in Bezug auf den Klimawandel, um die Thematik mit Frauen* ansprechen zu können
		  – Beratung zum Umgang mit Angst, ggf. Ermutigung zu Engagement für Klimaschutz und zum Zusammentun mit anderen, bei stärkeren Belastungen ggf. therapeutische Interventionen

Gesunde und nachhaltige Lebensstile	Ernährungsgewohnheiten	– Ausgewogene pflanzenbasierte Ernährung während der Schwangerschaft und Stillzeit – Nachhaltige Ernährung für Kleinkinder mit frischen Produkten und wenig Verpackung

Tabelle 2 (fortgesetzt)

Themenfelder	Kategorien	Erläuterungen und beispielhafte Inhalte für KSGB
	Mobilitätsverhalten	– Aktive Mobilität hat überwiegend positive Gesundheitseffekte (Cave: Verkehrssicherheit und Temperaturen beachten) und reduziert Treibhausgasemissionen, darüber sprechen wie z. B. Fahrrad fahren mit Kindern realisiert werden kann – Aufklären darüber, wie stark Bewegungs- und Ernährungsmuster schon in der Kindheit geprägt werden und wie mit Kindern früh gesunde Lebensstile eingeübt werden können (laufen/(Lauf-)Rad fahren zur Kindertagesstätte etc.)
	Verbundenheit mit Natur	– Zeit in der Natur zu verbringen, hat positive gesundheitliche Auswirkungen z. B. auf das Wohlbefinden und Stress (Yao et al., 2021) und kann die Verbundenheit zur Natur und damit Bereitschaft für Klimaschutz stärken – Viel Naturerfahrung in der Kindheit schult Sensorik und Motorik und stärkt die mentale Gesundheit bis in das Erwachsenenalter hinein (Dankiw et al., 2020; Fjørtoft, 2004; Preuß et al., 2019)
	Andere nachhaltige Lebensstilaspekte	– Nachhaltiges Konsumverhalten und klimasensible Elternschaft (Stillberatung, Wickelberatung, Konsumgüter für Neugeborene)
Klimaschutz und politische Aspekte	Möglichkeiten für Engagement gegen den Klimawandel	– Möglichkeiten für Klimaschutzengagement aufzeigen (z. B. im Rahmen von Vereinen, gesellschaftlichen Bewegungen etc.), kann ggf. als Intervention bei mentaler Belastung durch den Klimawandel dienen
	Zusammenhang zwischen Verhalten, Politik und Klimawandel	– Individuelles Verhalten, politische Rahmenbedingungen und Klimawandel hängen eng zusammen – Die Einbettung individueller Verhaltensweisen in einen gesellschaftlichen Kontext kann für Menschen entlastend sein

Die Inhalte der KSGB sind vielfältig (z. B. Hitze, Ernährungsgewohnheiten, Klimaschutzengagement) und knüpfen an die Beratungsanlässe von Frauen* an. Um Anknüpfungspunkte für KSGB zu finden, ist es wichtig, dass Hebammen die inhaltlichen Zusammenhänge zwischen Klimawandel und Gesundheit kennen.

3.2.5 Kommunikationsstrategien für KSGB

Für die KSGB sind grundsätzlich die gleichen Strategien wie für jede andere Gesundheitsberatung wichtig und hilfreich (Quitmann et al., 2023). Diese können durch Strategien aus der Klimawandelkommunikation ergänzt werden (vgl. Abbildung 4).

Kommunikationsstrategien der Gesundheitsberatung

Klient:innenzentrierte Kommunikation ist in der KSGB von zentraler Bedeutung. So ist es besonders wichtig, Gesprächsinhalte an die (umweltbezogenen) Werte von Frauen* anzupassen (Alame & Truog, 2017; Krolewski, 2022). Die Technik der „motivierenden Gesprächsführung" kann im Rahmen der KSGB für Lebensstilberatung genutzt werden (Green et al., 2021; Quitmann et al., 2023; Römer et al., 2024). Hierbei spielt die Haltung der Hebamme eine zentrale Rolle, um eine vertrauensvolle Beziehung mit Frauen* herzustellen. Dazu zählt die Kommunikation auf Augenhöhe, die Wahrung der Autonomie der Familien inklusive des Respekts für deren Werte sowie das Einräumen von Priorität für die Bedürfnisse von Familien. Im Kontext der KSGB ist es wichtig herauszufinden, ob Klimaschutz und umweltgerechtes Verhalten für Frauen* wichtig sind. Auch sollte zunächst die Motivation zur Verhaltensänderung insgesamt exploriert werden. Nur eine grundsätzlich vorhandene Veränderungsbereitschaft kann als Motivation für gesundheitsförderliches und klimafreundliches Verhalten genutzt werden.

Die genaue Ausgestaltung der KSGB richtet sich stark an den Werten und Interessen der Klient:innen aus. *i*

Zu den Techniken, die die verschiedenen Prozessphasen im Rahmen von motivierender Gesprächsführung unterstützen können, zählen unter anderem offene Fragen, aktives Zuhören und das Ausdrücken von Lob, Anerkennung und Verständnis (Bischof et al., 2021). Es sollte vermieden werden, Scham oder Schuldgefühle bezogen auf den Klimawandel bei Klient:innen auszulösen. Dabei kann es helfen, individuelles Verhalten in einen gesellschaftlichen Kontext zu stellen und zu verdeutlichen, dass wir als Gesellschaft insgesamt Bedingungen schaffen müssen, die ein klimafreundliches Leben ermöglichen. Es kann helfen, die langfristige Veränderung sozialer Normen hin zu mehr Klimaschutz und ökologischer Nachhaltigkeit zu benennen und darauf hinzuweisen, dass in der Gesamtgesellschaft der Zuspruch für Klimaschutz zunimmt und Klimaschutz politisch stärker verankert wird (Peters et al., 2022).

Viele Themenbereiche können besprochen werden, ohne dabei explizit Klimawandel oder Klimaschutz anzusprechen. Dies ist beispielsweise der Fall, wenn Klient:innen über den Gesundheitsschutz in Hitzewellen aufgeklärt werden, ohne das häufigere und intensivere Auftreten von Hitzewellen in den Kontext des Klimawandels zu setzen. Nachhaltige und gesunde Lebensstile wie z. B. eine pflanzenbasierte Ernährung oder viel Alltagsbewegung zu Fuß oder mit dem Rad, können allein mit Verweis auf die positiven gesundheitlichen Aspekte besprochen werden. Wenn Hebammen auch das Wissen und Bewusstsein zu Klimawandel und Gesundheit stärken wollen, kann hinzugefügt werden, dass der Klimawandel Hitzewellen häufiger werden lässt oder dass pflanzenbasierte Ernährung auch gut für das Klima ist.

Strategien aus der Klimawandelkommunikation

Das Benennen von Co-Benefits ist eine Kommunikationsempfehlung aus der Klimawandelkommunikation (vgl. Kapitel 1.1). Beispielsweise wirkt sich die Nutzung erneuerbarer Energien durch eine Reduktion von Luftschadstoffen positiv auf die Gesundheit aus (Schneider et al., 2021). Auch Maßnahmen zur Förderung von Fahrradinfrastruktur oder von nachhaltiger Ernährung sind nicht nur gut für den Klimaschutz, sondern haben Co-Benefits für die Gesundheit. In der KSGB lässt sich dieses Prinzip umkehren: Empfehlungen, die Klient:innen in erster Linie zur Verbesserung ihrer Gesundheit gegeben werden, können Co-Benefits für das Klima haben (Amelung et al., 2019). Bisher ist nicht ausreichend untersucht, ob die Betonung von Co-Benefits für das Klima eine stärkere Verhaltensänderung im Bereich der Lebensstile bewirkt als die alleinige Beratung zu gesunder Ernährung und Bewegung (Parker et al., 2019).

Da der Klimawandel häufig als Phänomen wahrgenommen wird, welches „andere" oder „die Zukunft" betrifft, wird in der Klimawandelkommunikation empfohlen, den Klimawandel greifbar zu machen (klimafakten.de, 2023). Dies ist im Gesundheitskontext gut möglich, z. B. indem bei frühen Pollenallergieschüben erwähnt wird, dass der Klimawandel hierfür mitverantwortlich sein kann (Senay et al., 2021). Dabei ist auch wichtig, differenziert mit Gefühlen umzugehen, und diese – gerade im klinischen Setting – nicht zu instrumentalisieren, um Menschen zu einem bestimmten Verhalten zu drängen (Chapman et al., 2017). Es geht darum, einen Raum zu öffnen, in dem Gefühle wie Angst, Scham, Schuld oder Trauer angesprochen werden können. Das Teilen und Anerkennen von Gefühlen zum Klimawandel kann zu einer Verbundenheit führen, die (gemeinsames) Handeln ermöglicht (Nikendei, 2022).

! Empfehlungen für die Kommunikation
Basierend auf einer qualitativen Studie mit Patient:innen, die KSGB im allgemeinmedizinischen Kontext erlebt haben, und bestehender Literatur wurden folgende Empfehlungen für die Kommunikation erarbeitet. Diese können als Hilfestellung und Anregung dienen (Griesel et al., 2023):

- Bezug zur Gesundheit herstellen, idealerweise zum individuellen Gesundheitsanliegen der jeweiligen Klient:innen.
- Klient:innenzentriert kommunizieren, d. h. Einstellungen, Werte und den aktuellen bio-psycho-sozialen Kontext der Klient:innen in der Beratung berücksichtigen.
- Flexiblen Zeitrahmen wählen: Mit kurzen Botschaften beginnen und ggf. ein tiefergehendes Gespräch führen, wenn es den Interessen von Klient:innen entspricht.
- Authentisch handeln, indem man sich im eigenen Leben für Klimaschutz engagiert.

- Auf Augenhöhe sprechen, ggf. eigene Gedanken und Gefühle zum Klimawandel teilen und Bereitschaft zeigen, von Klient:innen zu lernen.
- Fakten zu Klimawandel und Gesundheit auf politisch neutrale Weise vermitteln und das Gespräch nicht übermäßig politisch gestalten.
- Gemeinsame Verantwortung für den Klimawandel anerkennen und vermeiden, dass Schuld- und Schamgefühle bei Klient:innen ausgelöst werden.

3.2.6 Integration in Versorgungsroutinen

Klimasensible Gesundheitsberatung kann in diverse Tätigkeiten von Hebammen eingebunden werden, z. B. während Vorsorgeuntersuchungen in der Schwangerschaft, Geburtsvorbereitungskursen, Schwangerschaftsgymnastik, Betreuung im Wochenbett oder Rückbildungskursen. KSGB muss nicht zwangsläufig mehr Zeit in Anspruch nehmen als die reguläre Beratung (Krolewski, 2022), insbesondere wenn kurze Botschaften genutzt werden (Senay et al., 2021), z. B. „Hitzewellen werden aufgrund des Klimawandels häufiger und intensiver.". Gedrucktes Informationsmaterial (Flyer, Poster) mit Hinweisen zu Klimawandel und Gesundheit oder Rezeptvorschläge für nachhaltige und gesunde Ernährung in der Schwangerschaft können im Wartezimmer ausgelegt oder bei der Beratung ausgehändigt werden (Adebayo et al., 2020).

Klimasensible Gesundheitsberatung kann in Praxisabläufe integriert werden und muss nicht in einem separaten Gesprächstermin erfolgen.

3.2.7 Resümee

Kommunikation sollte immer auch authentisch sein und daher hängt die genaue Ausgestaltung der KSGB von Haltung und Werten der durchführenden Hebamme ab. Während Teile von KSGB unbestrittener Teil der Tätigkeit von Hebammen sind (Ziel: Schutz und Förderung individueller Gesundheit), gehen weitere Ziele und Inhalte über das hinaus, was im klassischen Rollenverständnis von Hebammen verankert ist (Ziel: Klimabewusstsein und Klimaschutz). Wie Positionspapiere von Berufsverbänden (ICM, 2014; Bechert et al., 2024), Entwicklungen in der Ausbildung und im Studium von Hebammen (Wangler & Luegmair, 2024) und Initiativen von Nicht-Regierungsorganisationen (Health for Future, 2024) zeigen, ist dieses Rollenverständnis jedoch aktuell im Umbruch hin zu einer stärkeren Integration von Planetary Health-Aspekten. Es kann eine Herausforderung sein, sich als Hebamme mit KSGB zu beschäftigen. Die Entwicklung einer eigenen Haltung bezüglich der gesellschaftlichen Transformation hin zu Nachhaltigkeit kann dabei unterstützen, eigene Ziele im Rahmen der KSGB zu formulieren und diese in die Versorgung von Frauen* zu integrieren.

Literatur

Adebayo, A. L., Davidson Mhonde, R., DeNicola, N. & Maibach, E. (2020). The Effectiveness of Narrative Versus Didactic Information Formats on Pregnant Women's Knowledge, Risk Perception, Self-Efficacy, and Information Seeking Related to Climate Change Health Risks. Int J Environ Res Public Health, 17(19).

Alame, D. & Truog, R. D. (2017). How Should Clinicians Weigh the Benefits and Harms of Discussing Politicized Topics that Influence Their Individual Patients' Health?. Department of Pathology, Anatomy, and Cell Biology Faculty Papers. Paper 259.

Amelung, D., Fischer, H., Herrmann, A., Aall, C., Louis, V. R., Becher, H., ... & Sauerborn, R. (2019). Human health as a motivator for climate change mitigation: results from four European high-income countries. Global Environmental Change, 57, 101918.

Bechert, S., Holthaus-Hesse, E., Lehmann, S., Rockel, A., Mezger, N., Kantelhardt, E.J., ... & Schleußner, E. (2024). Positionspapier „Klimakrise – was jetzt für Geburtshilfe und Frauengesundheit in Deutschland zu tun ist". https://www.dggg.de/stellungnahmen/positionspapier-klimakrise-was-jetzt-fuer-geburtshilfe-und-frauengesundheit-in-deutschland-zu-tun-ist (Abgerufen am 06.06.25).

Bekkar, B., Pacheco, S. Basu, R., & DeNicola, N. (2020). Association of air pollution and heat exposure with preterm birth, low birth weight, and stillbirth in the US: a systematic review. JAMA network open, 3(6), e208243–e208243.

Bischof, G., Bischof, A. & Rumpf, H.-J. (2021). Motivierende Gesprächsführung: Ein evidenzbasierter Ansatz für die ärztliche Praxis. Deutsches Ärzteblatt International, 118(7), 109–115.

Brown, B. P. & Chor, J. (2017). What Are Risks and Benefits of Not Incorporating Information about Population Growth and Its Impact on Climate Change into Reproductive Care? AMA Journal of Ethics, 19(12), 1157–1163.

Chapman, D. A., Lickel, B. & Markowitz, E. M. (2017). Reassessing emotion in climate change communication. Nature Climate Change, 7(12), 850–852.

Conway, F., Portela, A., Filippi, V., Chou, D. & Kovats, S. (2024). Climate change, air pollution and maternal and newborn health: An overview of reviews of health outcomes. J Glob Health, 14, 04128.

Dankiw, K. A., Tsiros, M. D., Baldock, K. L. & Kumar, S. (2020). The impacts of unstructured nature play on health in early childhood development: A systematic review. PLoS One, 15(2), e0229006.

den Boer, A. C. L., Teherani, A. & de Hoop, E. (2021). Discussing climate change and other forms of global environmental change during the clinical encounter: Exploring US physicians' perspectives. The Journal of Climate Change and Health (4), 100058.

Deutsche Gesellschaft für Allgemeinmedizin und Familienmedizin (DEGAM). (2019). Der Klimawandel ist die größte Bedrohung für die globale Gesundheit im 21.Jhd. – Hausärzt*innen sind gefragt! Positionspapier der AG Klimawandel und Gesundheit der DEGAM. https://www.degam.de/klimawandel?file=files/inhalt/sektionen/klimawandel/2020_Positionspapier_Klimawandel_Gesundheit.pdf&cid=8540 (Abgerufen am 06.06.25).

Dresen, F. (2023). Reproduktive Gesundheit und ihre Versorgung im Anthropozän: Auswirkung der Klimakatastrophe auf die maternale, prä- und neonatale Gesundheit und Implikationen für die Hebammenarbeit. Hebamme, 36(04), 59–66.

Fjørtoft, I. (2004). Landscape as playscape: The effects of natural environments on children's play and motor development. Children Youth and Environments, 14(2), 21–44.

Giudice, L. C., Llamas-Clark, E. F., DeNicola, N., Pandipati, S., Zlatnik, M. G., Decena, D. C. D., ... & Exposures, T. E. (2021). Climate change, women's health, and the role of obstetricians and gynecologists in leadership. International Journal of Gynecology & Obstetrics, 155(3), 345–356.

Gómez-Roig, M. D., Pascal, R., Cahuana, M. J., García-Algar, O., Sebastiani, G., Andreu-Fernández, V., ... & Ortiz-Arrabal, O. (2021). Environmental exposure during pregnancy: influence on prenatal development and early life: a comprehensive review. Fetal diagnosis and therapy, 48(4), 245–257.

Green, S., Sakuls, P. & Levitt, S. (2021). Cycling for health: Improving health and mitigating the climate crisis. Canadian family physician, 67(10), 739–742.

Griesel, S., Schwerdtle, P. N., Quitmann, C., Danquah, I. & Herrmann, A. (2023). Patients' perceptions of climate-sensitive health counselling in primary care: Qualitative results from Germany. European Journal of General Practice, 29(1), 2284261.

Health for Future. (2024). Midwives for Future. https://healthforfuture.de/arbeitsgruppen/ (Abgerufen am 06.06.25).

Heeser, A. (2021). Hausbesuch nach der Flut. Hebammen Wissen, 2(4), 28–31.

Herrmann, A., Mews, C., Hansen, H., Lenzer, B., Schwienhorst-Stich, E. M., & Quitmann, C. (2023). Klimasensible Gesundheitsberatung. Zeitschrift für Allgemeinmedizin, 99(8), 426–436.

Holzinger, D. & Schleußner, E. (2023). Klimakrise und Schwangerschaft. Hebamme, 36(05), 59–66.

International Confederation of Midwives (ICM). (2014). Position Statement – The Impact of Climate Change. https://internationalmidwives.org/wp-content/uploads/EN_The-Impact-of-Climate-Change_approved.pdf (Abgerufen am 06.06.25).

International Council of Nurses (ICN). (2018). Position statement: Nurses, climate change and health. https://www.icn.ch/sites/default/files/inline-files/ICN%20PS%20Nurses%252c%20climate%20change%20and%20health%20FINAL%20.pdf (Abgerufen am 06.06.25).

klimafakten.de. (2023). Mache den Klimawandel konkret Retrieved from https://klimakommunikation.klimafakten.de/showtime/kapitel-8-mach-den-klimawandel-konkret/ (Abgerufen am 06.06.25).

Klünder, V., Schwenke, P., Hertig, E., Jochem, C., Kaspar-Ott, I., Schwienhorst-Stich, E.-M., ... & Coenen, M. (2022). A cross-sectional study on the knowledge of and interest in Planetary Health in health-related study programmes in Germany. Frontiers in Public Health, 10, 937854.

Krolewski, R. (2022). Klimaschutz und Gesundheit: Die Patienten informieren. Deutsches Ärzteblatt, 119(10).

Lewis, J. L., Haase, E. & Trope, A. (2020). Climate dialectics in psychotherapy: Holding open the space between abyss and advance. Psychodynamic Psychiatry, 48(3), 271–294.

Mezger, N. C. S., Thöne, M., Wellstein, I., Schneider, F., Litke, N., Führer, A. G., ... & Kantelhardt, E. J. (2021). Klimaschutz in der Praxis – Status quo, Bereitschaft und Herausforderungen in der ambulanten Versorgung. Zeitschrift für Evidenz, Fortbildung und Qualität im Gesundheitswesen, 166, 44–54.

Nikendei, C. (2020). Klima, Psyche und Psychotherapie. Psychotherapeut, 65(1), 3–13.

Nikendei, C. (2022). Klima, Psyche, Psychosomatische Medizin und Psychotherapie. Ärztliche Psychotherapie, 17(1), 16–21.

Parker, C. L., Wellbery, C. & Mueller, M. (2019). The changing climate: managing health impacts. American family physician, 100(10), 618–626.

Peters, E., Boyd, P., Cameron, L. D., Contractor, N., Diefenbach, M. A., Fleszar-Pavlovic, S., ... & Stephens, K. K. (2022). Evidence-based recommendations for communicating the impacts of climate change on health. Translational Behavioral Medicine, 12(4), 543–553.

Preuß, M., Nieuwenhuijsen, M., Marquez, S., Cirach, M., Dadvand, P., Triguero-Mas, M., ... & Zijlema, W. (2019). Low Childhood Nature Exposure is Associated with Worse Mental Health in Adulthood. International Journal of Environmental Research and Public Health, 16(10).

Quitmann, C., Griesel, S., Nayna Schwerdtle, P., Danquah, I. & Herrmann, A. (2023). Climate-sensitive health counselling: a scoping review and conceptual framework. The Lancet Planetary Health, 7(7).

Romanello, M., Di Napoli, C., Green, C., Kennard, H., Lampard, P., Scamman, D., ... & Ayeb-Karlsson, S. (2023). The 2023 report of the Lancet Countdown on health and climate change: the imperative for a health-centred response in a world facing irreversible harms. The Lancet, 402(10419), 2346–2394.

Römer, J., Herrmann, A., Molkentin, K. & Müller, B. S. (2024). Application of Motivational Interviewing in climate-sensitive health counselling – A workshop report. Zeitschrift für Evidenz, Fortbildung und Qualität im Gesundheitswesen, 189, 50–54.

Sarfaty, M., Kreslake, J. M., Casale, T. B. & Maibach, E. W. (2016). Views of AAAAI members on climate change and health. The Journal of Allergy and Clinical Immunology: In Practice, 4(2), 333–335. e326.

Schneider, A., Schmuker, C., Günster, C., Klauber, J., & Robra, B.-P. (2021). Versorgungs-Report Klima und Gesundheit: MWV Medizinisch Wissenschaftliche Verlagsgesellschaft.

Senay, E., Sarfaty, M. & Rice, M. B. (2021). Strategies for clinical discussions about climate change. Annals of Internal Medicine, 174(3), 417–418.

Stone, K., Blinn, N. & Spencer, R. (2022). Mental Health Impacts of Climate Change on Women: a Scoping Review. Current Environmental Health Reports, 9(2), 228–243.

Wangler, S. & Luegmair, K. (2024). Klimasensible Hebammenarbeit – Entwicklung eines Moduls. https://www.researchgate.net/publication/378804006_Klimasensible_Hebammenarbeit_-Entwicklung_eines_Moduls (Abgerufen am 06.06.25).

World Medical Association (WMA) General Assembly. (2017). WMA Declaration of Delhi on Health and Climate Change Retrieved from https://www.wma.net/policies-post/wma-declaration-of-delhi-on-health-and-climate-change/ (Abgerufen am 06.06.25).

Yao, W., Zhang, X. & Gong, Q. (2021). The effect of exposure to the natural environment on stress reduction: A meta-analysis. Urban Forestry & Urban Greening, 57, 126932.

3.3 Konzepte in der Klinik

Birgit Schuon

Nachhaltigkeit als Managementstrategie hat im Krankenhauswesen in den letzten Jahren deutlich an Bedeutung gewonnen. Gesundheitseinrichtungen stehen nicht nur in der Verantwortung, eine qualitativ hochwertige medizinische Versorgung sicherzustellen, sondern müssen zugleich die ökologischen, ökonomischen und sozialen Auswirkungen ihres Handelns berücksichtigen (Schwab et al., 2025). Vor dem Hintergrund des globalen Klimawandels und den damit verbundenen gesundheitlichen, politischen und wirtschaftlichen Herausforderungen sind insbesondere Kliniken aufgefordert, ihren Beitrag zur Reduktion von Treibhausgasemissionen (THG) zu leisten und ressourcenschonende sowie ökologisch nachhaltige Strukturen zu etablieren. Gleichzeitig steigen die Anforderungen an medizinische Leistungen kontinuierlich. Kliniken sehen sich somit in einem Spannungsfeld zwischen wachsender Leistungserbringung und nachhaltigem Wirtschaften.

Um dieser komplexen Ausgangslage zu begegnen, bieten sich verschiedene Konzepte, Umweltzertifizierungen und Nachhaltigkeitssiegel an, die sich zwar hinsichtlich Zielsetzung, Methodik und Implementierungsumfang unterscheiden, aber alle dem Grundgedanken des „green hospitals" folgen, der sich aus dem Konzept „green buildings" entwickelte und zum Ziel hat, das Energiemanagement, Wasserverbrauch und Abfallwirtschaft umweltfreundlich zu gestalten (Allen et al., 2015). Health Care Without Harm (HCWO), eine weltweit agierende Nicht-Regierungsorganisation, die an der Transformation des Gesundheitswesens arbeitet, definiert ein grünes Krankenhaus als eines, das seine negativen Umweltauswirkungen aktiv reduziert und die Wechselwirkung zwischen Umwelt und menschlicher Gesundheit anerkennt und dieses Verständnis in Steuerungsstrukturen, strategische Ausrichtung und operative Prozesse integriert (Karliner & Guenther, 2011).

Im folgenden Kapitel werden ausgewählte Programme exemplarisch vorgestellt und hinsichtlich ihrer Anwendbarkeit und Wirkung im Krankenhauskontext analysiert. Programme wie ÖKOPROFIT (Ökologisches Projekt für Integrierte Umwelttechnik) oder das Eco-Management and Audit Scheme (EMAS) stellen hierbei strukturierte Instrumente zur Einführung und Weiterentwicklung eines systematischen Umweltmanagements dar. Obwohl die Teilnahme an diesen Programmen auf Freiwilligkeit basiert, verpflichten sich teilnehmende Einrichtungen zur Einhaltung sämtlicher relevanter umweltrechtlicher Vorgaben sowie zur kontinuierlichen Verbesserung ihrer Umweltleistung.

3.3.1 ÖKOPROFIT

Das Umweltprogramm ÖKOPROFIT wurde im Jahr 1991 vom Grazer Umweltamt in Zusammenarbeit mit der Technischen Universität Graz entwickelt. Es ist ein Kooperationsprojekt zwischen der regionalen Wirtschaft, der Verwaltung und Expert:innen und bietet Betrieben einen Umweltmanagement-Ansatz, der seinen Schwerpunkt auf Bewusstseinsbildung, Praxisnähe und Umsetzung von Maßnahmen legt. Von Beginn an hat sich ÖKOPROFIT als wirkungsvolles Instrument für eine nachhaltige wirtschaftliche und regionale Entwicklung bewährt (LfU, o. J.).

Entwicklung und Besonderheiten
Im Jahr 1998 wurde in München für ÖKOPROFIT aufgrund eines Stadtratsbeschlusses die Lizenz erworben und für die Münchner Betriebe angepasst. Seit seiner Einführung 1998/1999 in München hat sich ÖKOPROFIT zu einem erfolgreichen Programm in ganz Deutschland entwickelt (LfU, o. J.). Die teilnehmenden Firmen und Kliniken werden bei der Umsetzung in Workshops, durch Erfahrungsaustausch und Beratung vor Ort sowie praxisgerechte Arbeitsmaterialien unterstützt. Am Ende stehen eine Prüfung und Auszeichnung (LHM, 2024).

ÖKOPROFIT wurde von der Europäischen Union (EU) offiziell als Vorstufe zu EMAS anerkannt. Dazu gehören z. B. die Verpflichtung der obersten Führungsebene, ein Großteil der Umweltprüfung, die Festlegung einer Umweltpolitik und der Aufbau einer sinnvollen Organisationsstruktur. Auch in Kliniken wird ÖKOPROFIT umgesetzt, intern bedarf es einer:s Verantwortlichen sowie eines Teams, das sich aus Fachexpert:innen der unterschiedlichsten Bereiche der Kliniken (u. a. Pflege, Medizin, Einkauf, Küche, Logistik) zusammensetzt. Dies stellt eine Grundlage zur Erarbeitung und Umsetzung von Maßnahmen dar. Die nachfolgenden Module sind von Relevanz:

Einsteigerprogramm ÖKOPROFIT

In zehn monatlich stattfindenden Workshops erarbeiten sich die Unternehmen gemeinsam mit den Berater:innen, den projektverantwortlichen Ämtern und lokalen Partner:innen praxisnah alle umweltrelevanten Themen. Durch die Beratung vor Ort hat der teilnehmende Betrieb Gelegenheit, betriebsspezifische Verbesserungen zu erreichen und die in den Workshops gewonnenen Informationen im Betrieb umzusetzen. Dies wird im ÖKOPROFIT Club fortgesetzt und manifestiert.

Von ÖKOPROFIT zu EMAS/ISO 14001

EMAS (Eco-Management and Audit Scheme) steht für systematischen Umweltschutz auf hohem Niveau und ist mit dem Anspruch verbunden, die eigenen Umweltauswirkungen stetig zu verbessern. Im entsprechenden ÖKOPROFIT-Baustein werden Betriebe betreut, die sich auf ein Umweltmanagementsystem nach EMAS oder ISO 14001 vorbereiten. Mit der Teilnahme an diesem Modul realisieren die Betriebe alle wesentlichen Elemente.

Zu den zusätzlichen Anforderungen gemäß EMAS gehören außerdem u. a.:

– Veröffentlichung und Prüfung einer umfassenden Umwelterklärung,
– Verbesserung der tatsächlichen Umweltleistung der Organisation, gemessen an der Umweltzielsetzung,
– stärkere Beteiligung der Mitarbeitenden bei der kontinuierlichen Verbesserung der Umweltleistung der Organisation,
– Berücksichtigung auch indirekter Umweltaspekte, wie z. B. Mobilität der Beschäftigten oder die Umweltleistung von Auftragnehmenden und Lieferanten.

Fazit

Durch Bildung eines externen lokalen Netzwerkes profitieren alle Teilnehmenden wie Unternehmen oder Behörden. Aber auch intern werden wichtige Strukturen angelegt wie beispielsweise Umweltteams. Dieses Programm erlaubt den Einstieg der Teilnehmenden in weitere Themen wie EMAS oder Corporate Sustainability Reporting Directive (CSRD). Konkrete Maßnahmenbeispiele zur Reduktion der THG von Kliniken und zu den Anpassungen an den Klimawandel werden angesprochen. In 25 Jahren ÖKOPROFIT konnten bundesweit 4.500 Unternehmen, darunter auch zahlreiche Kliniken, zertifiziert und durch deren Maßnahmen ca. acht Mio. Tonnen CO_2, eine Tonne Abfälle und 14 Terawattstunden Energie eingespart werden (Rathaus Umschau München ÖKOPROFIT 2023/2024).

3.3.2 Green Hospital PLUS Initiative

Eine besondere Initiative wurde im Freistaat Bayern gegründet. Viele bayerische Krankenhäuser erfüllen ihren akut-stationären Versorgungsauftrag unter Beachtung von Klimaneutralität, Umweltschutz und Schutz der Interessen von Patient:innen, Mitarbeitenden und Dritten. Die Green Hospital PLUS Initiative würdigt diese Leistungen und unterstützt die Kliniken darin, Nachhaltigkeit im bayerischen Klinikalltag langfristig zu etablieren (StmGP, o. J.).

Darüber hinaus gibt es bundesweit und über bundesrepublikanische Grenzen hinausgehende „Green Hospital Konzepte". Das Fraunhofer-Institut stellt zum Thema „Green Hospital" den Leitfaden „Maßnahmen für ein umweltfreundliches und effizientes Spital" zur Verfügung. Hier werden Best-Practice-Beispiele aus Krankenhäusern der Schweiz, Österreichs und Deutschland vorgestellt, um Anregungen für Maßnahmen im eigenen Bereich der Klinik zu identifizieren (Keller et al., 2023).

Entwicklung und Prinzip

Der Schwerpunkt liegt auf Energieeffizienz neben einem ganzheitlichen Ansatz. Dieser Ansatz wurde im Lauf der Jahre verstärkt und ausgebaut und somit inhaltlich an die gesellschaftlichen und politischen Entwicklungen angepasst (StmGP, o. J.). Die Initiative stellt ein Nachhaltigkeitsinstrument für bayerische Kliniken dar. Sie ruht auf drei gleichberechtigten Säulen und verbindet so ökologische und soziale Nachhaltigkeit.

Die Säule **Energie** umfasst das energieeffiziente Bauen, den Einsatz erneuerbarer Energien sowie Maßnahmen zur Energieeinsparung und zum Energiemanagement im Krankenhaus. Voraussetzung ist die Etablierung eines der Geschäftsleitung zugeordneten Energiemanagements entsprechend DIN ISO EN 50001, bestehend aus Analyse, interner Beratung, Energiecontrolling, Schulung von Mitarbeitenden, Maßnahmenunterstützung.

Die Säule **Umwelt** bündelt Maßnahmen, um schädliche Auswirkungen der Klinik auf die Umwelt zu vermeiden/verringern, z. B. Maßnahmen zur Ressourcenschonung, zur Biodiversität oder ein krankenhausinternes Umweltmanagement. Voraussetzung ist die Bestellung einer:s Beauftragten für Umweltbelange mit den zentralen Aufgaben, den Energiehaushalt, den Wasserverbrauch und das Abfallmanagement umweltfreundlich zu gestalten sowie Maßnahmen wie Erhöhung der Biodiversität durch Anlegen von Blumenwiesen oder Anbringen von zusätzlichen Nistkästen zu initiieren.

Die Säule **Mensch** fokussiert die Auswirkungen eines Krankenhausbetriebes auf die Menschen. Das umfasst Maßnahmen zur Verbesserung der Situation des Personals sowie der Patient:innen, wie etwa die Schaffung von ansprechenden Außenanlagen für Pausenzeiten oder Spaziergänge, zudem außerhalb der Klinik Etablierung von u. a. fairen Lieferketten durch exakte Beschaffungsvorgaben. Voraussetzungen sind hier die Etablierung eines um Gesundheits- und Weiterbildungsmanagement erweiterten Personalmanagements, die Etablierung eines zusätzlichen Patient:innenmanagements für das Aufnahme-, Belegungs-, Verlegungs- und Entlassmanagement in den jeweiligen Fachabteilungen und die Bestellung von Patient:innenfürsprecher:innen zusätzlich zum Beschwerdemanagement.

An dieser Initiative können alle Kliniken in Bayern teilnehmen, die ihre internen und externen Abläufe auf Nachhaltigkeit überprüfen wollen und folgende Voraussetzungen erfüllen:

- gesetzeskonformer Zustand des Krankenhausgebäudes und seiner Anlagen (insbesondere nach Baurecht, Energieeinsparverordnung, Erneuerbare-Energie-Wärme-Gesetz etc.)
- gesetzeskonformer Krankenhausbetrieb (insbesondere nach Sozial-, Krankenhaus-, Datenschutz-, Pflegerecht, Gewerbeordnung, Umweltrecht, §§ 630 a ff. BGB, kollektives/individuelles Arbeitsrecht/Tarifrecht etc.)
- keine drohende Insolvenz und keine geplante oder absehbare Schließung in den nächsten fünf Jahren (StmGP, o. J.).

Fazit
Die Auszeichnung gilt für fünf Jahre mit folgenden Anforderungen an die Weiterauszeichnung: anhaltende Erfüllung der bereits nachgewiesenen Mindest- und Wahlkriterien UND Nachweis mindestens eines weiteren Pflicht- oder Wahlkriteriums aus einer der bestehenden Säulen. Die Teilnahme an dieser Initiative fördert die Kliniken, sich intern mit den Auswirkungen des Klimawandels auseinanderzusetzen und so u. a. Maßnahmen bei starken Hitzeperioden auf Gebäude, Menschen (Patient:innen und Beschäftigte) zu implementieren.

3.3.3 Eco-Management and Audit Scheme (EMAS)

EMAS ist die Kurzbezeichnung für das „Gemeinschaftssystem für Umweltmanagement und Umweltbetriebsprüfung". Es zielt auf Unternehmen und sonstige Organisationen, welche die Energie- und Materialeffizienz systematisch verbessern, schädliche Umweltwirkungen und umweltbezogene Risiken reduzieren sowie ihre Rechtssicherheit erhöhen wollen (UBA – Umweltbundesamt, 2024).

Entwicklung und Bedeutung von EMAS
Vor dem Hintergrund, ökonomische Interessen mit ökologischer Verantwortung zu vereinen, wurde auf EU-Ebene ein Rahmen geschaffen, um integrative und systematisch verankerte betriebliche Umweltmanagementkonzepte zu fördern. Ziel ist es, Umweltauswirkungen messbar und nachhaltig zu reduzieren und gleichzeitig wirtschaftliche Vorteile für Unternehmen zu generieren. Auf dieser Grundlage wurde von der Europäischen Union ein freiwilliges Gemeinschaftssystem für Umweltmanagement und Umweltbetriebsprüfung eingeführt. Ursprünglich richtete sich dieses System an produzierende Unternehmen; es wurde seither zwei Mal vollständig novelliert, zuletzt durch die Verordnung (EG) Nr. 1221/2009 (EMAS III). Gemäß EMAS soll sich die Organisation über

die umweltgesetzlichen Anforderungen hinaus verbessern. In den Prozess der kontinuierlichen Verbesserung der Umweltleistung sind die Beschäftigten einzubeziehen.

Einführung, Prüfung und Berichterstattung

Die Einführung beginnt mit einer ersten eigenen Untersuchung – der Umweltprüfung – und nachfolgenden, wiederkehrenden Umweltbetriebsprüfungen. Ziele und Maßnahmen werden im Umweltprogramm definiert und das Managementsystem wird mit einer geeigneten Organisationsstruktur festgelegt. Intern bedarf es einer:s Umweltmanagementbeauftragten, sowie eines Teams, das sich aus Fachexpert:innen der unterschiedlichsten Bereiche der Kliniken zusammensetzt, analog den Anforderungen aus ÖKOPROFIT. Das System und die internen Dokumente inklusive eines Berichts (der Umwelterklärung) prüfen extern unabhängige, staatlich zugelassene und überwachte Umweltgutachter:innen.

In der Umwelterklärung berichtet die Organisation öffentlich über ihre umweltrelevanten Tätigkeiten. Daten wie Emissionen, Abfälle, biologische Vielfalt, Ressourcen-, Wasser- und Energieverbräuche sowie konkrete Maßnahmen zur Reduktion der Auswirkungen wie organisatorische oder technische Optimierungen werden offengelegt.

Fazit

Ist das Umweltmanagementsystem nach EMAS in einer Klinik eingeführt, aufrechterhalten und erfolgreich (re-)validiert, gelingt es, im kontinuierlichen Verbesserungsprozess einen Beitrag für den Umweltschutz zu leisten und Kosten zu senken – auch in wirtschaftlich schwierigen Zeiten.

3.3.4 Corporate Sustainability Reporting Directive (CSRD)

Im Januar 2023 trat die CSRD als Richtlinie der EU in Kraft. Diese betrifft alle Umwelt-, Sozial- und Unternehmensführungs-Dimensionen der Geschäftstätigkeit und steht in Verbindung mit anderen wichtigen EU-Regelungen. Ihr Ziel ist die Einführung europäischer Standards für die Nachhaltigkeitsberichte von Unternehmen, welche gefordert sind, neben ökologischer und sozialer Nachhaltigkeit zusätzlich nachhaltige Unternehmensführung zu betrachten und zu bewerten. Die CSRD fordert auch die Erfassung von Kennzahlen aus allen Environmental, Social and Governance (ESG)-Bereichen wie Kennzahlen zu den Emissionen und Maßnahmen zu deren Verringerung (CSRD, o. J. a).

Entwicklung und Bedeutung

Die CSRD-Gesetzgebung entstand aus der Notwendigkeit, Transparenz über die Aktivitäten von Unternehmen zu schaffen und qualitativ bessere Nachhaltigkeitsinformationen anzubieten. Der Kreis der betroffenen Unternehmen wie auch Kliniken ist exakt festgelegt (CSRD, o. J. b). Es soll sichergestellt werden, dass Investor:innen und andere Interessensgruppen Zugang zu den Informationen haben, die sie benötigen, um die Auswirkungen von Unternehmen auf Menschen und Umwelt zu beurteilen und um finanzielle Risiken und Chancen zu bewerten, die sich aus dem Klimawandel und anderen Nachhaltigkeitsthemen ergeben. Es wird verlangt, über die Nachhaltigkeitsauswirkungen ihrer Aktivitäten auf Menschen und Umwelt zu berichten. So wird die Berichterstattung über CO_2-Emissionen, die Geschlechterverteilung in der obersten Führungsebene, die Personalpolitik und Informationen über das Management der Beziehungen zu den Lieferanten abgefragt.

Intern bedarf es einer:s Nachhaltigkeitsmanager:in, sowie eines Nachhaltigkeitsteams, das sich aus Fachleuten der Kliniken zusammensetzt, analog den Anforderungen aus ÖKOPROFIT oder EMAS (Sparck, 2024).

Fazit

Ein Nachhaltigkeitsbericht nach CSRD soll helfen, die Auswirkungen der Arbeiten als Klinik besser zu verstehen. Verfügen Unternehmen über ein Umweltmanagementsystem nach EMAS, sind Synergieeffektive wirksam. Insbesondere werden auch Fragestellungen zur Klima-Resilienz aufgeworfen, diese sind verpflichtend zu beantworten. Gleichzeitig helfen die Fragen, die Auswirkungen des Klimawandels in den unterschiedlichen Klinikarealen zu beleuchten sowie Maßnahmenpotenziale aufzuzeigen (Bühn et al., 2023).

3.3.5 Resümee

Kliniken können auf verschiedene Instrumente, Werkzeuge und Konzepte zurückgreifen (vgl. Tabelle 3), um gezielt die Verbesserung des betrieblichen Umweltschutzes anzugehen. So konnten z. B. innerhalb eines Jahres in einem großen Klinikverbund mit über 3000 Betten und mehr als 7000 Beschäftigten durch gezielte Energieeffizienzmaßnahmen sowie begleitender Schulungen und Poster-Aktionen 15 % des Gesamtenergieverbrauchs eingespart werden.

Das Erlangen der jeweiligen Zertifikate erlaubt die Verwendung spezieller Logos, welche an definierte Anforderungen geknüpft sind, eine schnelle Identifikation durch Dritte ermöglichen und zu Marketing-Zwecken eingesetzt werden können. Produkte dürfen nicht gekennzeichnet werden.

Die Beschäftigten in den Kliniken tragen zur Lebensqualität und Zukunftsfähigkeit der Kommunen bei. Ihr Einsatz ist entscheidend für den gemeinsamen Erfolg auf

Tabelle 3: Die unterschiedlichen Konzepte und deren wichtigste Aspekte mit Vor- und Nachteilen (Quelle: eigene Darstellung).

Wichtige Aspekte	ÖKOPROFIT	Green Hospital PLUS	EMAS	CSRD
Verantwortliche:r	X	X	X	X
Interne Teams	X		X	X
Berichterstattung, extern	X		X	X
Managementsystem			X	
Siegel/Logo	X	X	X	
Vorteile	Geeignete Vorstufe zum Einstieg ins Umweltmanagement	Klinik setzt sich mit den Dimensionen der Nachhaltigkeit auseinander	Wichtiger Baustein für die CSRD und internes Instrument	Transparenz in der Berichterstattung
Nachteile	Teilnahme ist abhängig davon, ob es in der jeweiligen Kommune möglich ist	Reine Darstellung von Maßnahmen, keine Kennzahlen erforderlich, um Erfolg zu messen	Kosten für Validierung	Kein Logo, Bedarf zusätzlicher Personalressourcen

dem Weg zu einer nachhaltigen Zukunft. Die Erreichung der Ziele bringt Vorteile für die Qualität von Gesundheitsdienstleistungen, für die Zufriedenheit der Patient:innen und des Personals sowie für verbesserte Beziehungen zu Interessensträgern. Darüber hinaus ist es wichtig, in den Klinken die Anpassung an den voranschreitenden Klimawandel zu erkennen und entsprechend zu reagieren.

Literatur

Allen, J. G., MacNaughton, P., Laurent, J. G. C., Flanigan, S. S., Eitland, E. S. & Spengler, J. D. (2015). Green buildings and health. Current environmental health reports, 2, 250–258.

Bühn, S. & Voss, M. (2023). Klimawandel und Gesundheit – Auswirkungen auf die Arbeitswelt, Deutsche Allianz Klimawandel und Gesundheit, Centre for Planetary Health Policy. 20230602_BMAS-Gutachten_01.indd (Abgerufen am 07.06.2025).

Corporate Sustainability Reporting Directive (CSRD). (o. J. a). CSRD-Support, https://csrd-support.de/ (Abgerufen am 24.01.25).

Corporate Sustainability Reporting Directive (CSRD). (o. J. b). CSRD: Die neue Richtlinie zur Unternehmens-Nachhaltigkeitsberichterstattung im Überblick, https://www.csr-in-deutschland.de/DE/CSR-Allge mein/CSR-Politik/CSR-in-der-EU/Corporate-Sustainability-Reporting-Directive/corporate-sustainabi lity-reporting-directive-art.html (Abgerufen am 24.01.25).

Karliner, J. & Guenther, R. (2011). Global green and healthy hospitals – A Comprehensive Environmental Health Agenda for Hospitals and Health Systems Around the World, https://climateandhealthalliance. org/wp-content/uploads/2018/02/Global-Green-and-Healthy-Hospitals.pdf (Abgerufen am 06.07.25)

Keller, R., Abplanalp, J. R., Zimmerli, N., Bradford, S., Stucki, M., Moll, B. & Raida, A. (2023). Maßnahmen für ein umweltfreundliches und effizientes Spital: best practises. https://www.greenhospital.ch/publicati ons/2023_Keller-etal_GreenHospital-best-practices.pdf (Abgerufen am 06.07.2025)

Landesamt für Umwelt (LfU) (o. J.). ÖKOPROFIT – ÖKOlogisches PROjekt Für Integrierte Umwelt-Technik, https://www.umweltpakt.bayern.de/management/fachwissen/210/oekoprofit-oekologisches-projekt-integrierte-umwelt-technik (Abgerufen am 24.01.25).

Landeshauptstadt München (LHM) (2024). Broschüre ÖKOPROFIT München 2023/2024. Referat für Arbeit und Wirtschaft, Referat für Klima- und Umweltschutz. https://www.wirtschaft-muenchen.de/produkt/ oekoprofit-muenchen-2023-2024/ (Abgerufen am 17.04.25).

Rathaus Umschau München ÖKOPROFIT (2023/2024). Klimaschutz mit Tradition: 25 Jahre ÖKOPROFIT München – muenchen.de – Das offizielle Stadtportal muenchen.de https://ru.muenchen.de/2024/ 225/Klimaschutz-mit-Tradition-25-Jahre-OeKOPROFIT-Muenchen-115891 (Abgerufen am 17.04.25).

Schwab, R., Schiestl, L. J. & Hasenburg, A. (2025). Greening the future of healthcare: implementation of sustainability strategies in German hospitals and beyond—a review. Frontiers in public health, 13, 1559132.

Sparck (2024). Corporate Sustainability Reporting Directive (CSRD), Corporate Sustainability Reporting Directive (CSRD) https://osapiens.com/de/loesungen/csrd/?utm_medium=cpc&utm_source=goog le&utm_term=csrd&utm_campaign=Search:±CSRD±%7C±generic&hsa_acc=2415026297&hsa_cam= 22429386373&hsa_grp=178320682072&hsa_ad=745939065304&hsa_src=g&hsa_tgt=kwd-296083142609&hsa_kw=csrd&hsa_mt=p&hsa_net=adwords&hsa_ver=3&gad_source=1&gad_campaig nid=22429386373&gclid=EAIaIQobChMIqsTD1YfdjQMVbJCDBx0ROxafEAAYASAAEgI7EPD_BwE Z (Abgerufen am 24.01.25).

Staatsministerium für Gesundheit, Pflege und Prävention (StmGP) (o. J.). Green Hospital PLUS Bayern – Das nachhaltige Krankenhaus https://www.stmgp.bayern.de/gesundheitsversorgung/krankenhaeu ser/green-hospitalplus/ (Abgerufen am 24.01.25).

Umweltbundesamt (UBA) (2024), EMAS – Umweltmanagement-Gütesiegel der Europäischen Union, https://www.umweltbundesamt.de/themen/wirtschaft-konsum/wirtschaft-umwelt/umwelt-energie management/emas-umweltmanagement-guetesiegel-der-europaeischen (Abgerufen am 24.01.25).

3.4 Grüne Hebammenpraxis

Susanne Teuerle

Freiberufliche Hebammen haben in ihrer Praxisführung viele Möglichkeiten, Nachhaltigkeit gezielt zu fördern und innovative Ideen ohne komplexe und oft schwerfällige Strukturen wie beispielsweise die eines Krankenhauses umzusetzen. Veränderungen, um Emissionen zu reduzieren und aktiv zu Mitigation und Klimaschutz beizutragen, können in einer Hebammenpraxis oder in einer hebammengeleiteten Einrichtung schnell angestoßen werden. Außerdem stehen Hebammen in engem Kontakt mit Klient:innen, Familien, Studierenden und Kolleg:innen und können durch ihr eigenes Verhalten andere dazu inspirieren, nachhaltiger zu handeln – so kann der eigene Handabdruck vergrößert werden.

Eine Möglichkeit, Nachhaltigkeit bewusst in den Arbeitsalltag zu integrieren, ist, die Auswirkungen des eigenen Handelns auf Umwelt und Gesundheit zu reflektieren und Veränderungspotenziale in der eigenen Praxis zu erkennen. Angelehnt an die WHO-Strategie Health in all Policies (HiAP) kann das Prinzip Planetary Health in all Policies (PHiAP) (CPHP, o. J) (vgl. Kapitel 1.3) zur Leitlinie von Hebammenarbeit werden:

Einige Maßnahmen lassen sich ohne großen Aufwand umsetzen:
- Wissen erweitern: Informieren durch Literatur, Videos oder Austausch. Einen guten Einstieg ermöglichen beispielsweise die Deutsche Allianz Klimawandel und Gesundheit (https://www.klimawandel-gesundheit.de/) oder Klimafakten (https://www.klimafakten.de/). Der Leitfaden „Ökologische Nachhaltigkeit in der Hebammenpraxis" (Fraunhofer ISI, 2025) gibt ebenfalls Tipps.
- Bewusstsein schaffen: Kolleg:innen, betreute Familien und Kooperationspartner:innen für das Thema sensibilisieren, z. B. in Beratungsgesprächen, Geburtsvorbereitungskursen oder bei Teamtreffen.
- Nachhaltige Hausbesuche: Routen effizient planen, Einzelfahrten vermeiden, energiesparend fahren oder wo möglich auf Fahrrad und den öffentlichen Personen Nahverkehr (ÖPNV) umsteigen.
- Energie sparen: Technische Geräte nicht im Stand-by-Modus lassen, schaltbare Mehrfachsteckdosen oder Zeitschaltuhren einsetzen.
- Digitale Ordnung: Unnötige E-Mails, vor allem mit großen Anhängen, regelmäßig löschen, das spart Energie in Rechenzentren.

Um die Umstellung zu erleichtern, wird die Berufspraxis in verschiedene Themenbereiche unterteilt. Für jedes Handlungsfeld gibt es konkrete Maßnahmen zur Umsetzung. Eine wertvolle Unterstützung bietet dabei der Leitfaden „Ökologische Nachhaltigkeit in der Hebammenpraxis" (Fraunhofer ISI, 2025).

Information und Sensibilisierung
Hebammen können durch nachhaltige Praxis und gezielte Beratung zur Gesundheitsförderung und Umweltentlastung beitragen (vgl. Kapitel 3.2 und 5.1):
- Ressourcenverbrauch erfassen, z. B. mit einem CO_2-Fußabdruckrechner,
- Intra- und interdisziplinäre Vernetzung, Aufbau von Nachhaltigkeits-AGs und Qualitätszirkeln, gemeinsamer Besuch von Fortbildungen und Schulungen,
- Leitlinienbasierte Berufspraxis, um Über-, Unter- und Fehlversorgung zu vermeiden (vgl. Kapitel 5.1),
- Beratung für Schwangere und Familien: KSGB in Schwangerschafts- und Wochenbettbetreuung integrieren: respektvoll, individuell und motivierend (vgl. Kapitel 3.2).

Organisation und Management
Nachhaltiges Management in Praxis und Einrichtung trägt nicht nur zum Umwelt- und Ressourcenschutz bei, sondern kann auch wirtschaftliche Vorteile bringen. Die

Darstellung einer Nachhaltigkeitsstrategie und bereits umgesetzter Maßnahmen und Erfolge kann als Wettbewerbsvorteil genutzt werden.

Nachhaltigkeitsmanagement (vgl. Kapitel 3.3):

- Integration von Nachhaltigkeit ins Qualitätsmanagement: Entwicklung einer Nachhaltigkeitsstrategie mit Zielen und Maßnahmenplänen, die über Messgrößen kontrolliert und bewertet werden können (z. B. Kennzahlen zu Energie-, Wasser- und Ressourcenverbrauch, Abfallmengen).
- Prüfung nachhaltiger Finanzprodukte und ESG-Kriterien bei Banken und Versicherungen, Auswahl von Dienstleistern und Kooperationspartner:innen nach ökologischen Aspekten.

Digitalisierung (vgl. Kapitel 5.1.5):

- Reduktion von Papierverbrauch durch digitale Dokumentation, E-Unterschriften und digitale Kommunikation. Nutzung von Ökopapier, wenn keine Reduktion möglich.
- Ausweitung mobilen Arbeitens und digitaler/telefonischer Beratungen.
- Erstellung einer nachhaltigen Website mit reduziertem Datenverbrauch.

IT (Informationstechnik)-Ausstattung in der Hebammenpraxis: Nachhaltige IT beginnt mit der Planung und Anschaffung. Die Auswahl langlebiger, energieeffizienter Hard- und Software bis zur ressourcenschonenden Nutzung und Entsorgung leistet hier einen wichtigen Beitrag. Auf folgende Aspekte kann gezielt geachtet werden:

- Bevorzugung von „Refurbished"-Geräten oder Leasingmodellen, um Elektroschrott zu reduzieren. Hohe Energieeffizienz bei Neuanschaffungen beachten.
- Nutzung von Cloud-Lösungen anstelle eigener Server, da sie energieeffizienter sind. Bevorzugung von Glasfaseranschlüssen.
- USV (Unterbrechungsfreie Stromversorgung)-Systeme schützen vor Spannungsspitzen und Stromausfällen.
- Keine großen Bildschirme, um Strom und Ressourcen zu sparen.
- Bevorzugung kabelgebundener Geräte, um den Akkuverbrauch zu reduzieren. Falls kabellos, Nutzung aufladbarer Akkus/Batterien.
- Nachhaltige Suchmaschinen (z. B. Ecosia) und grüne E-Mail-Anbieter (z. B. posteo. de) nutzen. Unnötige Mails löschen und Anhänge durch Links ersetzen.
- Regelmäßige Wartung und Reinigung verlängern die Lebensdauer von Hardware.
- Sicherheits- und Softwareupdates verbessern Effizienz und Schutz.
- Nicht mehr benötigte Geräte spenden oder verkaufen; Daten vorher sicher löschen.
- Defekte Geräte fachgerecht entsorgen (Wertstoffsammlung).

Nachhaltige Beschaffung und ressourcenschonender Materialeinsatz

Umweltfreundliche Produkte reduzieren den Verbrauch natürlicher Ressourcen, enthalten weniger Schadstoffe und senken Emissionen. Eine bewusste Beschaffung stärkt nicht nur die ökologische Nachhaltigkeit, sondern fördert auch umweltschonende Innovationen. Nachhaltige Beschaffung beginnt mit einer Bestandsaufnahme und Zieldefinition. Wichtig sind ökologische Kriterien wie Herkunft, Verpackung und Transportwege. Recyclingfähige Materialien, geprüfte Second-Hand-Produkte und EMAS-zertifizierte Hersteller (vgl. Kapitel 3.3.3) sollten bevorzugt werden. Digitale Tools helfen, Bestellungen zu koordinieren und Bedarfe effizient zu steuern.

Auch der Verbrauch von Materialien beeinflusst die ökologische Bilanz. Der Grundsatz „Reduce – Reuse – Refuse – Rethink – Remit – Recycle & Rott" dient als Leitlinie für einen ressourcenschonenden Materialeinsatz (vgl. Kapitel 5.4). Durch gezielte Maßnahmen in Einkauf, Verbrauch und Entsorgung lassen sich ökologische und ökonomische Vorteile verbinden:

- Bedarfsgerechte Beschaffung: Mobil einsetzbare Ausstattung spart Ressourcen. Nachfüllpackungen reduzieren Verpackungsmüll.
- Nachhaltige Verbrauchsmaterialien: Baumwolltextilien aus kontrolliert biologischem Anbau, langlebige Mehrwegprodukte und ökologische Alternativen schonen die Umwelt.
- Effiziente Nutzung: Verbrauch dokumentieren, um Einsparpotenziale zu erkennen. Prozesse überdenken und optimieren, um unnötigen Materialeinsatz zu vermeiden.
- Gemeinsame Nutzung: Einkaufs- oder Materialgemeinschaften mit anderen Praxen und Gesundheitseinrichtungen helfen, Ressourcen effizient zu nutzen.
- Abfallvermeidung: Beschränkung des Einsatzes von Einmalhandschuhen. Nutzung von Mehrweg- und Recyclingprodukten.
- Nachhaltige Entsorgung: Recyclingfähige Materialien dem Wertstoffkreislauf zuführen, Abfalltrennung verbessern und kompostierbare Stoffe berücksichtigen.
- Einbindung von Klient:innen: Wiederverwendbare Materialien fördern und nachhaltige Alternativen aufzeigen, um Bewusstsein zu schaffen. Angebot von Tauschregalen für Schwangerschafts- und Babyprodukte etablieren.

Nachhaltige Hygiene in der ambulanten Hebammenpraxis

Hygiene schützt Familien und Fachkräfte. Gleichzeitig sind viele Desinfektionsmittel umwelt- und hautschädlich. Ziel ist deshalb ein effizienter, reduzierter Einsatz im Einklang mit den KRINKO-Empfehlungen (https://www.rki.de/DE/Themen/Infektionskrankheiten/Krankenhaushygiene/KRINKO/Empfehlungen-der-KRINKO/empfehlungenvder-krinko-node.html).

Händehygiene:
- Arbeitsabläufe so planen, dass Handschuhe primär dem Eigenschutz dienen (z. B. erst sterile, dann weniger saubere Maßnahmen).
- Hautpflege nach Desinfektion und Händewaschen beachten, Hautschäden vermeiden, Handschuhverbrauch senken.
- Mehr desinfizieren, weniger waschen, da dies effektiver und hautschonender ist. Alkoholbasierte, farb- und duftstofffreie Produkte bevorzugen.
- Wenn nötig, Kitteltaschenflaschen sparsam nutzen, ansonsten größere Spender bereitstellen.

Oberflächenreinigung:
- Reinigung nach Infektionsrisiko differenzieren (s. KRINKO-Empfehlungen).
- Multifunktionale Reinigungsprodukte nutzen, um Doppelungen zu vermeiden.
- Produkte auf ökologischer Basis (z. B. Ethanol) bevorzugen – Umweltbundesamt gibt Hilfestellung.

Persönliche Schutzausrüstung (PSA)
- Gezielte Nutzung von PSA, unnötigen Verbrauch vermeiden (z. B. durch strukturierte Betreuungsplanung).
- Wiederverwendbare Schutzkleidung chemothermisch (< 90° C + desinfizierendes Waschmittel) statt thermisch (> 90° C) aufbereiten.
- Umweltfreundlich zertifizierte Waschmittel nutzen.

Nachhaltigkeit bei Medizinprodukten
Hoher Ressourcenverbrauch und CO_2-Emissionen im Zusammenhang mit Medizinprodukten können durch einen bewussteren Umgang reduziert werden.
- Regelmäßige Wartung und Pflege verlängern die Lebensdauer von Geräten.
- Produkte nur bei Bedarf einsetzen.
- Präventive Maßnahmen und Gesundheitskompetenz helfen, den Einsatz von Medizinprodukten zu vermeiden (vgl. Kapitel 5.1.3).
- Berücksichtigung des gesamten Lebenszyklus eines Produkts, von der Herstellung über den Transport bis hin zur Entsorgung. Bevorzugung nachwachsender Rohstoffe oder recycelter Materialien. Bevorzugung von Herstellern mit Nachhaltigkeitskodex (z. B. Bundesverband Medizintechnologie e. V.).
- Geräte teilen und Mietmodelle nutzen, um die Auslastung zu optimieren.
- Beachtung von Recyclingfähigkeit bei Einwegprodukten (vgl. Kapitel 5.2.2).
- Wenn möglich Einsatz wiederverwendbarer Instrumente und deren Aufbereitung vor Ort, wenn diese häufig eingesetzt werden. Nutzung von Verwertungssystemen wie z. B. medigogreen.com für gebrauchte Medizintechnik.

Nachhaltige Raumausstattung

Die Wahl nachhaltiger Mobiliar- und Raumausstattungen trägt zur Ressourcenschonung bei und fördert das Wohlbefinden von Mitarbeitenden und Klient:innen. Dies hat nicht nur Auswirkungen auf Gesundheit, sondern auch auf das Image einer Einrichtung. Bei der Anschaffung und Pflege von Möbeln, Geräten und Textilien sollten Umweltaspekte berücksichtigt werden.

–   Anschaffung: Bevorzugung gebrauchter Möbel oder neue Produkte von umweltfreundlichen Anbietern (Blauer Engel). Vor der Anschaffung prüfen, ob das Mobiliar/das Produkt langlebig und reparierbar ist. Keine unnötigen Dekorationen.
–   Pflege: Umweltschonende Reinigungsmittel verlängern die Lebensdauer von Möbeln und Produkten.
–   Raumausstattung: Umweltfreundliche Textilien verwenden (lokale, langlebige, wiederverwertbare Materialien). Bei Renovierungen auf schadstofffreie Wandfarben achten und den Einsatz umweltschädlicher Materialien minimieren.
–   Raumklimatisierung: Programmierbare Thermostatventile einsetzen. Nutzung von Smart-Home-Technologien zur Optimierung der Raumtemperatur.
–   Beleuchtung: LED-Technologie und Bewegungsmelder sparen Energie.
–   Wasser: Installation von wassersparenden Perlatoren an Wasserhähnen und Sparspülkästen. Wasser während des Händeeinseifens abstellen.

Ein weiterer wichtiger Bereich ist die nachhaltige Mobilität sowohl für Mitarbeitende als auch für Klient:innen (vgl. Kapitel 4.2).

Literatur

Centre for Planetary Health Policy (CPHP). (o. J.). Sektorübergreifende Maßnahmen für planetare Gesundheit. Centre for Planetary Health Policy: https://cphp-berlin.de/de/themen/governance-fuer-gesundheit-in-planetaren-grenzen/ (Abgerufen am 01.03.25).

Ambulant nachhaltig (2025). Ökologische Nachhaltigkeit bei Hebammen Informationen, Maßnahmenempfehlungen und praxisnahe Checklisten zur einfachen Umsetzung in Hebammenpraxen https://ambulant-nachhaltig.de/amb-n/ihre-einrichtung/los-geht-es.php (Abgerufen am 06.06.25).

Fraunhofer-Institut für System- und Innovationsforschung ISI ISI (2025). Ökologische Nachhaltigkeit in der Hebammenpraxis. Karlsruhe: Fraunhofer-Institut für System- und Innovationsforschung ISI. https://ambulant-nachhaltig.de/amb-n/ihre-einrichtung/los-geht-es.php (Abgerufen am 01.03.25).

Lehnertz-Hemberger, A., Greif, M., Teuerle, S., Hartwig, J. & Schmidt, G. (2025). Nachhaltige ambulante Hebammenarbeit. Hebammenforum, 26(5), S. 42–45.

4 Schwangerenbegleitung

Das gesamte Kapitel zeigt Handlungsoptionen auf, wie Hebammen im Rahmen ihrer Begleitung und Betreuung in der Schwangerschaft durch Beratung zu Ernährung, Mobilität und Schutzmaßnahmen zur Stärkung von Gesundheit und Klimabewusstsein beitragen können. Da sich Ernährungsgewohnheiten häufig über die Schwangerschaft hinaus in die Stillzeit fortsetzen, werden im ersten Unter-Kapitel sowohl Aspekte der Ernährung während der Schwangerschaft als auch während der Stillzeit behandelt.

4.1 Ernährung in Schwangerschaft und Stillzeit

Jana Hartwig

"Ernährung ist der stärkste Hebel, um die menschliche Gesundheit und die ökologische Nachhaltigkeit auf der Erde zu optimieren." (EAT-Lancet Commission, 2019, S. 5)

4.1.1 Allgemeine aktuelle Herausforderungen

Auf der individuellen Ebene ist Selbstfürsorge besonders gefordert, um aus dem Überangebot von Lebensmitteln sinnvolle Bestandteile für eine bedürfnisgerechte Ernährung auszuwählen (AOK, 2022). Die AOK-Familienstudie stellte z. B. im Jahr 2022 bei 44 % der befragten Eltern in Deutschland eine problematische bis unzureichende Ernährungskompetenz fest und zeigt deutliche Informationsdefizite: viele Befragte wussten nicht, dass Rindfleischkonsum besonders klimaschädlich ist, hingegen fielen Erbsen, Linsen und Bohnen unter diesen Verdacht (AOK, 2022).

Bezug zur Hebammenarbeit
Die betreuende Hebamme kann durch eine professionelle Ernährungsberatung die Frau ermächtigen, diesen essenziellen Lebenssektor nach ihren Vorstellungen und Bedürfnissen zu gestalten und so zur eigenen Gesundheit ebenso wie zur planetaren Gesundheit durch Veränderungen im Konsum und der Mobilität (vgl. Kapitel 4.2.5) beitragen.

Findet sich im Rahmen der Schwangerenvorsorge ein auffälliger Ernährungszustand, sollte die Hebamme an eine ernährungsmedizinische Einrichtung weitervermitteln. Hier kann z. B. der persönliche Ruheenergiebedarf per Analyse der Körperzusammensetzung mittels Bioelektrischer Impedanzmessung (BIA) festgestellt werden. Vor dem Hintergrund der im letzten Jahrzehnt gestiegenen Zahl an Essstörungen hierzulande ist Sensibilität durch Hebammen besonders gefragt (Statista, 2025). Von 1.000 weiblichen Personen erkranken über ihre Lebensspanne durchschnittlich etwa 28 an

https://doi.org/10.1515/9783111547923-004

einer Binge-Eating-Störung, 19 an Bulimie und 14 an Anorexie (BIöG – Bundesinstitut für öffentliche Gesundheit, o. J.). Das Potenzial professioneller Ernährungsberatung ist hier noch nicht ausgeschöpft. Für eine optimale Versorgung der Frau bedarf es einer gut abgestimmten Betreuung durch transdisziplinäre Versorgung.

Die Deutsche Gesellschaft für Ernährung (DGE) veröffentlichte im Jahr 2015 die in Tabelle 4 dargestellten Richtwerte für die Energiezufuhr, gestaffelt nach dem physical activity level (PAL).

Tabelle 4: Richtwerte für die Energiezufuhr* (Quelle: DGE, 2015).

♀	PAL – leichte Belastung	PAL – mittlere Belastung	PAL – starke Belastung
15–18Jährige	2.000 kcal/d	2.300 kcal/d	2.600 kcal/d
19–24Jährige	1.900 kcal/d	2.200 kcal/d	2.500 kcal/d
25–50Jährige	1.800 kcal/d	2.100 kcal/d	2.400 kcal/d

*Hinweis: Online-Energiebedarfskalkulatoren funktionieren nur bei normalgewichtigen Personen und sind für die besondere Lebensphase rund um die Geburt ungeeignet.

Adipositas stellt nicht nur in Deutschland, sondern global ein massives gesamtgesellschaftliches Problem dar. Übergewicht ist eine Folge von Mangel- bzw. Fehlernährung und Bewegungsmangel (WHO, 2025). Unsere Wahrnehmung hat sich im Alltag verändert – so werden Normalgewichtige möglicherweise als zu dünn eingeschätzt (Gruzka et al., 2022) und Übergewichtige erkennen ihre pathologische Gewichtsveränderung nicht immer (Robinson et al., 2020). Dadurch wird auch die Hebammenbetreuung beeinflusst (Kent et al., 2024). Ernährungsberatung ist komplex und birgt die Gefahr der Belastung bis hin zum Abbruch des Betreuungsverhältnisses, da Hebammen befürchten, übergewichtige Schwangere zu stigmatisieren. Über Gewicht sprechen zu müssen, führt zu ethischen Dilemmata (Christenson et al., 2018). Viele Hebammen scheinen unsicher, wie sie diesen herausfordernden Situationen begegnen sollen und fühlen sich schlecht gewappnet (Arrish et al., 2017; McCann et al., 2018). Die Studienlage fordert weitere Forschung sowie eine Anpassung der Hebammenaus- und -fortbildung, um diese Beratungskompetenz zu erhöhen.

Im Jahr 2020 waren in Deutschland über 745.000 Frauen schwanger, etwa 23 % dieser Frauen hatte bei der Erstuntersuchung einen Body Mass Index (BMI) ≥ 25 kg/m^2 und wurden daher als übergewichtig eingestuft. Circa 16 % dieser Schwangeren galten als adipös mit einem BMI ≥ 30kg/m^2. Demgegenüber wurden rund 11 % mit einem BMI von $< 18,5$kg/m^2 als untergewichtig eingestuft (IQTiG – Institut für Qualitätssicherung und Transparenz im Gesundheitswesen 2021).

Auch wenn der BMI zur alleinigen Einschätzung des gesunden Körpergewichtes umstritten ist, zeigt sich eine deutliche Problemlage. Insbesondere bei übergewichtigen

Schwangeren findet trotz bekannter Risiken zu oft eine zu starke Gewichtszunahme statt (Comstock, 2019).

Idealerweise sollte das Körpergewicht präkonzeptionell optimiert werden, da ein guter Ernährungszustand sowohl den Energiebedarf verringert als auch der jeweilige CO_2-Fußabdruck schrumpft. Auch für eine physiologische Entwicklung des Kindes und seiner Plazenta ist dann schon gesorgt, wenn die Schwangerschaft noch unbekannt ist. Da Frauen in der Schwangerschaft besonders motiviert sind, sich gesünder zu verhalten, erscheint es sinnvoll, frühzeitig konkret und ermutigend zur gesunden Ernährung und einer angepassten Gewichtszunahme zu beraten (Marshall et al., 2022).

Die empfohlene Gewichtszunahme für die Schwangerschaftsdauer richtet sich nach dem präkonzeptionellen Körpergewicht der Gravida:
- bei Untergewicht vor der Schwangerschaft (BMI < 18,5): zwischen 12,5 und 18 kg,
- bei Normalgewicht vor der Schwangerschaft (BMI 18,5–24,9): zwischen 11,5 und 16 kg,
- bei Übergewicht vor der Schwangerschaft (BMI 25–29,9): zwischen 7 und 11,5 kg,
- bei Adipositas vor der Schwangerschaft (BMI > 30): zwischen 5 und 9 kg (BMG – Bundesministerium für Gesundheit, 2021; IQWiG 2022).

Die Gewichtsmessung bei der Schwangerenvorsorge wird mit einer mobilen, digital geeichten Personenwaage durchgeführt, die auch für Hausbesuche geeignet ist. So können wertvolle Daten hinsichtlich potenzieller Probleme wie Ödeme oder auffälligen Gewichtsschwankungen gesammelt werden.

Besonders minderjährige Schwangere und deren Kinder profitieren von einer Verbesserung ihres Ernährungszustandes durch intensive fachliche Begleitung. Eine gesunde Nahrungsaufnahme vor und während der Schwangerschaft ist verbunden mit einem verringerten Risiko von Schwangerschaftserkrankungen wie Gestationsdiabetes, Frühgeburt, adipositasassoziierten Komplikationen wie Large for Gestational Age (LGA)- und intrauterin verstorbenen Kindern, sowie Präeklampsie. Ernährungstherapie liefert eine solide Basis für die Behandlung von Gestationsdiabetes und ist besonders wichtig für adipöse Schwangere nach bariatrischer Operation sowie bei bereits präkonzeptionell bestehendem Diabetes mellitus (Marshall et al., 2022; DGGG, 2019). Der für die Adipositas-Therapie nun auch in der EU zugelassene Wirkstoff Semaglutid führt bei einer Änderung des Ernährungsverhaltens zum Gewichtsverlust und scheint mit einer erhöhten Fertilitätsrate assoziiert. Die Einnahme in der Schwangerschaft und Stillzeit ist jedoch kontraindiziert, im Idealfall erfolgt ein Absetzen dieses Medikaments zwei Monate präkonzeptionell (Dicheva-Radev et al., 2024).

Gestaltung fairer Ernährungsumgebungen
Integrierte Politik für nachhaltigere Entwicklung strebt u. a. einen Systemwechsel in der Kita- und Schulverpflegung an und nimmt Kinder in den Fokus. Der Konsum tierischer Produkte sollte weltweit verträglich stattfinden, dafür aber von besserer Quali-

tät sein. Zudem sollten Preisanreize genutzt werden, indem z. B. die Preise tatsächlich die dahinterstehenden Kosten abbilden. Gesundheitsfördernde Ernährung für die gesamte Bevölkerung soll gewährleistet sein und Ernährungsarmut bekämpft werden. Es müssen für alle zuverlässige Informationen zugänglich sein, damit Wahlmöglichkeiten entstehen. Nachhaltigere Ernährung wird durch die Verbesserung öffentlicher Einrichtungen umgesetzt, z. B. in Großküchen. Auch die Landwirtschaft wird sich weiterentwickeln und verschiedene Techniken und Standards zur Bewahrung unserer Lebensgrundlagen durch gezielten Insektenschutz bei gleichzeitiger Ertragsoptimierung anstreben (BMEL, 2020).

> **!** Realisieren gesunder Ernährung ist in Deutschland jederzeit möglich. Positiver Nebeneffekt von gesundheitsförderlichem Ess- und Trinkverhalten ist Klimaschutz. Dennoch ist es für einen Großteil unserer Bevölkerung schwierig, die elf Empfehlungen für gutes Essen und Trinken der DGE von 2024 umzusetzen: https://www.dge.de/gesunde-ernaehrung/gut-essen-und-trinken/dge-empfehlungen/

4.1.2 Ernährungsempfehlungen

Die DGE-Empfehlungen und die Empfehlungen der Planetary Health-Diet ähneln sich in vielen Aspekten (vgl. Kapitel 6.1). Die nachstehende Tabelle 5 zeigt den erhöhten Energiebedarf sowie den erhöhten Bedarf an Mineralstoffen in der Schwangerschaft und während der Stillzeit.

Tabelle 5: Veränderter Bedarf in Schwangerschaft und Stillzeit (Quelle: Axelsson et al., 2024; Referenzwerte der DGE, 2015; Lambert, 2024).

	Erwachsene	Schwangere	Stillende
Energiebedarf	1900 kcal/Tag für 19–51jährige Frauen, geschätzt bei PAL von 1,4	+ 100 kcal im 1. Trim./Tag = 1 großer süßer Apfel + 330 kcal im 2. Trim./Tag = 50 g Walnüsse + 530 kcal im 3. Trim./Tag = 2 Vollkornstullen mit Butter und Honig	+ 500 kcal/Tag = 1 Tafel Schokolade oder 3,5 kg Erdbeeren oder 1 Portion Gemüselasagne
Protein	48 g/Tag = 100 g gebackene Bohnen + 100 g Tofu + 100 g Sojaschnetzel + 100 g Cashewkerne	57 g/Tag im 2. Trim./Tag = wie Erwachsene + 200 g Quinoa 76 g/Tag im 3. Trim./Tag = wie Erwachsene + 100 g Pistazien + 150 g TK-Erbsen gegart + 100 g Haferflocken	61–71 g/Tag = 100 g rote Linsen + 100 g Kidneybohnen + 100 g Erdnussmus + 100 g Haselnüsse + 100 g Sonnenblumenkerne

Tabelle 5 (fortgesetzt)

	Erwachsene	Schwangere	Stillende
Folsäure	300 µg/Tag = 180 g Erdnüsse	400–800 µg/Tag im 1. Trim.	600 µg/Tag
Jod	200 µg/Tag = 1 Tasse Kuhmilch + 100 g Kabeljau	230 µg/Tag = 1 Tasse angereicherter veganer Drink + 4 Blätter Nori-Algen	260 µg/Tag = 2 Eier + 75 g Joghurt + 170 g Riesengarnelen
Vitamin B12	4 µg/Tag, nur bei vegetarischer und veganer Kost 9 µg einmal täglich/1000 µg 2–3mal pro Woche supplementieren		
DHA – Docosahexaensäure		200 mg/Tag supplementieren, besonders bei vegetar./ veg. Kost	
Eisen		30–50 mg/Tag besonders bei vegetarischer/veganer Kost = 200 g rote Linsen + 4 Scheiben Dinkelbrot + 1 Port. Haferflocken + 200 g Pfifferlinge + 1 Port. weiße Bohnen gekocht + 1 Portion Feldsalat + 60 g Pistazien + 180 g Naturreis + 250 g Erdbeeren + 1 Kiwi + 125 g Himbeeren + 200 g Spargel gedünstet + 15 g Petersilie	20 mg/Tag = 1 Portion Falafel + 200 g gegarter Spinat + 100 g Quinoa + 200 g grobe Haferflocken
Vitamin D	25 µg/Tag = 1000 I.E. substituieren November bis März		
Calcium (Ca)	1000–1200 mg/Tag = 1 Port. Joghurt + 30 g mit Ca angereicherte Cerealien + 50 g junge Sprotten + 85 g Brokkoli gegart + 1 TL Tahin + 2 Scheiben mit Ca angereichertes Brot	500 mg Supplement täglich bei veganer und vegetarischer Kost	

Die DGE positionierte sich 2024 aufgrund der verbesserten, aber noch eingeschränkten Datenlage weder für noch gegen die Empfehlung einer gut geplanten veganen Ernährung, auch in Bezug auf Schwangere, Stillende und Kinder (Klug, 2024). Nachhaltige pflanzenbasierte Ernährung kann zudem das Risiko für eine lebensmittelbedingte Listerien-, Salmonellen- und Toxoplasmoseinfektion in der Schwangerschaft reduzieren.

Leitungswasser – das Getränk der Wahl

Trinkwasser wird in Deutschland streng kontrolliert und spart durch seine direkte Verfügbarkeit aus der Leitung Energie und Kosten (UBA, 2020). In Folge von Überschwemmungen, Hitze und Dürren wird diese Versorgung zukünftig stärker gefährdet sein (DVGW – Deutscher Verein des Gas- und Wasserfaches, 2022), auch Großkonzerne greifen durch massive Entnahmen aus dem Grundwasser in die allgemeine Ernährungssicherheit ein (Wahmkow & Groeger, 2023).

Nachhaltige Ernährung für Schwangere

Eine Schwangerschaft verleiht vielen Schwangeren die Kraft und den Willen, sich gesünder zu verhalten (Rockliffe et al., 2021). Diese Chance für positive Veränderungen sollten Hebammen unterstützen und schon in der Schwangerenvorsorge immer wieder Ernährung thematisieren (vgl. Kapitel 4.4.2). In diesem Zusammenhang ist die Stillvorbereitung in der Schwangerschaft ein wichtiges Thema. Möchten sich Schwangere vegan ernähren, sollten sie zudem möglichst schon präkonzeptionell eine kompetente Ernährungsberatung durch geschulte Fachpersonen erhalten haben, denn die Versorgung mit Vitamin B12, DHA, Zink, Eiweiß, Eisen, Kalzium und Jod ist nicht gesichert und eine angemessene Versorgung wichtig für einen optimalen Schwangerschaftsverlauf. Allerdings besteht bei allen Ernährungsformen das Risiko einer unzureichenden Versorgung mit diesen benötigten Stoffen (Gätjen, 2019). Eine Unterversorgung mit Vitamin B12 stellt ein Risiko für schwere und dauerhafte Schädigungen des kindlichen Nervensystems dar, weshalb die konsequente Supplementierung von Jod, Folsäure und Mikronährstoffen wie Vitamin B12 bei regelmäßigen Überprüfungen sowie qualifizierter Ernährungsberatung stattfinden soll (Netzwerk Gesund ins Leben, 2020).

⚡ Was ist in der Schwangerschaft zu beachten?

- Täglicher Mehrbedarf an Energie: z. B. 255 kcal = z. B. 1 Scheibe Vollkornbrot mit Aufstrich + 1 Apfel.
- Mehrbedarf an Proteinen, mehrfach ungesättigten Fettsäuren (v. a. DHA), Vitamin A, D, B2, B6 & B12, Folsäure, Calcium, Eisen, Jod und Zink.
- Vegane Kost muss für gute Versorgung von Mutter und Kind vollwertig, frisch und so schonend und zeitnah wie möglich zubereitet sein.
- Unbedingt Substitution: regelmäßig zweimal täglich oral Vitamin B12 bei veganem Leben; Folsäure präkonzeptionell und Jodversorgung durch Jodsalz und Algenpräparate sicherstellen (für alle).
- Regelmäßige Bewegung.

Die Schwangerschaft manifestiert sich vor allem in den ersten drei Monaten mit Nausea und Emesis als Folge des erhöhten b-HCG (humanes Choriongonadotropin)-Wertes in der Embryogenese. Dadurch wird die Sensibilität für Essen geschärft und mehr auf die Nahrungsaufnahme fokussiert, insbesondere auf potenziell schädliche Speisen. Die Ernährung von Schwangeren dient grundsätzlich auch der Vorbereitung auf die Geburt und Stillzeit. Ist die mütterliche Nährstoffversorgung nicht optimal, steigt das Risiko für die Ausprägung eines Gestationsdiabetes bei fehlendem Vitamin D (Griffith et al., 2020), bei makrosomem Kind für Geburtskomplikationen und -verletzungen sowie für Hypertension und Präeklampsie (Ströhle & Hahn, 2018), aber auch für Depression (Marshall et al., 2022).

Informationen zur Ernährung in der Stillzeit

Stillende benötigen deutlich mehr Energie als Schwangere (ca. 500–650 kcal pro Tag) zusätzlich für die Laktation (Gätjen, 2019). Deshalb dient es langfristig einer stabilen Gesundheit von Mutter und Kind, wenn Frauen in dieser Zeit möglichst viel Entlastung erfahren, z. B. durch gemeinsame Mahlzeiten mit der Familie und Freund:innen, die Stillende nicht selbst organisieren müssen. So soll unkontrollierter Zuckerkonsum aufgrund von Hunger und Überforderung vermieden werden. Die folgenden Empfehlungen der DGE sind für Stillende modifiziert (Gätjen, 2019; DGE, 2024):

– Empfehlenswert aus ökotrophologischer Sicht ist der Konsum pflanzlicher Öle wie Raps-, Walnuss-, Hanf- oder Leinöl, zudem einmal täglich ein bis zwei Esslöffel mit **DHA**-angereichertem Leinöl, z. B. zu Pellkartoffeln.

– **Vitamin A** wird von Stillenden fast doppelt so viel benötigt wie von nicht Stillenden, seine Vorstufe b-Carotin wird über pflanzliche Kost aufgenommen. Eine Überdosierung mit Vitamin A durch Nahrungsergänzungsmittel oder Vitamin A-angereicherte Getränke mit der Folge einer intrauterinen Schädigung des Kindes ist bei einem übermäßigen Genuss von b-Carotinhaltigen Lebensmitteln wie gelbem, orangenem und grünem Obst und Gemüse nicht möglich.

– Der **Vitamin B6**-Bedarf bleibt weiterhin erhöht und kann durch Hülsenfrüchte, Getreide, Walnüsse, Ölsaaten und Kohl gezielt gedeckt werden, um einen guten Aminosäurestoffwechsel zu gewährleisten.

– Der Mehrbedarf an **Folsäure** kann durch grünes Blattgemüse, Kohl, Tomaten, Erdbeeren, Hülsenfrüchte und Getreide geliefert werden. Folsäure ist empfindlich und wird beim Waschen, Erhitzen und im Kontakt mit Sauerstoff deutlich weniger verfügbar. Daher ist es sinnvoll, mindestens die Hälfte der folathaltigen Lebensmittel frisch und ohne Erwärmung zu verspeisen.

   Folathaltige Lebensmittel sollen am besten im Dunklen gelagert, im Ganzen und möglichst kurz mit Wasser gereinigt werden. Die empfohlene Zubereitung ist schonendes Garen, Dämpfen oder Dünsten. Das fertige Gericht sollte nicht warmgehalten werden, sondern schnell abkühlen und dann bei Bedarf wieder aufgewärmt werden.

– Der **Vitamin B12**-Bedarf bleibt größer, dieses Vitamin ist sehr lichtempfindlich und wasserlöslich. Vitamin B12 kann nicht über pflanzliche Lebensmittel aufgenommen werden. Stillende haben einen deutlich höheren Mehrbedarf als Schwangere. Vitamin B12 ist essenziell für Wachstum und Entwicklung, es ermöglicht u. a. die Wirksamkeit der Folsäure, daher muss es insbesondere bei veganer Kost substituiert werden. Die Empfehlung für die einmalige Tagesdosis Vitamin B12 liegt bei

50–200 µg. Um einen Mangel rechtzeitig zu erkennen, empfiehlt sich die Bestimmung folgender Blutwerte: Holo-Transcobalamin, Homocystein und Methylmalonsäure (Gätjen, 2019; Keller & Gätjen, 2021, S. 57).

- Der **Eisen**bedarf ist in der Stillzeit um 33 % erhöht. Pflanzliches Eisen wird schlechter resorbiert als tierisches, jedoch steigt die Aufnahme in Verbindung mit Vitamin C-haltigen Nahrungsmitteln. Phytate, Tannine, Ballaststoffe und Calcium erschweren die Eisenaufnahme. Um besser auf das in Hülsenfrüchten, besonders in Kichererbsen, Hirse, Hafer, Roggen, Kürbiskernen, Möhren und Petersilie enthaltene Eisen zugreifen zu können, empfiehlt es sich, diese Lebensmittel einzuweichen oder zu garen. Wenn Kaffee und Tee konsumiert werden, ist unbedingt auf einen ausreichenden zeitlichen Abstand von mindestens 30 Minuten zu achten. Getreide ist nur in kalziumfreier Flüssigkeit einzuweichen und zuzubereiten. Auch durch das Zerkleinern fester Nahrungsmittel steht das Eisen leichter zur Verfügung.
- Der **Jod**bedarf Stillender ist um 30 % gesteigert und kann durch die Verwendung von Jodsalz sowie über den Genuss von Meeresalgen sichergestellt werden, die jedoch nicht mehr als 20 mg Jod/kg enthalten dürfen.
- **Zink** wird während der Laktation vermehrt benötigt. Die Aufnahme dieses Minerals wird durch Eiweiß und Zitronensäure unterstützt, hemmend wirken dabei Phytate, Tannine, Ballaststoffe, Calcium, Eisen und Kupfer. Nachhaltige und zuverlässige Zinklieferanten stellen Haferflocken, Linsen, Erdnüsse und Sojabohnen dar, wenn sie eingeweicht, schonend gegart, geröstet, fermentiert oder gekeimt aufgenommen werden.
- In der Stillzeit steigt der Bedarf an **Selen** um 25 %, da es als Enzymbestandteil an vielen Schutzmechanismen des Immunsystems und im Schilddrüsenhormonhaushalt mitwirkt. Der pflanzliche Selengehalt ist stark von der jeweiligen Bodenqualität abhängig. Steinpilze, Sojabohnen und Vollkornprodukte bieten eine nachhaltige Versorgung.

! Stillen trägt zum Klimaschutz bei:
Die Produktion von 1 kg Formula benötigt 5000 Liter Wasser und sorgt für den Ausstoß von 11–14 kg Treibhausgasen (Neo-MILK, 2024). Familien können zudem durch Vollstillen zwischen 1.100 und 1.400 € für Formulanahrung im ersten Lebensjahr sparen (Office of the Surgeon General, 2011).

Die Ernährung in der Stillzeit prägt die Wachstumsmuster sowie die Entwicklung von Geschmacksvorlieben und Essgewohnheiten des Säuglings nachhaltig (Yelverton et al., 2021). Fehlen der mütterlichen Kost Makro- oder Mikronährstoffe, drohen reduzierter Mikronährstoffgehalt und Nährwert der Muttermilch. Postpartal werden die mütterlichen Nährstoffreserven besonders wichtig. Mögliche Risiken durch fehlende Nährstoffe sind neurologische Störungen und Knochenmineralisationsstörungen wie Osteoporose (Sebastiani, 2019). Durch eingenommene Supplemente ist auch die Muttermilch von vegetarisch und vegan lebenden Menschen ausreichend nahrhaft. Ernährt sich die Stillende vegan, wird unbedingt eine zweijährige Stilldauer empfohlen (vgl. Kapitel 6.1). Verwendete Alternativen zur Kuhmilch sollten mit Calcium angereichert und ohne Zuckerzusatz sein. Sojamilch kommt Kuhmilch von den Inhaltsstoffen her am nächsten und ist proteinreich. Anschauungsmaterial für Beratungen (vegane Ernährungspyramide für Schwangere und Stillende) findet sich bei Gätjen (2019).

4.1.3 Ziele der klimafreundlichen Ernährungsberatung

Mit einer klimafreundlichen Ernährungsberatung wird die Optimierung des Körpergewichts von Schwangeren und stillenden Mütter angestrebt. Dies kann geschehen durch

- eine verbesserte Selbstwahrnehmung und Achtsamkeit, die betreuten Frauen von Hebammen vermittelt wird,
- gezielte Bewegungsförderung für die ganze Familie,
- genussvolle Nahrungsaufnahme mit gutem Kauen möglichst unverarbeiteter Lebensmittel, bis das Sättigungsgefühl einsetzt,
- reduzierten Energieverbrauch bei der Nahrungszubereitung durch Vorkochen, gemeinsames Essen und gegenseitige Unterstützung,
- weniger Verschwendung von Lebensmitteln.

Literatur

Allgemeine Ortskrankenkasse (AOK-Familienstudie). (2022). https://www.aok.de/pk/magazin/cms/filead min/pk/pdf/familienstudie-2022.pdf, (Abgerufen am 03.03.25).

Arrish, J., Yeatman, H. & Williamson, M. (2017). Midwives' Role in Providing Nutrition Advice during Pregnancy: Meeting the Challenges? A Qualitative Study. Nursing research and practice, 2017, 7698510.

Axelsson, P. B., Beermann, T., Hansen, H., Jeppesen, M. M., Kristensen, A. W., Marxen, S., ... & Renault, K. M. (2024). DSOG Guideline Bulletin: Vegetarian and vegan diets during pregnancy. *Danish Journal of Obstetrics and Gynaecology*, 2(1), 51–61.

Bundesinstitut für Öffentliche Gesundheit (BIÖG). (o. J.). Wie häufig sind Essstörungen? Wie häufig sind Essstörungen?: BZgA Essstörungen (Abgerufen am 07.06.25).

Bundesministerium für Ernährung und Landwirtschaft (BMEL). (2020). Politik für eine nachhaltigere Ernährung: Eine integrierte Ernährungspolitik entwickeln und faire Ernährungsumgebungen gestalten – WBAE-Gutachten. https://www.bmel.de/SharedDocs/Archiv/Downloads/wbae-gutachten-nachhaltige-ernaehrung.pdf?__blob=publicationFile&v=3 (Abgerufen am 21.03.25).

Bundesministerium für Gesundheit (BMG). (2021). Ernährung in der Schwangerschaft. https://gesund.bund.de/schwangerschaft-ernaehrung#weitere-inf (Abgerufen am 19.03.25).

Christenson, A., Johansson, E., Reynisdottir, S., Torgerson, J. & Hemmingsson, E. (2018). Shame and avoidance as barriers in midwives' communication about body weight with pregnant women: A qualitative interview study, Midwifery, Vol 63, 2018, S. 1–7.

Comstock, S. S. (2019). Time to change weight gain recommendations for pregnant women with obesity. The Journal of clinical investigation, 129(11), 4567–4569.

Deutscher Verein des Gas- und Wasserfaches e. V. (2022). Auswirkungen des Klimawandels auf das Wasserdargebot Deutschlands: Überblick zu aktuellen Ergebnissen der deutschen Klimaforschung. https://www.dvgw.de/medien/dvgw/leistungen/publikationen/dvgw-factsheet2022-wasserdargebot-und-klimawandel.pdf (Abgerufen am 19.03.25).

Deutsche Gesellschaft für Ernährung e.V. (DGE). (2015). Energie. https://www.dge.de/wissenschaft/referen zwerte/energie/ (Abgerufen am 21.03.25).

Deutsche Gesellschaft für Gynäkologie und Geburtshilfe, Österreichische Gesellschaft für Gynäkologie und Geburtshilfe & Schweizerische Gesellschaft für Gynäkologie und Geburtshilfe (DGGG, OEGGG und SGGG). (2019). S3-Leitlinie Adipositas und Schwangerschaft, 1. Aufl. Langfassung, https://register. awmf.org/de/leitlinien/detail/015-081 (Abgerufen am 19.03.25).

Dicheva-Radev, S., Köberle, U., Dathe, K. & Klinge, A. (2024). „Ozempic-Babys"? – was sagt die Datenlage. https://www.akdae.de/fileadmin/user_upload/akdae/Arzneimitteltherapie/AVP/Artikel/2024-2/132. pdf (Abgerufen am 07.03.25).

EAT-Lancet Commission. (2019). Food, Planet, Health: Healthy Diets from Sustainable Food Systems (Summary Report). EAT. https://eatforum.org/content/uploads/2019/07/EAT-Lancet_Commission_ Summary_Report.pdf (Abgerufen am 18.03.25).

Gätjen, E. (2019) Vegan in Schwangerschaft und Stillzeit. Gynäkologe 52, 732–738.

Griffith, R. J., Alsweiler, J., Moore, A. E., Brown, S., Middleton, P., Shepherd, E., & Crowther, C. A. (2020). Interventions to prevent women from developing gestational diabetes mellitus: an overview of Cochrane Reviews. Cochrane Database of Systematic Reviews, (6).

Gruszka, W., Owczarek, A. J., Glinianowicz, M., Bąk-Sosnowska, M., Chudek, J. & Olszanecka-Glinianowicz, M. (2022). Perception of body size and body dissatisfaction in adults. Scientific Reports, 12, 1159.

Institut für Qualitätssicherung und Transparenz im Gesundheitswesen (IQTiG). (2021). Bundesauswertung zum Erfassungsjahr 2020 Geburtshilfe. Qualitätsindikatoren und Kennzahlen. https://iqtig.org/down loads/auswertung/2020/16n1gebh/QSKH_16n1-GEBH_2020_BUAW_V01_2021-08-10.pdf (Abgerufen am 19.03.25).

Institut für Qualität und Wirtschaftlichkeit im Gesundheitswesen (IQWiG). (2022). Gewichtszunahme in der Schwangerschaft. https://www.gesundheitsinformation.de/gewichtszunahme-in-der-schwangerschaft.html (Abgerufen am 19.03.25).

Keller, M. & Gätjen, E. (2021). Vegane Ernährung: Schwangerschaft, Stillzeit und Beikost. Ulmer.

Kent, L., McGirr, M. & Eastwood, K.-A. (2024). Global trends in prevalence of maternal overweight and obesity: A systematic review and meta-analysis of routinely collected data retrospective cohorts. International Journal of Population Data Science, July 2024.

Klug, A., Barbaresko, J., Alexy, U., Kühn, T., Kroke, A., Lotze-Campen, H., ... & Watzl, B. (2024). Update of the DGE position on vegan diet – Position statement of the German Nutrition Society (DGE). Ernahrungs Umschau 2024; 71(7): 60–84.

Lambert, R. (2024). Plantbased – aber richtig! Der Kompass für pflanzenbasierte Ernährung – flexi, veggie oder vegan! Dorling Kindersley Verlag.

Marshall, N. E., Abrams, B., Barbour, L. A., Catalano, P., Christian, P., Friedman, J. E., ... & Thornburg, K. L. (2022). The importance of nutrition in pregnancy and lactation: lifelong consequences. American journal of obstetrics and gynecology, 226(5), 607–632.

McCann, M. T., Newson, L., Burden, C., Rooney, J. S., Charnley, M. S., & Abayomi, J. C. (2018). A qualitative study exploring midwives' perceptions and knowledge of maternal obesity: Reflecting on their experiences of providing healthy eating and weight management advice to pregnant women. Maternal & child nutrition, 14(2), e12520.

Neo-MILK (2024). Stillen ist Klimaschutz. https://neo-milk.uni-koeln.de/stillen-ist-klimaschutz/2024/05/01/ (Abgerufen am 23.03.25).

Netzwerk Gesund ins Leben (2020). Vegan: was ist für Schwangere wichtig?. https://www.gesund-ins-leben.de/fuer-fachkreise/familien-vor-und-in-der-schwangerschaft/nachgefragt/vegan-was-ist-fuer-schwangere-wichtig/ (Abgerufen am 24.03.25).

Netzwerk Gesund ins Leben (2018). Vegetarische und vegane Ernährung in der Schwangerschaft: Handlungsempfehlungen. https://www.gesund-ins-leben.de/fuer-fachkreise/familien-vor-und-in-der-schwangerschaft/handlungsempfehlungen/ernaehrung/vegetarische-und-vegane-ernaehrung-in-der-schwangerschaft/ (Abgerufen am 16.10.24).

Netzwerk Gesund ins Leben (2016). Allgemeine Empfehlungen zum Essenlernen. https://www.gesund-ins-leben.de/fuer-fachkreise/bestens-unterstuetzt-durchs-1-lebensjahr/handlungsempfehlungen/essen lernen/allgemeine-empfehlungen-zum-essenlernen/ (Abgerufen am 03.03.25).

Office of the Surgeon General (2011). Breastfeeding: Surgeon General's Call to Action Fact Sheet. https://www.hhs.gov/surgeongeneral/reports-and-publications/breastfeeding/factsheet/index.html (Abgerufen am 23.03.25).

Robinson, E., Haynes, A., Sutin, A. & Daly, M. (2020). Self-perception of overweight and obesity: A review of mental and physical health outcomes. Obesity science & practice, 6(5), 552–561.

Rockliffe L, Peters S, Heazell A., & Smith D. (2021). Understanding pregnancy as a teachable moment for behaviour change: a comparison of the COM-B and teachable moments models. Health Psychol Behav Med. 10(1):41–59.

Sebastiani, G., Herranz Barbero, A., Borrás-Novell, C., Alsina Casanova, M., Aldecoa-Bilbao, V., Andreu-Fernández, V., ... & García-Algar, O. (2019). The effects of vegetarian and vegan diet during pregnancy on the health of mothers and offspring. Nutrients, 11(3), 557.

STATISTA (2025). Essstörungen in Deutschland. https://de.statista.com/themen/10246/essstoerungen/ (Abgerufen 21.03.25).

Ströhle, A. & Hahn, A. (2018). Vitamin D in der Schwangerschaft – ein zweischneidiges Schwert? https://www.bzfe.de/fileadmin/resources/import/pdf/eifonline_vitamin_d_in_der_schwangerschaft_final.pdf (Abgerufen am 08.03.2025).

Umweltbundesamt (UBA). (2020). Ratgeber: Trink was -–Trinkwasser aus dem Hahn. https://www.umweltbundesamt.de/publikationen/ratgeber-trink-was-trinkwasser-aus-hahn (Abgerufen am 23.03.25).

Wahmkow, J. & Groeger, W. (2023). Ein Jahr Tesla-Gigafactory – durstige Fabrik im Dürregebiet. TAZ. https://taz.de/Ein-Jahr-Tesla-Gigafactory/!5920241&s=wahmkow%2Bgroeger/ (Abgerufen am 23.03.25).

World Health Organization (WHO). (2025).Obesity. https://www.who.int/health-topics/obesity#tab=tab_1 (Abgerufen am 19.03.25).

Yelverton, C.A., Geraghty, A.A., O'Brien, E.C., Killeen, S.L., Horan, M.K., Donnelly, J.M., Larkin, E., Mehegan, J. & McAuliffe, F.M. (2021). Breastfeeding and maternal eating behaviours are associated with child eating behaviours: findings from the ROLO Kids Study. Eur J Clin Nutr., 75(4):670–679.

4.2 Mobilität im Alltag schwangerer Frauen und junger Familien

Franziska Baar

Dieses Kapitel zeigt Möglichkeiten auf, wie Hebammen im Rahmen der Begleitung während Schwangerschaft, Geburt und Wochenbett durch Beratung zu klimafreundlicher und gesundheitsförderlicher Mobilität einen Beitrag zur Stärkung von Gesundheitsbewusstsein und nachhaltigem Verhalten bei Familien leisten können.

4.2.1 Einführung

Betrachtet man den Lebenslauf eines Menschen unter Gesichtspunkten der Mobilitätsforschung, so ist die Geburt eines Kindes eine Umbruchsituation, die zu einer Veränderung des Mobilitätsverhaltens führt (Busch-Geertsema et al., 2014). Der Alltag muss neu organisiert, Unterhalts- und Freizeitaktivitäten müssen strukturiert und die Mobilität vor allem an die gesundheitlichen und organisatorischen Bedürfnisse von Mutter und Kind angepasst werden (Lanzendorf, 2010).

Werden diese veränderten Mobilitätsbedürfnisse in einen gesamtgesellschaftlichen Kontext gesetzt, lässt sich die Klimaproblematik nicht ausblenden: Der Verkehr trägt aufgrund seines Energieverbrauchs und der Emissionen zum Klimawandel bei. Beinahe 30 % des Endenergieverbrauchs in Deutschland entfallen auf den Verkehr (BMUV – Bundesministerium für Umwelt, Naturschutz, nukleare Sicherheit und Verbraucherschutz, 2016). Die Auswirkungen des motorisierten Individualverkehrs sind heute schon zu spüren: Respiratorische und kardiovaskuläre Erkrankungen durch die Schadstoffbelastung, als indirekter Effekt außerdem Übergewicht durch Inaktivität (Giles-Corti et al., 2010). Eine vielversprechende Maßnahme für die Verkehrswende kann der Umstieg vom Personenkraftwagen (PKW) auf andere Mobilitätskonzepte sein, die mehr öffentlichen Verkehr (ÖV) sowie Fuß- und Fahrradverkehr beinhalten.

4.2.2 Individualverkehr, öffentlicher Verkehr und die Verkehrswende

Die zwei großen Bereiche der alltäglichen Mobilität sind der Individualverkehr und der ÖPNV. Zum Individualverkehr zählen der Fahrrad- und Fußverkehr sowie private motorisierte Fahrzeuge wie PKW, Motorräder und Roller (motorisierter Individualverkehr, MIV). Im Gegensatz dazu ist der ÖV für alle Menschen zugänglich und wird mit Verkehrsmitteln auf der Straße und auf Schienen wie Bussen, Straßenbahnen und Zügen betrieben. Der ÖPNV umfasst Strecken bis zu 50 Kilometer bzw. eine Stunde Fahrtdauer und ist Teil der Daseinsvorsorge, wie etwa die Versorgung mit Strom und Gas (Resch, 2015.). Verkehrsmittel im ÖPNV stoßen je Personenkilometer über 50 % weniger Treibhausgas- und Feinstaub-Emissionen aus, als es bei der Nutzung eines

PKW der Fall ist (VDV, 2019). Daher sind sie eine klimafreundlichere Alternative zum MIV. In den kommenden Jahren wird die Mobilität in Deutschland von dem Begriff der Verkehrswende bestimmt, die drei Bereiche umfasst (Agora Verkehrswende, 2017; Manderscheid, 2020):

- Antriebs- oder Energiewende: Effizienter Einsatz der zur Verfügung stehenden Energie mit alternativen Antriebstechnologien (z. B. Elektro- oder Brennstoffzellenantrieb).
- Verkehrswende: Reduzierung des Besitzes privater PKW durch das Angebot anderer Verkehrsmodi.
- Mobilitätswende: Veränderung der physischen Bewegungen von Personen mithilfe u. a. virtueller Mobilität sowie Siedlungs- und Sozialpolitik.

Die Verkehrswende kann also nur durch eine integrative Strategie erreicht werden, die den MIV reduziert, den ÖPNV attraktiver gestaltet und innovative Mobilitätslösungen fördert.

4.2.3 Mobilitätsherausforderungen für Schwangere und junge Familien

Die Geburt eines Kindes und die Zeit zuvor und danach sind mit einigen Veränderungen in der Mobilität für Mütter und junge Familien verbunden. Insbesondere ändern sich die Mobilitätsmuster, d. h. die Verkettung der Wege und die Komplexität der Touren. Diese Komplexität ist bei Frauen höher als bei Männern, besonders hoch ist sie bei Müttern. Das gilt u. a. für erwerbstätige Frauen mit kleinen oder heranwachsenden Kindern und Alleinerziehende, unabhängig davon, ob sie erwerbstätig sind (Scambor, 2016; Scheiner & Holz-Rau, 2017). Diese Wege zeigen, dass Mütter häufiger als Väter Orte mit Reproduktionsbezug wie Kinderbetreuungseinrichtungen, Spielplätze, Einkaufsläden etc. ansteuern. Bei Männern wiederum bleibt das Mobilitätsmuster auch mit Kindern nahezu gleich und ist weniger komplex, verbindet weniger Orte und hängt zumeist mit der Erwerbsarbeit zusammen. Sehr wenige Väter weisen reproduktionsorientierte Mobilitätsmuster auf (Scambor, 2016). Das private Auto ist für viele junge Familien eine Antwort auf die komplexen Wege und wechselnden Mobilitätsbedürfnisse im Alltag mit Kind und wird somit häufig um die Zeit der Geburt angeschafft (BMVI, 2015; Lanzendorf, 2010). In städtischen Gebieten ist der ÖPNV eine funktionierende Alternative zu einem eigenen PKW und wird von Familien häufig genutzt. In ländlicheren Gegenden zeigt sich durch die meist schlechte Taktung der Fahrten stattdessen eine gesteigerte Nutzung des Autos (BMVI, 2015).

Um das Ereignis der Geburt herum mehren sich auch die Wege, die zu Fuß zurückgelegt werden. Die Fußwege mit Kinderwagen ersetzen häufig das Fahrrad, mit dem die Frauen zuvor unterwegs waren (BMVI, 2015; Eberhardt & Gering, 2020). Das Fahrrad wird bereits in der Schwangerschaft weniger genutzt, u. a. wegen körperlicher Veränderungen, wegen des Rates von medizinischem Personal oder der Familie und Freund:

innen (Eberhardt & Gering, 2020). Auch nach der Geburt bleibt das Rad häufig stehen, Gründe sind etwa folgende (Eberhardt & Gering, 2020): Ängste der Mütter vor negativem Einfluss auf die Wundheilung, die Anstrengung beim Fahrradfahren, Angst vor Unfällen, Bedenken, dass das Kind zu klein für die Mitfahrt sein könnte, die Anschaffung eines Lastenrades ist aus finanziellen Gründen nicht möglich, der mangelnde Ausbau des Radwegenetzes sowie fehlende Abstellmöglichkeiten von Anhänger oder Lastenrad. Um diesen Mobilitätsherausforderungen gerecht zu werden, ist es essenziell, die Verkehrswende mit sicheren, zugänglichen und familienfreundlichen Verkehrsoptionen zu gestalten.

4.2.4 Aktuelle Entwicklungen im Bereich Mobilität

Die Mobilität in Deutschland befindet sich gegenwärtig in einem Prozess strukturellen Wandels vor dem Hintergrund der gesellschaftlichen Entwicklungen (u. a. Urbanisierung, demografischer Wandel, Individualisierung, Digitalisierung, Nachhaltigkeit, Rückgang des „Auto-Besitz-Kultes") (Friesendorf & Uedelhoven, 2021; Zwiers et al., 2021). Daraus ergeben sich Fortschritte u. a. in den Bereichen Radfahren, Shared Mobility, Bedarfsverkehr und Intermodalität (Polst et al., 2022; Zwiers et al., 2021). Die relevanten Entwicklungen werden im Folgenden kurz vorgestellt und für die Zielgruppe mit Beispielen eingeordnet.

Bike Renaissance: Seit gut 20 Jahren ist die Bedeutung des Fahrrads stark gestiegen, mehr und weitere Strecken werden damit zurückgelegt; Zuwachs und Beliebtheit sind größer als bei allen anderen Verkehrsmitteln. Auch hier zeigt sich die Stadt-Land-Schere: Die Fahrradnutzung ist in den Städten deutlich gestiegen, auf dem Land dagegen abgeflaut. Pedelecs und E-Bikes könnten in ländlichen Regionen für eine höhere Mobilität i. S. der Verkehrswende sorgen (Agora Verkehrswende, 2020). Wichtig sind daher Informationen und Beratung zum Thema Radfahren, um körperliche und organisatorische Unsicherheiten auszuräumen (Eberhardt & Gering, 2020).

Informationen über das Fahrradfahren – schwanger oder mit Kind von Fahrrad & Familie e.V.: https://www.radfahren-mit-baby.de/

Shared Mobility: Der vorübergehende Bedarf an Verkehrsmitteln wie PKW oder Lastenräder muss nicht zwangsläufig mit dem Kauf eines eigenen Fahrzeugs einhergehen. Gemeinsam genutzte Verkehrsmittel können eine günstigere Alternative darstellen. Beim stationsbasierten Carsharing werden die Fahrzeuge an festen Stationen gebucht und wieder dorthin zurückgebracht. Beim Freefloating Carsharing sind die spontan buchbaren Fahrzeuge frei über das Geschäftsgebiet des Anbieters verteilt und können auf öffentlichen Parkplätzen abgestellt werden. Beim privaten Carsharing organisieren Privatpersonen über online-Plattformen die gemeinsame Nutzung von PKWs, die üblicherweise stationsbasiert verliehen werden (Riegler et al., 2016).

Neben den Autos können auch Fahrräder oder Lastenräder privat, stationsbasiert oder im Freefloating-System gemeinsam genutzt werden (Doll et al., 2019).

Städteliste Lastenradverleih: https://www.cargobike.jetzt/lastenrad-sharing-staedteliste/

Stadtmobil Carsharing, stationsbasiert: https://www.stadtmobil.de/

Kindersitzvermietung: https://www.nomadi.de/collections/kindersitze oder https://strollme.com/de/produkte/kategorien/unterwegs/babyschalen-kindersitze

On-Demand-Verkehr: Damit der straßengebundene ÖPNV stärker nachfrageorientiert auf individuelle Bedürfnisse der Fahrgäste eingehen kann, wird der Bedarfs- oder On-Demand-Verkehr gefördert (Agora Verkehrswende, 2017; Doll et al., 2019). Dieser entspricht einer Variante des öffentlichen Linienverkehrs und wird insbesondere dort eingesetzt, wo bestehende Fahrzeuge wenig oder volatil nachgefragt werden. Die Fahrten werden nur durchgeführt, wenn sie bestellt wurden. Bedarfsverkehre werden teils mit Fahrplan angeboten, auf bestimmten Routen und nach einem festgesetzten Plan, teils ohne Fahrplan, sodass lediglich das Gebiet und der Betriebszeitraum festgelegt sind (Doll et al., 2019). Im ländlichen Raum und in Randzonen werden insbesondere Anruf- oder Bürger-Busse im Linienbedarfsverkehr eingesetzt (Ritzer-Angerer, 2021).

Kostenloses Anhalter- und Zusteigersystem HÖRI-MIT: http://hoeri-mit.de/hoeri-mit/

Intermodalität und Mobility-as-a-Service (MaaS): Für einige Strecken kann eine intermodale Nutzung von Verkehrsmitteln sinnvoll sein. Intermodalität bedeutet, dass unterschiedliche Verkehrsmittel innerhalb eines Weges genutzt werden (Graf, 2025). MaaS soll diese intermodalen Wege abbild- und buchbar machen. Die Idee ist, dass die verschiedenen Dienste mitsamt Verkehrsmitteln der gesamten Reisekette von der Reiseplanung über die Buchung, das Parken, die Bezahlung bis hin zum Ticketing über ein Buchungssystem – i. d. R. eine App – abgewickelt werden können (Eiza et al., 2020; Jittrapirom et al., 2017; Ruhrort et al., 2019). MaaS steht in Deutschland noch ganz am Anfang, Beispiele gibt es in geringem Umfang:

BVG Jelbi: Mobilitäts-App für den ÖPNV und Sharing-Angebote in Berlin

HVV Switch: Mobilitätsangebote Hamburgs in einer App – Fahrzeuge mieten, ÖPNV-Tickets kaufen, Verbindungen abrufen

Weiterführende Informationen

Einige Städte bzw. Länder bieten Webseiten mit Informationen über Mobilitätsangebote, die sich mit den Bedürfnissen von Familien mit Babys auseinandersetzen:

Mobilität mit Baby in Baden-Württemberg: https://www.neue-mobilitaet-bw.de/mobabylity?gad_source=5&gclid=EAIaIQobChMIxOnpioK4iAMV6adoCR096S7fEAAYASAAEgLmMfD_BwE#bestellen

Go Family München: https://muenchenunterwegs.de/gofamily

4.2.5 Co-Benefits einer nachhaltigen Mobilität

Die Nutzung von nachhaltigeren Verkehrsmitteln bringt nicht nur Vorteile für das Klima mit sich, sondern hat auch einen positiven Effekt auf die Menschen (vgl. Kapitel 3.2). Die größten Auswirkungen auf die Reduzierung von Treibhausgasen und gesundheitliche Co-Benefits verspricht eine Kombination aus drei Maßnahmen (Wabnitz et al., 2024):

- häufigere Nutzung des ÖV,
- vermehrter aktiver Transport (Fuß-, Rad- und anderer, nicht motorisierter Verkehr),
- verringerte Nutzung von privaten PKWs.

Die Co-Benefits mit ihren jeweiligen für die Zielgruppe relevanten direkten und indirekten Gesundheitseffekten sind in Tabelle 6 aufgeführt[1]. Die Nutzung des ÖPNV vereint dabei die Vorteile von aktiver Fortbewegung und verringerter Nutzung des PKWs.

Tabelle 6: Benefits und Co-Benefits nachhaltiger Mobilität (Quelle: Bassett et al., 2008; DiPietro et al., 2019; Froböse & Wallmann-Sperlich, 2023; Giles-Corti et al., 2010; Marquez et al., 2020; Quam et al., 2017; Wabnitz et al., 2024; WHO, 2023).

Co-Benefits	Direkte Gesundheitseffekte	Indirekte Gesundheitseffekte
Aktive Bewegung und Nutzung von ÖPNV	Grundsätzlich: - Geringeres Risiko für Übergewicht (Bassett et al., 2008) - Höheres psychisches Wohlbefinden (Marquez et al., 2020) - Positive Effekte für den Bewegungsapparat, das Herz-Kreislauf-System, den Stoffwechsel, Immun- und Nervensystem (Froböse & Wallmann-Sperlich, 2023) In der Schwangerschaft (DiPietro et al., 2019) - Reduktion des Risikos einer übermäßigen Gewichtszunahme in der Schwangerschaft - Reduktion des Risikos von Schwangerschaftsdiabetes	

---

[1] Die Effekte der aktiven Bewegung setzen laut DiPietro et al. (2019) eine moderate aerobe körperliche Aktivität von 150 bis 300 Minuten pro Woche voraus.

Tabelle 6 (fortgesetzt)

Co-Benefits	Direkte Gesundheitseffekte		Indirekte Gesundheitseffekte
	–	Reduktion des Risikos von Symptomen einer postpartalen Depression	– Reduktion von Treibhausgasemissionen
	–	Geringeres Risiko von Präeklampsie und Schwangerschaftshypertonie	– Reduktion der Luftverschmutzung
	–	Geringeres Risiko für vorgeburtliche Angst und depressive Symptome	– Reduktion der Lärmbelastung
Verringerung der PKW-Nutzung und Geschwindigkeitsreduzierung	–	Reduzierung von Unfalltoten und Schwerstverletzten (Quam et al., 2017)	(Giles-Corti et al., 2010; Quam et al., 2017; Wabnitz et al., 2024)
	–	Verringerung des Risikos für Lungenkrankheiten wie etwa die chronisch obstruktive Lungenkrankheit, Lungenkrebs, Asthma durch verminderte Feinstaubbelastung (WHO, 2023)	
	–	Reduzierung des Risikos für chronische Herz-Kreislauf-Erkrankungen und Schlaganfälle durch verminderte Feinstaubbelastung (WHO, 2023)	

Der Bereich des aktiven Transports ist der einzige, der aufgrund der erhöhten Unfallgefahr auch negative Folgen aufweisen kann (Wabnitz et al., 2024). Je nach Modellierung nimmt die Zahl der Verletzungen und tödlichen Unfälle beim Radfahren zu oder ab. Bekannt ist anhand tatsächlich erhobener Zahlen, dass in Ländern mit weit verbreitetem Radverkehr eine wesentlich geringere Zahl an Verkehrstoten verzeichnet wird als in Ländern, in denen wenig Rad gefahren wird (Quam et al., 2017). Aktiver Transport reduziert also Treibhausgasemissionen, erhöht die körperliche Aktivität sowie die Sicherheit im Verkehr, sodass insgesamt positive Netto-Gesundheitsergebnisse zu erwarten sind (Quam et al., 2017).

4.2.6 Resümee

Im Kontext der Planetary Health erfordert nachhaltige Mobilität für Schwangere und junge Familien innovative Ansätze, die die komplexen Mobilitätsmuster anerkennen und einbeziehen, die Gesundheit und das Wohlbefinden der Menschen fördern und die Umwelt schonen. Dies schließt die Schaffung sicherer, emissionsarmer Verkehrsnetze und familienfreundliche Infrastrukturen ein, um eine lebenswerte und gesunde Zukunft für kommende Generationen zu gewährleisten. Zuvorderst ist dies die Aufgabe von Regierungen, die die Verkehrspolitik steuern. Die Angebote, die bereits vorhanden sind, auch tatsächlich zu nutzen, ist dagegen die Aufgabe jeder einzelnen Person – auch wenn dies zunächst ein Umdenken und Umorganisieren der täglichen Wege bedeuten kann. Die Vorteile sowohl für den einzelnen Menschen als auch die Planetary Health sind unumstritten positiv.

Literatur

Agora Verkehrswende (2017). Mit der Verkehrswende die Mobilität von morgen sichern: 12 Thesen zur Verkehrswende. https://www.agora-verkehrswende.de/fileadmin/Projekte/2017/12_Thesen/Agora-Verkehrswende-12-Thesen_WEB.pdf (Abgerufen am 06.06.25).

Agora Verkehrswende (2020). Baustellen der Mobilitätswende: Wie sich die Menschen in Deutschland fortbewegen und was das für die Verkehrspolitik bedeutet. https://www.agora-verkehrswende.de/veroeffentlichungen/baustellen-der-mobilitaetswende (Abgerufen am 06.06.25).

Bassett, D. R., Pucher, J., Buehler, R., Thompson, D. L. & Crouter, S. E. (2008). Walking, cycling, and obesity rates in Europe, North America, and Australia. Journal of physical activity & health, 5(6), 795–814.

BMUV (2016). Klimaschutzplan 2050: Klimaschutzpolitische Grundsätze und Ziele der Bundesregierung. Bundesministerium für Umwelt, Naturschutz und nukleare Sicherheit. https://www.bmwk.de/Redaktion/DE/Publikationen/Industrie/klimaschutzplan-2050.pdf?__blob=publicationFile&v=1 (Abgerufen am 06.06.25).

BMV (2015). Familienmobilität im Alltag: Herausforderungen und Handlungsempfehlungen. https://www.bmv.de/SharedDocs/DE/Publikationen/G/familienmobilitaet-im-alltag-schlussbericht.html?editorSupport=true%3FresourceId%3D14470%3FresourceId%3D14470%3FresourceId%3D14470%3FresourceId%3D452902%3FresourceId%3D14470%3FpageLocale%3Dde%3FresourceId%3D14470%3FpageLocale%3Dde (Abgerufen am 06.06.25).

Busch-Geertsema, A., Lanzendorf, M., Müggenburg, H. & Wilde, M. (2014). Mobilitätsforschung aus nachfrageorientierter Perspektive: Theorien, Erkenntnisse und Dynamiken des Verkehrshandelns. In W. Canzler, A. Knie & O. Schwedes (Hrsg.), Handbuch Verkehrspolitik (Bd. 30, S. 1–21). Springer Fachmedien Wiesbaden.

DiPietro, L., Evenson,K.R., Bloodgood, B., Sprow, K., Troiano, R. P., Piercy, K. L., Vaux-Bjerke, A. & Powell, K. E. (2019). Benefits of Physical Activity during Pregnancy and Postpartum: An Umbrella Review. Medicine and science in sports and exercise, 51(6), 1292.

Doll, C., Krauß, K., Luchmann, I., Niemeier, E. & Quante, N. (2019). Verlagerungswirkungen und Umwelteffekte veränderter Mobilitätskonzepte im Personenverkehr: Wissenschaftliche Beratung des BMVI zur Mobilitäts- und Kraftstoffstrategie. Bundesministerium für Verkehr und digitale Infrastruktur, PTV Group, Fraunhofer ISI, M-FIVE. https://publica.fraunhofer.de/entities/publication/27b3627e-3352-4806-9ce3-492e7868ee37 (Abgerufen am 06.06.25).

Eberhardt, H. & Gering, A. (2020). Mobil sein nach der Geburt eines Kindes – Erkenntnisse aus einem praxisnahen Forschungsprojekt. In A. Appel (Hrsg.), Studien zur Mobilitäts- undVerkehrsforschung. Mobilität, Erreichbarkeit, Raum: (selbst-)kritische Perspektiven aus Wissenschaft und Praxis (Bd. 64, S. 201–219). Springer VS.

Eiza, M., Cao, Y. & Xu, L. (2020). Toward Sustainable and Economic Smart Mobility. World Scientific (Europe).

Friesendorf, C. & Uedelhoven, L. (2021). Mobility in Germany. Springer International Publishing. https://link.springer.com/content/pdf/10.1007/978-3-030-71849-7.pdf (Abgerufen am 06.06.25).

Froböse, I. & Wallmann-Sperlich, B. (2023). Der DKV-Report 2023: Wie gesund lebt Deutschland? Deutsche Sporthochschule Köln. https://www.dkv.com/downloads/DKV-Report-2023.pdf (Abgerufen am 06.06.25).

Giles-Corti, B., Foster, S., Shilton, T. & Falconer, R. (2010). The co-benefits for health of investing in active transportation. New South Wales public health bulletin, 21(5–6), 122–127.

Graf, A. (2025). Zentrale Begriffe und Einführung in den Untersuchungsgegenstand. In A. Graf (Hrsg.), Studien zur Mobilitäts- und Verkehrsforschung. Akzeptanz multimodaler Mobilität (S. 7–28). Springer Fachmedien Wiesbaden.

Jittrapirom, P., Caiati, V., Feneri, A.-M., Ebrahimigharehbaghi, S., González, M. J. A. & Narayan, J. (2017). Mobility as a Service: A Critical Review of Definitions, Assessments of Schemes, and Key Challenges. Urban Planning, 2(2), 13–25.

Lanzendorf, M. (2010). Key Events and Their Effect on Mobility Biographies: The Case of Childbirth. International Journal of Sustainable Transportation, 4(5), 272–292.

Manderscheid, K. (2020). Antriebs-, Verkehrs- oder Mobilitätswende? In A. Brunnengräber & T. Haas (Hrsg.), Baustelle Elektromobilität (S. 37–68). Transcript Verlag.

Marquez, D. X., Aguiñaga, S., Vásquez, P. M., Conroy, D. E., Erickson, K. I., Hillman, C., Stillman, C. M., Ballard, R. M., Sheppard, B. B., Petruzzello, S. J., King, A. C. & Powell, K. E. (2020). A systematic review of physical activity and quality of life and well-being. Translational behavioral medicine, 10(5), 1098–1109.

Polst, S., Mennig, P., Schmitt, A. & Scholz, K. (Februar 2022). Mobilitätswende 2030 – Vom Linienbus zur öffentlichen Mobilität der Zukunft. Fraunhofer-Institut für Experimentelles Software Engineering IESE. file:///C:/Users/Oberle/Downloads/smart-region-mobilitaetswende-2030-fraunhofer-iese.pdf (Abgerufen am 06.06.25).

Quam, V. G. M., Rocklöv, J., Quam, M. B. M. & Lucas, R. A. I. (2017). Assessing Greenhouse Gas Emissions and Health Co-Benefits: A Structured Review of Lifestyle-Related Climate Change Mitigation Strategies. International journal of environmental research and public health, 14(5).

Resch, H. (2015). Branchenanalyse: Zukunft des ÖPNV.: Entwicklungstendenzen und Chancen, Studie der Hans-Böckler-Stiftung, No. 302. Hans-Böckler-Stiftung. https://www.boeckler.de/de/faust-detail.htm?produkt=HBS-006202 (Abgerufen am 06.06.25).

Riegler, S., Juschten, M., Hössinger, R., Gerike, R., Rößger, L., Schlag, B., Manz, W., Rentschler, C. & Kopp, J. (2016). CarSharing 2025 – Nische oder Mainstream? Universität für Bodenkultur Wien, Institut für Verkehrswesen; Technische Universität Dresden, Lehrstuhl für Verkehrspsychologie; Inovaplan GmbH. https://www.researchgate.net/publication/310448303_CarSharing_2025_-_Nische_oder_Mainstream (Abgerufen am 06.06.25).

Ritzer-Angerer, P. (2021). Sharing Economy trifft ÖPNV – das neue Personenbeförderungsgesetz. Wirtschaftsdienst, 101(10), 789–794.

Ruhrort, L., Canzler, W. & Knie, A. (April 2019). Autonomes Fahren im Öffentlichen Verkehr: Chancen, Risiken und politischer Handlungsbedarf. https://www.gruene-hamburg.de/wp-content/uploads/2019/04/Autonomes_Fahren_Gutachten_030419.pdf (Abgerufen am 06.06.25).

Scambor, E. (2016). Die intersektionelle Stadt. Geschlecht, Migration und Milieu als Achsen der Ungleichheit einer Stadt. In M. Behrens, W.-D. Bukow, K. Cudak & C. Strünck (Hrsg.).

SpringerLink Bücher. Inclusive City: Überlegungen zum gegenwärtigen Verhältnis von Mobilität und Diversität in der Stadtgesellschaft (1. Aufl. 2016, Bd. 6, S. 79–95).

Scheiner, J. & Holz-Rau, C. (2017). Women's complex daily lives: a gendered look at trip chaining and activity pattern entropy in Germany. Transportation, 44(1), 117–138.

VDV. (2019, 29. April). VDV-Statistik 2018. https://www.vdv.de/statistik-jahresbericht.aspx (Abgerufen am 06.06.25).

Wabnitz, K., Ende, M. & Haar, A. von der. (2024). Evidenzsynthese zu Co-Benefits: Eine Aufarbeitung der aktuellen wissenschaftlichen Evidenz. https://cphp-berlin.de/evidenzsynthese-zu-co-benefits-eine-aufarbeitung-der-aktuellen-wissenschaftlichen-evidenz/ (Abgerufen am 06.06.25).

WHO (2023). Achieving health benefits from carbon reductions: Manual for the climate change mitigation, air quality and health tool. WHO. https://www.who.int/europe/publications/i/item/9789289060196 (Abgerufen am 06.06.25).

Zwiers, J., Büttner, L., Behrendt, S., Kollosche, I., Scherf, C., Mader, S. & Schade, W. (2021). Wandel des öffentlichen Verkehrs in Deutschland: Veränderung der Wertschöpfungsstrukturen durch neue Mobilitätsdienstleistungen. Eine Transformationsanalyse aus der Multi-Level-Perspektive. Study der Hans-Böckler-Stiftung (Nr. 451). http://hdl.handle.net/10419/229192 (Abgerufen am 06.06.25).

4.3 Schutzmaßnahmen – Hitze-, Katastrophenschutz und Schutz vor Infektionen

Hannah Lintener, Annika Hieronimi, Anne Marie Pöpper, Stephan Böse-O'Reilly

Der Klimawandel und seine Folgen erfordern rund um die Hebammenprofession umsetzbare und evidenzbasierte Schutzmaßnahmen (vgl. Kapitel 2). Im vorliegenden Kapitel werden Maßnahmen zum Schutz vor Hitze, Katastrophen und klimasensiblen Infektionen grundsätzlich aufgezeigt. Als Zielgruppen gelten hier Personen während der reproduktiven Phase, Schwangerschaft, Peripartal- sowie Postpartalzeit sowie Ungeborene, Neugeborene und Säuglinge.

4.3.1 Hitzeschutz

Extreme Hitze stellt ein ernstzunehmendes Gesundheitsrisiko über verschiedene Phasen der Reproduktion hinweg dar. Hebammen stehen aufgrund ihrer zentralen Bedeutung im Leben der genannten Zielgruppen in einer einzigartigen Position, um auf Hitzeschutz auf verschiedenen Ebenen hinzuwirken (Holzinger & Schleußner, 2023) (vgl. Kapitel 1.3, 2.1, 6.2 und 7.1). Bedingt durch Co-Benefits in der Prävention von Gesundheitsrisiken durch Hitze, UV-Strahlung und Luftverschmutzung empfiehlt es sich, diese Belastungen auch in allgemeinen Maßnahmen zu berücksichtigen (Straff & Mücke, 2017).

Handlungsfelder des Hitzeschutzes
Handlungsfelder für Hitzeschutzmaßnahmen ergeben sich dabei auf der Ebene politischer und struktureller Maßnahmen, infrastruktureller Maßnahmen, der Resilienz im Gesundheitssystem sowie der individuellen Verhaltensadaption (Chersich et al., 2023) (vgl. Abbildung 5). Die Rolle von Hebammen in diesen Handlungsfeldern wird im Folgenden erläutert.

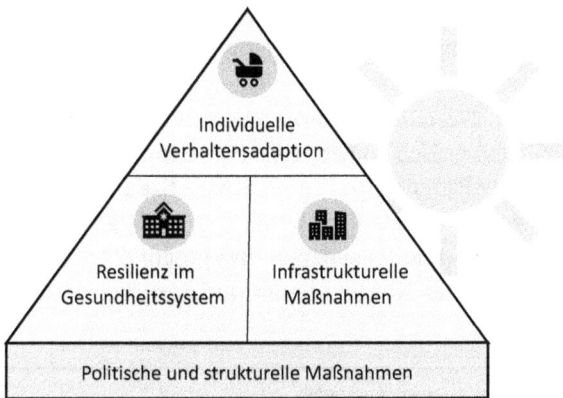

Abbildung 5: Handlungsfelder der Hitzeschutzmaßnahmen (Quelle: adaptiert und übersetzt nach Chersich et al., 2023).

Politische und strukturelle Maßnahmen

Politische und strukturelle Maßnahmen bilden die Grundlage für Hitzeschutz (Chersich et al., 2023). In Deutschland werden auf Basis politischer Willensbildung sowie nationaler Handlungsempfehlungen strukturelle Maßnahmen in Form von Klimaanpassungs- oder Hitzeaktionsplänen (HAP) auf föderaler sowie vorwiegend kommunaler Ebene implementiert (Janson et al., 2023; Straff & Mücke, 2017). Trotz der Empfehlung, Schwangere und Kinder als Risikogruppe zu berücksichtigen, besteht derzeit noch ein Mangel an evidenzbasierten, zielgruppenspezifischen Anpassungsmaßnahmen und deren Evaluation (Bhandari et al., 2024; Eichinger et al., 2023). Hier können Hebammen individuell, in Berufsverbänden oder partizipativen Verfahren Einfluss auf politische oder soziale Prozesse nehmen (Holzinger & Schleußner, 2023) (vgl. Kapitel 7.1).

Infrastrukturelle Maßnahmen

Zum Schutz der genannten Zielgruppen innerhalb ihrer Lebenswelten sind infrastrukturelle Anpassungen an Hitze unverzichtbar (Bhandari et al., 2024). Maßnahmen in diesem Bereich können beispielsweise die Reduktion innerstädtischen Verkehrs oder den Rückbau von Hitzeinseln, beispielsweise durch Begrünung einschließen (Bhandari et al., 2024; Holzinger & Schleußner, 2023). Die Wirksamkeit bestimmter urbaner Grünflächen wurde bereits hinsichtlich kühlender Effekte und positiver Auswirkungen auf die Gesundheit evaluiert (Iungman et al., 2023). Hebammen können auch hier gesellschaftspolitisch auf gesündere Lebenswelten für die Zielgruppen ihrer professionellen Tätigkeit hinwirken (vgl. Kapitel 7.1).

Resilienz im Gesundheitssystem

Als eine der zentralen Anlaufstellen für die genannten Zielgruppen können Hebammen berufspolitisch die Transformation zu einem hitzeresilienten Gesundheitssystem vorantreiben (Holzinger & Schleußner, 2023). Neben Maßnahmen zum Schutz der Patient:innen bedarf es auch des Schutzes der Hebammen selbst (vgl. Kapitel 7.1).

Dabei gilt es, besonders vulnerable Patient:innen zu berücksichtigen – Faktoren einer Risikoschwangerschaft können die Hitzevulnerabilität z. B. erhöhen. Im Hitzemanual des Berufsverbands der Kinder- und Jugendärzte (BVKJ) befindet sich eine Liste an zusätzlichen Risikofaktoren unter Neugeborenen und Säuglingen (BVKJ et al., 2024).

⚡ Hitzeanpassung im Praxisalltag (Bhandari et al., 2024; BVKJ et al., 2024):
- Anmeldung zum E-Mail-Newsletter „Hitzewarnungen" des Deutschen Wetterdienstes (DWD, 2025).
- Warnungen auf der Warn-Wetter-App des DWD und Luftqualität-App des Umweltbundesamts (UBA) aktivieren. UV-Index des DWD (DWD, 2024) prüfen. Patient:innen darauf aufmerksam machen.
- Auf Hitzeservice-Portal (www.hitzeservice.de) des BMGs über bestehende HAP mit Maßnahmen für Zielgruppen informieren.
- Falls vorhanden: HAP aktivieren.
- Sprechzeiten zu kühleren Tageszeiten für besonders vulnerable Patient:innen anbieten.
- Falls möglich, keine anstrengenden therapeutischen oder diagnostischen Maßnahmen an Tagen mit Hitzewarnung durchführen.
- Praxisteam in Pläne und Organisation für Hitzetage einbeziehen.
- Praxisräume kühl halten, feste Pläne für Lüftung und Verschattung zur Verfügung haben.
- Im Wartezimmer Wasser, Wassersprays oder kühle Tücher anbieten.

Individuelle Verhaltensadaption

Ein zentrales Handlungsfeld der Hitzeschutzmaßnahmen bildet die individuelle Verhaltensadaptation (Chersich et al., 2023). Hierbei können Hebammen neben Angehörigen anderer Professionen durch Aufklärung der betreffenden Zielgruppen ein erhöhtes Risikobewusstsein anregen und Verhaltensanpassungen fördern (Holzinger & Schleußner, 2023).

Allgemeine Verhaltensempfehlungen bei Hitze werden beispielsweise regelmäßig aktualisiert seitens der WHO, auf dem Hitzeservice-Portal des BMG oder dem Klima-Mensch-Gesundheit-Portal des BIöG herausgegeben. Spezifisch an Schwangere, Neugeborene oder Säuglinge gerichtete Informationen existieren im deutschsprachigen Raum u. a. vom DHV oder Midwives for Future (DHV & Midwives for Future, 2024a, 2024 b; Midwives for Future, 2024).

Praktische Verhaltenstipps bei Hitze für spezifische Zielgruppen

Die folgenden Ausführungen beziehen sich auf Veröffentlichungen von BZgA, 2024; DHV & Midwives for Future, 2024a, 2024b; Heazell et al., 2018; Midwives for Future, 2024; WHO, 2024b:

Zielgruppe: Neugeborene und Säuglinge (vgl. Kapitel 6.2)

(1) Neugeborene und Säuglinge möglichst im Schatten halten (inkl. Schutz vor reflektierter UV-Strahlung):

– Den Kopf bedecken, etwa durch einen breiten Sonnenhut, der Nacken, Ohren und das Gesicht (inkl. Augenpartie) beschattet.

– Die Haut mit möglichst langer, atmungsaktiver Kleidung mit dicht gewebtem Stoff (z. B. Leinen) bedecken.

– Sonnencreme in den ersten Lebensmonaten vermeiden, später nach Absprache.

– Vitamin D Prophylaxe entsprechend den Empfehlungen auch in den Sommermonaten beachten (kinderärztliche Absprache).

(2) Stillen und Füttern bei Hitze:

– Brust oder Flasche häufiger als sonst anbieten.

– Selbst ausreichend trinken.

(3) Unterwegs sein:

– In Kinderwägen, Babyschale sowie geschlossenen Transportmitteln drohen gesundheitsbedrohliche Hitzestaus.

– Tragen (z. B. im Tragetuch) für bessere Kontrolle über das Wohlergehen des Kindes.

– Bestehen auf funktionierender Kühlung und Belüftung. Das bedeutet in besonderen Fällen: Absage von Vorhaben oder Reisen oder das Verlassen von Transportmitteln.

– Kinder niemals allein in geschlossenen Autos lassen, Lebensgefahr!

(4) Beobachtung der Säuglinge:

– Anzeichen für einen Hitze-Notfall: rote und erhitzte Haut, fehlende bzw. verzögerte Reaktion auf Berührung oder Ansprache, Erbrechen, ungewöhnliche Laute oder Jammern, eingesunkene Fontanellen, intensiv riechender und dunkler Urin.

– Maßnahmen bei Anzeichen für einen Hitze-Notfall: Säugling sofort in kühlen Raum bringen, kühle (nicht kalte!) Tücher auf Kopf und Extremitäten legen, Stillen bzw. Muttermilchersatznahrung anbieten.

– Ärztliche Versorgung veranlassen, falls der Säugling nicht trinkt und zum normalen Verhalten zurückkehrt.

Zielgruppe: Erwachsene (einschl. medizinischer Fachkräfte, vgl. Kapitel 4.4, 5.3 und 7.1)

– Informieren über Warnsituationen (vgl. Empfehlungen für mobile Anwendungen).

– Klimasensible Tagesplanung durch Verlagern von Aktivitäten auf mildere Morgen- oder Abendstunden.

- Planen regelmäßiger Kühl- und Trinkpausen (z. B. kühlen Waschlappen auf Handgelenke, Aufenthalt im kühlsten oder klimatisierten Raum). Einige Kommunen stellen in HAP „Kühle Orte Karten" bereit (Hitzeservice-Portal des BMG).
- Schlafen im kühlsten Raum und adäquates Lüften in den Morgen- und Abendstunden sowie Verdunkeln am Tag, idealerweise Klimatisierung.
- Leichte, atmungsaktive Kleidung, Kopfbedeckung, Sonnenbrille und Sonnencreme (Lichtschutzfaktor nach Empfehlung des Bundesamtes für Strahlenschutz (BfS) und UV-Exposition).
- An Tagen mit hoher Luftverschmutzung tagsüber Fenster schließen (idealerweise Ergänzung mit Luftreiniger im Zimmer) und Reduktion von Aktivitäten im Freien.

Zielgruppe: Schwangere
- Tagsüber möglichst innen oder im Schatten aufhalten, körperliche Anstrengung vermeiden.
- Zur Durchblutungsförderung des Fötus auf der linken Seite liegen.
- Auf eigenes Wohlbefinden sowie die Kindsbewegungen achten.

4.3.2 Katastrophenschutz

Die Auswirkungen von Katastrophen auf die Gesundheit von Müttern und ihren Kindern sind komplex und vielfältig. Abhängig von der Art der erlebten Katastrophe, dem sozioökonomischen Hintergrund von Betroffenen, den individuellen Ressourcen und dem jeweiligen Zugang zur Gesundheitsversorgung kann das Erleben einer Katastrophe verschiedene Auswirkungen mit sich bringen (Harville et al., 2021).

Auswirkungen wie Verletzungen, Tod und Posttraumatische Belastungsstörungen können die gesamte Bevölkerung betreffen (Militzer & Kistemann, 2018). Schwangere stellen jedoch eine Risikogruppe dar (Butsch et al., 2023). Speziell für werdende Mütter und ihre Kinder birgt das Erleben einer Katastrophe unter anderem folgende Risiken:
- Eine Posttraumatische Belastungsstörung kann der Auslöser für einen Abort oder intrauterinen Fruchttod sein (Keren & Tyano, 2019).
- Nach Fluten wurden vermehrt Komplikationen wie hypertensive Schwangerschaftserkrankungen, Eklampsien und uterine Blutungsstörungen beobachtet (Tong et al., 2011).
- Verschiedenen Studien beschreiben nach dem Erleben von Katastrophen unter anderem eine intrauterine Wachstumsretardierung, Frühgeburtlichkeit (< 37. SSW), sowie ein geringes Geburtsgewicht (< 2.500 g) des Kindes (Zotti et al., 2013).

– Nach Erdbeben berichteten Betroffene über Schwierigkeiten beim Stillen, u. a. aufgrund fehlender Unterstützung durch geschultes Personal sowie über verminderte Milchproduktion (Giusti et al., 2022).

Handlungsfelder des Katastrophenschutzes
Analog zu den Handlungsfeldern im Hitzeschutz (vgl. Abbildung 5) können Hebammen innerhalb der o. g. Kategorien einen wichtigen Beitrag zur Vorbeugung und Behandlung gesundheitlicher Folgen von Katastrophen leisten (vgl. Kapitel 7.1). Internationale Leitlinien, die die Aufgaben von Hebammen in Krisensituationen definieren, weisen dabei erhebliche Lücken auf (Beek et al., 2019). Eine adäquate Betreuung ist jedoch entscheidend, um langfristige Folgen zu reduzieren (Butsch et al., 2023), die für den Hitzeschutz genannten gesellschafts- und berufspolitischen Aufgaben bestehen auch hier.

Praktische Verhaltenstipps bei Katastrophen für Hebammen (ASB – Arbeiter-Samariter-Bund, 2022; Brouwers, 2019; Fan & Zlatnik, 2023; WHO, 2024a)
Nachfolgend werden die fünf wichtigsten Punkte für die persönliche und berufliche Notfallvorsorge aufgeführt (vgl. Kapitel 3.4 und 7.1):

(1) Lagerung von Lebensmitteln und Trinkwasser in ausreichender Menge, Herunterladen von Warn-Apps zur frühzeitigen Warnung (Tabelle 7), Packen einer Notfalltasche mit wichtigen persönlichen und beruflichen Dokumenten.

(2) Aussprechen von Empfehlungen zur persönlichen Notfallvorsorge für Schwangere und Mütter mit Neugeborenen: vergleichbar mit der eigenen persönlichen Notfallvorsorge, zusätzliche Bevorratung von ausreichend Säuglingsnahrung und dem dafür benötigten Trinkwasser, Einpacken des Mutterpasses und notwendiger Medikamente.

(3) Vorsorge zur Ausübung der Hebammenarbeit: Bereitstellen der Hebammentasche, um die Hebammenarbeit ambulant ausüben zu können, Übernahme der Funktion als Schnittstelle zwischen Institutionen und Bevölkerung (Verbreitung evidenzbasierter Informationen sowie Bekämpfung von Falschinformationen rund um die reproduktive Gesundheit).

(4) Vorbereitung in der Praxis/Klinik: Anpassungen beim Bau der Praxis/Klinik, Leitlinien zum Verhalten im Katastrophenfall bei unterschiedlichen Gefahrenlagen, Angebot niederschwelliger Betreuungsangebote für Personen, die aufgrund einer Katastrophe geflohen sind.

(5) Nutzung alternativer Methoden zur Schwangerenbetreuung. Best-Practice-Beispiel: ASB-Hebammenmobil mit einem mobilen Beratungs- und Versorgungsangebot in den Flutgebieten im Ahrtal.

Tabelle 7: Überblick über mobile Warn-Apps im Katastrophenschutz (Quelle: eigene Zusammenstellung).

	Herausgeber	Inhalt
NINA	Bundesamt für Bevölkerungsschutz und Katastrophenhilfe	Warnung vor Unwetter, Hochwasser, Bränden usw., Information über das korrekte Verhalten
KATWARN	CombiRisk GmbH (Entwicklung durch das Fraunhofer-Institut für Offene Kommunikationssysteme FOKUS)	Warnung vor Unwetter, Hochwasser, Bränden usw., Handlungsempfehlungen
WarnWetter	Deutscher Wetterdienst	Detaillierte Wetterwarnungen (Stürme, Starkregen, Schnee, Glatteis) inkl. Prognosen
Cell Broadcast	Ergänzung zu den Warn-Apps abhängig von Mobiltelefon und Netzbetreiber	

4.3.3 Infektionsschutz

Durch den Klimawandel werden künftig viele Infektionskrankheiten aufgrund von veränderten Umweltbedingungen häufiger auftreten (Augustin et al., 2017).

Durch Zecken und Insekten übertragene Krankheiten

Die Frühsommer-Meningoenzephalitis (FSME) und Borreliose sind heute in Deutschland schon heimisch und weit verbreitet. Milde, feuchte Temperaturen fördern die Vermehrung und das Überleben von Zecken, während heiße, trockene Sommer ihre Anzahl reduzieren können (Petersen et al., 2022). Der Klimawandel führt zudem zu einer Ausdehnung der Risikogebiete und einer Verlängerung der Zeiträume, in denen Zecken aktiv sind (Augustin et al., 2017). Durch die sich ändernden klimatischen Verhältnisse und die Globalisierung steigt in Deutschland auch die Infektionswahrscheinlichkeit mit dem West-Nil-Virus und anderen tropischen Krankheiten (Beermann et al., 2023).

Eine Übersicht einzelner Infektionskrankheiten und ihrer Auswirkungen ist in Tabelle 8 dargestellt. Ihre aktuelle Relevanz für Deutschland wird dabei durch die Anzahl der Plus-Symbole in der ersten Spalte gekennzeichnet (+++ = sehr relevant, ++ = etwas relevant, + = kaum relevant).

Tabelle 8: Klimasensible Infektionserkrankungen (Quelle: Gesellschaft für Virologie e. V., 2021; Kerlik et al., 2022; Mylonas et al., 2013; Neumann et al., 2011; Pridjian et al., 2016; RKI, 2025; Van De Perre et al., 2021).

		Symptome	
		Schwangere und ungeborene Kinder	**Stillende und neugeborene Kinder**
Borreliose	Hauptvektor: Schildzecke Vorkommen: gesamtes Bundesgebiet Fälle in Deutschland: ca. 60.000–200.000 Relevanz in Deutschland: +++ Therapie: Antibiotika	Kein bestätigter Zusammenhang zu fetalen Fehlbildungen bei maternaler Infektion	Keine Fälle der Übertragung durch Muttermilch bekannt
FSME	Hauptvektor: Schildzecke Vorkommen: Auflistung der Risikogebiete durch das RKI Fälle in Deutschland: 475 (2023) Relevanz in Deutschland: ++ Therapie: symptomatisch	Vermehrt schwere Infektionsfälle, keine bekannten Fälle von Schwangerschafts-komplikationen oder fetalen Fehlbildungen bei maternaler Infektion	Übertragung durch Muttermilch wahrscheinlich (Einzelfallberichte)
West-Nil-Fieber	Hauptvektor: Culex-Stechmücke Vorkommen: hauptsächlich in ostdeutschen, vereinzelt auch in westdeutschen Bundesländern Fälle in Deutschland: 26 (2024) Relevanz in Deutschland: + Therapie: symptomatisch	Keine Auffälligkeiten bei Schwangerschaftsdauer und Geburt, keine beobachteten Fehlbildungen bei maternaler Infektion	Normale postnatale Entwicklung bei maternaler Infektion in der Schwangerschaft, Übertragung durch Muttermilch wahrscheinlich
Zika-Virus-Infektion	Hauptvektor: Aedes-Stechmücke Vorkommen: ausschließlich Infektionen bei Reiserückkehr aus Endemiegebieten Fälle in Deutschland: 14 (2020) Relevanz in Deutschland: + Therapie: symptomatisch	Ca. 20 % transplazentare Infektion des Fötus, davon 21 % mit schwerwiegenden Komplikationen (Hirnanomalien, neurologische Entwicklungsstörung) und 14 % mit intrauterinem Fruchttod	Milder Verlauf bei neonataler Infektion, Übertragung durch Muttermilch wahrscheinlich (Einzelfallberichte)

Handlungsfelder des Infektionsschutzes

Auch im Bereich des Infektionsschutzes erstrecken sich Handlungsoptionen von Hebammen über die primäre Begleitung im üblichen Hebammen-Praxis-Alltag hinaus. Hier wird vor allem der Bereich der individuellen Maßnahmen, die im Kontext mit Infektionsschutz notwendig werden, bedeutsam. Ganz besonders Schwangere und Neugeborene müssen angemessen vor Insektenstichen geschützt werden. Eine FSME-Impfung ist bei Aufenthalt in Risikogebieten empfohlen, wobei bei Schwangeren die Risiken sorgfältig geprüft werden sollten (RKI, 2025). Weitere klimawandelassoziierte Impfungen sind aktuell nicht notwendig, eine angemessene Impfberatung nach Empfehlungen der Ständigen Impfkommission (STIKO) sollte jedoch bei jeder Schwangeren erfolgen. Zudem sollte Schwangeren eine reisemedizinische Beratung vor Aufenthalten in Risikogebieten angeboten werden. So wird beispielsweise von Reisen in Zika-Virus-Risikogebiete abgeraten (Schöffel et al., 2016).

Bei der medikamentösen Behandlung Schwangerer ist auf mögliche teratogene Wirkung der Medikamente zu achten, wobei Embryotox (www.embryotox.de) der Charité-Universitätsmedizin Berlin zur Orientierung dienen kann.

Schutz vor Insektenstichen für Erwachsene und Kinder (Alberer, 2023; Auswärtiges Amt, 2019; Rahlenbeck et al., 2013):

(1) Verhaltensregeln befolgen: langärmelige Kleidung, Socken und geschlossene Schuhe tragen, den abendlichen Aufenthalt im Freien und an stehenden Gewässern vermeiden, den Körper nach dem Aufenthalt im Freien auf Zecken untersuchen.

(2) Hautschutzmittel anwenden: unterschiedliche Altersbeschränkungen für Hautschutzmittel bei Kindern mit Pädiater:in besprechen, Augen- und Mundpartie aussparen, Kind nach dem Aufenthalt im Freien waschen.

(3) Kleidungsschutzmittel anwenden: ab einem Alter von drei Jahren zugelassen, das Kleidungsstück waschen, nachdem es getragen wurde.

(4) Schlaf- und Aufenthaltsraum mückensicher machen: Fenstergitter oder Moskitonetze anbringen (auch an Kindertragen und -wägen), Klimaanlage laufen lassen, Mückenbrutplätze im Wohnumfeld entfernen (insbesondere Blumentöpfe).

Literatur

Alberer, M. (2023). Fernreisen mit Kindern: Gute Vorbereitung ist entscheidend. *Monatsschrift Kinderheilkunde*, 171(3), 271–281.

ASB (2022). ASB-Hebammenmobil bereit für den Einsatz in den Flutregionen. URL: https://www.asb-hebammenmobil.de/ueber-uns/aktuelles/meldung/asb-hebammenmobil-bereit-fuer-den-einsatz-in-den-flutregionen (Abgerufen am 20.01.25).

Augustin, J., Sauerborn, R., Burkart, K., Endlicher, W., Jochner, S., Koppe, C., Menzel, A., Mücke, H.-G., & Herrmann, A. (2017). Gesundheit. In G. P. Brasseur, D. Jacob, & S. Schuck-Zöller (Hrsg.), Klimawandel in Deutschland (S. 137–149). Berlin, Heidelberg.

Auswärtiges Amt (2019). Expositionsprophylaxe: Informationen für Beschäftigte und Reisende. Stand 03/2019. URL: https://www.auswaertiges-amt.de/resource/blob/251022/

943b4cd16cd1693bcdd2728ef29b85a7/expositionsprophylaxeinsektenstiche-data.pdf (Abgerufen am 20.01.25).

Beek, K., McFadden, A., & Dawson, A. (2019). The role and scope of practice of midwives in humanitarian settings: A systematic review and content analysis. Human Resources for Health, 17(1), 5.

Beermann, S., Dobler, G., Faber, M., Frank, C., Habedank, B., Hagedorn, P., ... & Wilking, H. (2023). Auswirkungen von Klimaveränderungen auf Vektor- und Nagetier-assoziierte Infektionskrankheiten. J Health Monit 8(S3): 36–66.

Bhandari, D., Bi, P., Craig, J. M., Robinson, E., Pollock, W., & Lokmic-Tomkins, Z. (2024). Mobilising and evaluating existing heat adaptation measures to protect maternal and child health. The Lancet Planetary Health, 8(7), e424–e425.

Brouwers, K. (2019). Katastrophen-Alarm: Ratgeber für Notfallvorsorge und richtiges Handeln in Notsituationen (7. Auflage). Bundesamt für Bevölkerungsschutz und Katastrophenhilfe (BBK).

Butsch, C., Beckers, L.-M., Nilson, E., Frassl, M., Brennholt, N., Kwiatkowski, R., & Söder, M. (2023). Gesundheitliche Auswirkungen von Extremwetterereignissen – Risikokaskaden im anthropogenen Klimawandel. J Health Monit, 8(S4): 35–60.

BVKJ, Netzwerk Klimawandel und Gesundheit (KLUG), Bündnis Kinder- und Jugendgesundheit, KlimaDocs, & Deutsche Gesellschaft für Kinder- und Jugendmedizin e.V. (2024). Hitze-Manual. Klimaresiliente kinder- und jugendärztliche und kinderkrankenpflegerische Versorgung. URL: https://klimadocs.de/assets/hitze-manual_paediatrie.pdf (Abgerufen am 20.01.25).

BZgA (2024). Tipps für alle: Hitze und Hitzeschutz. Klima Mensch Gesundheit. URL: https://www.klima-mensch-gesundheit.de/hitzeschutz/empfehlungen-bei-hitze/ (Abgerufen am 06.01.25).

Chersich, M. F., Scorgie, F., Filippi, V., Luchters, S., & Climate Change and Heat-Health Study Group. (2023). Increasing global temperatures threaten gains in maternal and newborn health in Africa: A review of impacts and an adaptation framework. International Journal of Gynecology & Obstetrics, 160(2), 421–429.

DHV & Midwives for Future (2024a). Hitzeschutz für Neugeborene, Babys und Kinder. Deutscher Hebammenverband. URL: https://hebammenverband.de/wp-content/uploads/2024/10/DHV-Hitzeschutz-Kinder-A5-DRUCK-20241014.pdf (Abgerufen am 14.01.25).

DHV & Midwives for Future (2024b). Kühler Kopf trotz Hitze—Tipps für Schwangere. Deutscher Hebammenverband. URL: https://hebammenverband.de/wp-content/uploads/2024/10/DHV-Hitzeschutz-Mutter-A5-DRUCK-20241014.pdf (Abgerufen am 14.01.25).

DWD (2024). UV-Index des Deutschen Wetterdienstes. Deutscher Wetterdienst (DWD). URL: https://www.dwd.de/DE/leistungen/gefahrenindizesuvi/gefahrenindexuvi.html (Abgerufen am 20.01.25).

DWD (2025). Hitzewarnungen des Deutschen Wetterdienstes. Abonnieren des Newsletters zu Hitzewarnungen. Deutscher Wetterdienst (DWD). URL: https://hitzewarnungen.de/index.jsp (Abgerufen am 09.01.25).

Eichinger, M., Andreas, M., Hoeppe, A., Nisius, K., & Rink, K. (2023). Kinder- und Jugendgesundheit in der Klimakrise: Herausforderungen und Chancen für Kinder- und Jugendärzt:innen. Monatsschrift Kinderheilkunde, 171(2), 114–123.

Fan, W., & Zlatnik, M. G. (2023). Climate Change and Pregnancy: Risks, Mitigation, Adaptation, and Resilience. Obstetrical & Gynecological Survey, 78(4), 223–236.

Gesellschaft für Virologie e.V., Deutsche Vereinigung zur Bekämpfung, & der Viruskrankheiten e.V. (2021). Labordiagnostik schwangerschaftsrelevanter Virusinfektionen. S2k-Leitlinie AWMF-Registernummer 093/001. Stand: 21.10.2021. AWMF online. https://register.awmf.org/assets/guidelines/093-001l_S2k_Labordiagnostik-schwangerschaftsrelevanter-Virusinfektionen_2022-02.pdf (Abgerufen am 06.06.25).

Giusti, A., Marchetti, F., Zambri, F., Pro, E., Brillo, E., & Colaceci, S. (2022). Breastfeeding and humanitarian emergencies: The experiences of pregnant and lactating women during the earthquake in Abruzzo, Italy. International Breastfeeding Journal, 17(1), 45.

Harville, E. W., Beitsch, L., Uejio, C. K., Sherchan, S., & Lichtveld, M. Y. (2021). Assessing the effects of disasters and their aftermath on pregnancy and infant outcomes: A conceptual model. International Journal of Disaster Risk Reduction, 62, 102415.

Heazell, A., Li, M., Budd, J., Thompson, J., Stacey, T., Cronin, R., Martin, B., Roberts, D., Mitchell, E., & McCowan, L. (2018). Association between maternal sleep practices and late stillbirth – findings from a stillbirth case-control study. BJOG, 125(2), 254–262.

Holzinger, D., & Schleußner, E. (2023). Klimakrise und Schwangerschaft. Hebamme, 36(05), 59–66.

Janson, D., Kaiser, T., Kind, C., Hannemann, L., Nickl, J., & Grewe, H. A. (2023). Abschlussbericht: Analyse von Hitzeaktionsplänen und gesundheitlichen Anpassungsmaßnahmen an Hitzeextreme in Deutschland. Umwelt & Gesundheit, 03/2023. Umweltbundesamt. URL: https://www.umweltbundes amt.de/sites/default/files/medien/11850/publikationen/hap-de_endbericht_bf_230321_lb.pdf (Abgerufen am 04.08.2025).

Iungman, T., Cirach, M., Marando, F., Pereira Barboza, E., Khomenko, S., Masselot, P., Quijal-Zamorano, M., Mueller, N., Gasparrini, A., Urquiza, J., Heris, M., Thondoo, M., & Nieuwenhuijsen, M. (2023). Cooling cities through urban green infrastructure: A health impact assessment of European cities. The Lancet, 401(10376), 577–589.

Keren, M., & Tyano, S. (2019). The Impact of Trauma on the Fetus, the Infant, and the Child. In C. W. Hoven, L. V. Amsel, & S. Tyano (Hrsg.), An International Perspective on Disasters and Children's Mental Health (S. 3–20). Springer International Publishing.

Kerlik, J., Avdičová, M., Musilová, M., Bérešová, J., & Mezencev, R. (2022). Breast Milk as Route of Tick-Borne Encephalitis Virus Transmission from Mother to Infant. Emerging Infectious Diseases, 28(5), 1060–1061.

Midwives for Future (2024). Handzettel zum Hitzeschutz von Midwives For Future (Version: 26.04.2024). URL: https://hebammen-niedersachsen.de/downloads/Handzettel_Hitzeschutz.pdf (Abgerufen am 14.01.25).

Militzer, K., & Kistemann, T. (2018). Gesundheitliche Belastungen durch Extremwetterereignisse. In J. L. Loszán, S.-W. Breckle, H. Graßl, D. Kasang & R. Weisse (Hrsg.). Warnsignal Klima: Extremereignisse. Wissenschaftliche Auswertungen.

Mylonas, I., Friese, K., & Schulze, A. (2013). Borreliose. In K. Friese, I. Mylonas, & A. Schulze (Hrsg.), Infektionserkrankungen der Schwangeren und des Neugeborenen. Berlin, Heidelberg.

Neumann, G., Feucht, H. H., Becker, W., & Späth, M. (Hrsg.). (2011). Gynäkologische Infektionen: Das Handbuch für die Frauenarztpraxis – Diagnostik – Therapie – Prävention. Berlin, Heidelberg.

Petersen, L. R., Holcomb, K., & Beard, C. B. (2022). Der Klimawandel und vektorübertragene Krankheiten in Nordamerika und Europa. J Health Monit 7(S4):13–15.

Pridjian, G., Sirois, P. A., McRae, S., Hinckley, A. F., Rasmussen, S. A., Kissinger, P., ... & Wesson, D. M. (2016). Prospective study of pregnancy and newborn outcomes in mothers with West nile illness during pregnancy. Birth Defects Research Part A: Clinical and Molecular Teratology, 106(8), 716–723.

Rahlenbeck, S., Müller-Stöver, I., & Doggett, S. (2013). Insektenschutz: Wie man das Stichrisiko senkt. Deutsches Ärzteblatt, 110(29–30), A-1432/B-1256/C-1239.

RKI (2025). Robert Koch-Institut. URL: www.rki.de (Abgerufen am 30.01.25).

Schöffel, N., Bendels, M. H. K., Bauer, J., Brüggmann, D., & Groneberg, D. A. (2016). Zika-Virus: Aktuelle Implikationen zum Ausbruch. Zentralblatt für Arbeitsmedizin, Arbeitsschutz und Ergonomie, 66(3), 156–158.

Straff, W., & Mücke, H.-G. (2017). Handlungsempfehlungen für die Erstellung von Hitzeaktionsplänen zum Schutz der menschlichen Gesundheit. Bundesgesundheitsblatt – Gesundheitsforschung – Gesundheitsschutz, 60(6), 662–672.

Tong, V. T., Zotti, M. E., & Hsia, J. (2011). Impact of the Red River Catastrophic Flood on Women Giving Birth in North Dakota, 1994–2000. Maternal and Child Health Journal, 15(3), 281–288.

Van De Perre, P., Molès, J., Nagot, N., Tuaillon, E., Ceccaldi, P., Goga, A., Prendergast, A. J., & Rollins, N. (2021). Revisiting Koch's postulate to determine the plausibility of viral transmission by human milk. Pediatric Allergy and Immunology, 32(5), 835–842.

WHO (2024a). Engaging health and care workers in health emergencies Implementation toolkit. Weltgesundheitsorganisation. Regionalbüro für Europa. URL: https://iris.who.int/bitstream/handle/10665/379263/WHO-EURO-2024-10376-50148-75534-eng.pdf?sequence=1 (Abgerufen am 23.01.25).

WHO (2024b). Personal-level actions to reduce air pollution exposure. Practical advice. Weltgesundheitsorganisation. URL: https://cdn.who.int/media/docs/librariesprovider2/euro-health-topics/air-quality/airqualitybriefs-pub-proposed-distribution_250924_bk_14-45%281%29.pdf?download=true (Abgerufen am 21.10.2025).

Zotti, M. E., Williams, A. M., Robertson, M., Horney, J., & Hsia, J. (2013). Post-Disaster Reproductive Health Outcomes. Maternal and Child Health Journal, 17(5), 783–796.

4.4 Best-Practice-Beispiele in der Schwangerenbegleitung

Susanne Bechert und Christina Heß

In Deutschland ist die Schwangerenvorsorge Aufgabe der Berufsgruppen von Gynäkolog:innen und Hebammen. Häufig wird sie auch in Kooperation beider Berufsgruppen angeboten (SGB V, 2025). Den Rahmen des vorliegenden Kapitels bilden die Vorgaben aus den Mutterschaftsrichtlinien (GBA – Gemeinsamer Bundesausschuss, o. J.). Es sollen anhand des Mutterpasses (GBA, 2023) die Möglichkeiten für eine nachhaltige „best practice" der klimasensiblen Schwangerenvorsorge aufgezeigt werden.

4.4.1 Serologische Untersuchungen

Zum Teil liegen serologische Untersuchungen bereits vor Beginn der Schwangerschaft vor. Dabei schonen alle Blutentnahmen und Laborbestimmungen, die nicht doppelt gemacht werden, Bereiche von Umwelt und Budget:
- Blutgruppe: Ist die Schwangere Blutspenderin oder hat sie aus anderen Gründen einen Blutgruppenausweis, reicht das Mitführen des Blutgruppenausweises im Mutterpass oder eine Kopie des Ausweises sowie der Eintrag der Blutgruppe mit Laborbenennung und Labornummer auf der zweiten Seite des Mutterpasses (Egelkraut, 2023). Vor der Abnahme sollte recherchiert werden, ob die Blutgruppe bisher noch nicht vorliegt. Bei der vorangehenden Schwangerschaftsbetreuung in der eigenen Praxis, aber verlorenem Mutterpass können in dem entsprechendem Labor Blutgruppenaufkleber auch noch nach Jahren nachbestellt werden. Wenn die vorangehende Schwangerschaft auswärts betreut wurde, dann bietet es sich an, den Kontakt zu der Praxis aufzunehmen und um Zusendung von Labordaten sowie ggfs. Aufklebern zu bitten – hierfür ist eine Schweigepflicht-Entbindung notwendig.
- Rötelntiter: Wenn zwei Rötelnimpfungen im Impfpass dokumentiert sind, ist es ausreichend, dies im Mutterpass entsprechend zu vermerken. Wie bei der Blut-

gruppe gibt es die Möglichkeit, nach zuvor bestimmtem Titer zu recherchieren und ggfs. den Aufkleber nachzubestellen.

– Immunstatus bezüglich Toxoplasmose, Cytomegalievirus und Parvovirus B19 Titer: Bei bestehender Immunität kann ein vorangegangener Titer als Kopie ausgedruckt und im Mutterpass befestigt werden. Fehlt die Immunität, dann muss auf Wunsch der Titer neu bestimmt werden.

4.4.2 Beratung für Schwangere

Insgesamt hat man im Kontext mit den Beratungsinhalten, die auch in den Mutterschafts-Richtlinien hinterlegt sind, viele Möglichkeiten, auf Health Co-Benefits hinzuweisen und die Beratung gesundheitsförderlich zu gestalten (vgl. Kapitel 3.2).

– Ein Schwerpunkt der Beratung auf pflanzenbasierte Ernährung mit wenig Fleisch entsprechend der Planetary Health-Empfehlungen ist förderlich für die Gesundheit und auch in der Schwangerschaft gut möglich (vgl. Kapitel 4.1). Hilfreich in der Umsetzung der Planetary Health-Diet sind die Empfehlungen in Abbildung 6.

PLANETARY HEALTH DIET
Für die Hosentasche

Empfohlene Menge in Gramm pro Tag (möglicher Spielraum in Klammern)	Beispielportionen*
Gemüse min. 300 (200-600)	Täglich 2 Handvoll gegartes Gemüse + 1 Handvoll Salat/Rohkost
Obst min. 200 (100-300)	Täglich 2 Handvoll Obst (z. B. 1 Apfel + 1 Handvoll Beeren)
Getreide 230	Täglich 1 Teller Nudeln/Reis/Getreide + 2 Scheiben Vollkornbrot
Hülsenfrüchte 75 (0-100)	Täglich 1 Linsen-/Bohnengericht, 1 Portion Hummus, 120 g Tofu
Kartoffeln 50 (0-100)	Wöchentlich 1-2x Kartoffelgerichte
Nüsse/Samen 50 (0-75)	Täglich 1 Handvoll Nüsse/Samen
Milch 250 (0-500)	Täglich 1 Glas Milch, 150 g Joghurt oder 1 Scheibe Käse
Fisch 30 (0-100)	Wöchentlich 1-2x Fisch (aus nachhaltiger Fischerei)
Fleisch max. Rind/Schwein: 15 (0-30) max. Geflügel: 30 (0-60)	Wöchentlich max. 1 kl. Steak + 1 Portion Geflügel
Eier max. 13 (0-25)	Wöchentlich 1 (Sonntags-) Ei
Fette/Öle Gesättigt: 12 (0-12) Ungesättigt: 40 (20-80)	Täglich 2-3 EL Pflanzenöl (z.B. Raps) + 1-2 EL Margarine
Zucker max. 30 (0-30)	Z.B. max. 1 Glas Limo oder 4 Kekse

*Hierbei handelt es sich um allgemeine Verzehrempfehlungen, tages- und wochenabhängige Unterschiede in der Lebensmittelauswahl sind normal. Für eine individuell-bedarfsdeckende Ernährung, insbesondere bei bestehenden Vorerkrankungen, hole dir Unterstützung von einer qualifizierten Ernährungsfachkraft.

Abbildung 6: Planetary Health-Diet – für die Hosentasche (Quelle: KLUG-Shop online, dort zu bestellen).

Ergänzend gibt es Ernährungstabellen für die Eisenzufuhr, um einen Eisenmangel in der Schwangerschaft zu vermeiden (Tabelle 9).

Tabelle 9: Beispiele für pflanzliche Eisenlieferanten (Quelle: Allgemeine Orts Krankenkassen – AOK, 2022).

Sesam	10 mg/100g
Pistazien	7,3 mg/100g
Cashewkerne	6,3 mg/100g
Pfifferlinge	5,8 mg/100g
Haferflocken	4,5 mg/100g
getrocknete Aprikosen	4,4 mg/100g
Spinat	3,0 mg/100g

- Ein weiterer im Mutterpass vorgesehener Beratungsinhalt bezieht sich auf Mobilität und Reisen. Ein möglicher Ansatzpunkt hier ist die muskelbasierte Mobilität (vgl. Kapitel 4.2). Zu Fuß gehen und die Nutzung von öffentlichen Verkehrsmitteln führen im Vergleich zur Fahrt mit dem Auto zu mehr Bewegung und sind nachhaltig (Liebich et al., 2020). Fahrradfahren ist auch in der Schwangerschaft möglich. Jede Bewegung stabilisiert den Blutzuckerhaushalt und schützt Schwangere vor Gestationsdiabetes (Han et al., 2012). Flugreisen in der Schwangerschaft sollten vermieden werden, denn die Eizellen des weiblichen Ungeborenen werden im Flugzeug, und dies besonders bei Interkontinentalflügen, der Höhenstrahlung ausgesetzt. Dies sind etwa 11 Millisievert pro Stunde bei Langstreckenflügen (BfS, 2024). Damit kann die übernächste Generation einem leicht erhöhten Mutationsrisiko ausgesetzt sein. Es gibt keine ungefährliche Mindestdosis bei ionisierender Strahlung. Pilot:innen und flugbegleitendes Personal sind z. B. als beruflich strahlenexponierte Personen überwachungspflichtig. Unter dem Aspekt der Nachhaltigkeit ist der Entschluss, auf Flugreisen zu verzichten, ein sehr effektiver Schritt, den eigenen CO_2-Fußabdruck zu reduzieren (UBA, 2024a).
- Die Beratung zum Stillen (vgl. Kapitel 4.1) stellt einen wichtigen Beitrag dar (Kirk-Mechtel, 2023). Dies muss in respektvoller Form i. S. eines Shared-Decision-Making-Prozesses erfolgen (Nieuwenhuijze et al., 2014).
- Für die psychische Gesundheit ist es wichtig, folgende Gesichtspunkte in der Beratung zu bedenken. Da Frauen insgesamt häufiger von Klimaangst und den damit in Verbindung stehenden Depressionen betroffen sind, benötigen sie unterstützende Beratung von Hebammen und Gynäkolog:innen (Samuels et al., 2021). Wichtig ist es zu erkennen, wann eine Frau spezielle professionelle Hilfe braucht und sie gegebenenfalls an eine:n Psycholog:in weitergeleitet werden sollte. Auch der Austausch mit anderen kann bei der Verarbeitung dieser Probleme helfen. Ein gemeinsames Einsetzen für ein gesundes Klima stärkt das Gefühl der Gemeinschaft, der Selbstwirksamkeit und kann damit Ängsten und depressiven Sympto-

men vorbeugen (Wabnitz et al., 2021). Zusätzlich kann auf die Arbeit von Psychologists for Future verwiesen werden.

4.4.3 Organisation von Verlaufsuntersuchungen unter dem Aspekt der Nachhaltigkeit

Die allgemeine Organisation der Praxis ist ebenfalls ein Aspekt, der unter dem Gesichtspunkt der Nachhaltigkeit Verbesserungsmöglichkeiten bietet. Zur Mutterschaftsvorsorge nutzt die Schwangere indirekt die gesamte Praxis der Hebammen und Gynäkolog:innen, bzw. die Räume innerhalb eines Geburtshauses. Somit ergänzen die nachfolgenden Ideen und Konzeptvorschläge die Ausführungen in Kapitel 3.4 und 5.1 bis 5.5.

Materialeinkauf

Der gesamte Materialeinkauf macht den zweitgrößten Teil des CO_2-Fußabdrucks einer ärztlichen Praxis aus (Tennison et al., 2021). Für den nicht-medizinischen Praxisbedarf gibt es bereits viele Möglichkeiten, klimaschonend einzukaufen, für klimaneutrale Medizinprodukte gibt es dagegen bisher erst wenige Angebote (vgl. Kapitel 3.4). Es existieren jedoch praktikable Checklisten und Quellen für die Umstellung (Hansen et al., 2024; von Giercke et al., 2024). Praktische Umsetzungsvorschläge sind:

- Recycling-Papier für Drucker und Briefumschläge: Reduktion von Rohstoffen (80 % bei Altpapier), Wasser (30 %) und Energie (60 %). Beim Einkauf sollte auf Herstellung in Deutschland und das Siegel „Blauer Engel" geachtet werden (Reichart & Spies, 2022). Dort werden keine optischen Aufheller und deutlich weniger schädliche Chemikalien bei der Produktion eingesetzt.
- Recycling-Papier für Hygienepapier: Da Hygienepapier (Papierhandtücher, Toilettenpapier, Liegenpapier) sich durch Verschmutzung oder Wasserkontakt nicht für das übliche Recyclingverfahren eignet, ist gerade hier die Nutzung von Recycling-Produkten sinnvoll.
- Anstatt Liegenpapier kann die Schwangere gebeten werden, ein eigenes Handtuch mitzubringen. Dies wird vielfach schon praktiziert und verstößt nicht gegen Hygieneauflagen, da Liegen nach Benutzung sowieso desinfiziert werden sollen.

! Leider ist die Nutzung von Hygienepapier aus Recyclingpapier in den letzten Jahren deutlich zurückgegangen. Im Jahr 2000 lag der Anteil von Recyclingpapier noch bei 75 %, im Jahr 2020 nur noch bei ca. 48 % (Reichart & Spies, 2022). Es lohnt sich, auf Recycling-Papier zu achten. Nachhaltige Büromaterialien sind auf einer Liste im QM-Bereich der AG Nachhaltigkeit in der Deutschen Dermatologischen Gesellschaft (DDG, www.agderma.de) zu finden. Beispiel für einen nachhaltigen online-Shop ist „Praxis ohne Plastik" (https://praxisohneplastik.de/).

Verbrauchsmaterial

Pharma-Unternehmen stellen Probepackungen extra für Praxen her und verbrauchen damit große Mengen Plastik. Plastikverpackungen vergrößern den Müllberg und landen über Umwege in den Ozeanen. Plastik zerfällt durch Sonneneinstrahlung zu Mikroplastik, dies kommt in die Nahrungskette und setzt klimaschädliches Methan frei (Saha, 2024). Deshalb ist es sinnvoll, Werbung und Werbesendungen abzubestellen. Werbung, oft ummantelt mit Folie, bedeutet unnötigen Ressourcenverbrauch und bindet durch Auspacken, Beurteilen, Ein- und Aussortieren die wertvolle Arbeitszeit von Gesundheitsfachpersonal.

Instrumente für kleine Eingriffe wie Fadenentfernung können aufbereitet werden, entweder intern in der Praxis, was bei ambulant operierenden Praxen finanziell günstiger und umweltschonender ist, oder bei kleineren Mengen extern bei einem zertifizierten Unternehmen (LCA, 2024).

Jährlich werden etwa 4.000 Tonnen Chromstahl über Müllheizkraftwerke entsorgt (IWKS, 2022 (vgl. Kapitel 5.2.2)).

Hygiene

Es sollten keine Aldehyd-haltigen Desinfektionsmittel verwendet werden, denn sie sind schädlich für die Menschen, die mit ihnen arbeiten und haben eine langanhaltende Toxizität in der Umwelt. Zudem muss die korrekte Konzentration beachtet werden, um angemessen zu reinigen (Bundesgesundheitsblatt, 2022).

Der sinnhafte Gebrauch von Handschuhen kann Ressourcen sparen. Bei intramuskulären oder subcutanen Injektionen und Impfungen, Blutzuckermessung, Untersuchungen ohne Kontakt zur Schleimhaut wie Palpation, Blutdruck-Messung und Auskultation sind Einweghandschuhe nicht erforderlich, jedoch eine gute Handdesinfektion. Die Vorteile äußern sich in besserem Arbeitsschutz, geringerer Hautbelastung, empathischer Wahrnehmung von medizinischen Leistungen bei Schwangeren und einer Reduktion von Plastikmüll (Scheithauer et al., 2024).

Bei Reinigungsmitteln, die keine gelisteten Desinfektionsmittel sein müssen, ist es sinnvoll, auf Umweltverträglichkeit zu achten: Ziel wäre ein geringer Anteil der anionischen Tenside, möglichst wenig Phosphate, kein Mikroplastik und Formaldehyd, biologisch abbaubar und Verpackung aus recyceltem Plastik (Umweltbundesamt, 2024b)

Technik in der Praxis

Unter dem Aspekt der Nachhaltigkeit wäre es gut, bei Neuanschaffungen auf den Energieverbrauch sowie auf Qualität und Langlebigkeit der Geräte zu achten. Wenn möglich, sollten Geräte repariert, statt neu gekauft werden (vgl. Kapitel 3.4). Bei einigen Elektrogeräten z. B. Ultraschallgeräten, Tablets, Laptops etc. werden sog. Refurbishing-Produkte angeboten, d. h. qualitätsgesicherte Überholung und Instandsetzung von gebrauchten Geräten zum Zweck der Wiederverwendung. Der Effekt ist weniger Energieverbrauch durch Wiederverwendung von Produktteilen im Kontext von Kreislauf-Wirtschaft (vgl. Kapitel 3.4).

Angebot von Wasser in der Praxis

Gerade an heißen Tagen kann Schwangeren im Wartebereich der Praxis Wasser zum Trinken angeboten werden (vgl. Kapitel 4.1). Gute Erfahrung mit dem Bereitstellen von Gläsern und Leitungswasser aus einer Karaffe mit Deckel gibt es bereits. Verwendete Karaffen und Gläser werden in der Spülmaschine der Praxis gespült. In dieser Form kann auch das Gesundheitsamt bei einer Begehung nichts dagegen einwenden. Leitungswasser hat zudem in Deutschland eine bessere Qualität und geringere Keimzahl als Flaschenwasser (Deutscher Bundestag, 2023).

Menschen trinken erfahrungsgemäß abgefülltes Wasser aus Flaschen lieber als aus der Leitung. Bei der Herstellung und dem Transport von einem Liter Flaschenwasser fallen ca. 200 g CO_2 an. Das ist etwa 500-mal mehr als der CO_2-Verbrauch für einen Liter Leitungswasser mit 0,4 g CO_2 (Deutscher Bundestag, 2023). Ein Liter Flaschenwasser entspricht dem CO_2-Verbrauch von 500 Liter Leitungswasser. Bei durchschnittlich 177 Liter Flaschenwasser pro Person pro Jahr sind das 35 kg CO_2 pro Person, bei einer Einwohner:innenzahl von 84 Mio. sind das fast 3 Mio. Tonnen CO_2 pro Jahr. Das ist mehr als der innerdeutsche Flugverkehr mit etwa 2,5 Mio. Tonnen CO_2 pro Jahr (Schulz, 2020).

Räumlichkeiten

Für Hebammen und Gynäkolog:innen mit eigenen Räumen sollte eine nachhaltige Bauweise bedacht werden. In der Phase einer Praxisgründung kann versucht werden, die Bauweise, Heizkonzepte und Energieversorgung zu bedenken und bestehende Systeme auf Nachhaltigkeit zu prüfen. Beschattung und der Einsatz von energieeffizienten Klimaanlagen können bei der Auswahl von Räumen zur Entscheidung herangezogen werden (Bundesanstalt für Arbeitsschutz und Arbeitsmedizin, 2023; KLUG AG, 2022).

In der Arbeitsstättenverordnung ist geregelt, dass eine Lufttemperatur von 26° Celsius nicht überschritten werden soll. In Räumen bei denen Kühlungsmöglichkeiten benötigt werden, sollten diese möglichst in einer klimafreundlichen Variante gewählt werden (Bundesanstalt für Arbeitsschutz und Arbeitsmedizin, 2023). Es empfiehlt sich, alle Räume morgens und abends gut zu lüften, während des Tages zu verschatten und Fenster zu schließen. Eine effektive Steuerung der Lüftungseinrichtungen (z. B. Nachtauskühlung) kann hilfreich sein, ebenso wie die Reduzierung von inneren Wärmequellen (z. B. elektrische Geräte nur bei Bedarf betreiben). Die Lagerung von hitzeempfindlichen Medikamenten muss gegebenenfalls angepasst und entsprechende Kühlgeräte müssen angeschafft werden.

4.4.4 Hausbesuche zur Vorbereitung auf das Leben als junge Familie

Bei der Schwangerenvorsorge im häuslichen Umfeld können Vorteile von nachhaltiger Lebensweise individuell vor Ort an die Gegebenheiten angepasst besprochen werden (vgl. Kapitel 6.2). Hierbei können beratende Hebammen i. S. der Nachhaltigkeit Entscheidungsprozesse begleiten. Es ist wichtig, wie bei allen Transformationsprozessen, das bereits bestehende Verhalten zu stärken und in machbaren Schritten Veränderungen anzuregen (vgl. Kapitel 3.2.1).

Tipps und Hinweise zu allen möglichen Bereichen des Lebens bietet dazu die Broschüre „Frauengesundheit braucht Klimaschutz". Sie ist über die Website der Klima Docs zu bestellen (https://klimadocs.de/infos-fuer-fachkreise).

Hintergründe und Empfehlungen für klimasensible Gesundheitsberatung in der Schwangerenvorsorge

Die klimasensible Gesundheitsberatung (KSGB) ist in Kapitel 3.2 ausführlich beschrieben. Leistungen der Mutterschaftsvorsorge und bei Hebammen zusätzlich die Leistung „Hilfe bei Beschwerden" können durch KSGB beider Berufsgruppen optimal ergänzt werden.

Besonders deutlich zeigt sich derzeit der Beratungsbedarf beim Thema Hitze. Beratende Hebammen und Ärzt:innen können darauf hinweisen, dass neue Gewohnheiten entwickelt werden sollten. Bei Hitze müssen die Tagesabläufe angepasst werden. Beispielsweise gilt die Empfehlung, Mittagsruhezeiten in kühlen Räumen zu verbringen und Spaziergänge und Erledigungen auf den frühen Morgen oder den späteren Abend zu verlegen. Umfassende Ratschläge zu Verhalten bei Hitze gibt ein Handzettel der Midwives for Future (https://hebammen-niedersachsen.de/downloads/Handzettel_Hitzeschutz.pdf), außerdem finden sich entsprechende Empfehlungen in den Kapiteln 4.3.1 und 6.2.

Das Universitätsklinikum Hamburg Eppendorf bietet auf einer Website ebenfalls eine übersichtliche und witzige Broschüre für Schwangere zum Herunterladen an: https://www.uke.de/kliniken-institute/kliniken/geburtshilfe-und-pr%C3%A4natalmedizin/forschung/infothek-f%C3%BCr-patient-innen/hitzebelastung-und-schwangerschaft.html. Warnungen des Deutschen Wetterdienstes, wenn an zwei aufeinanderfolgenden Tagen eine „starke Wärmebelastung" von 32° bis 38° Celsius vorhergesagt wird und es nachts nur zu einer unzureichenden Abkühlung kommt, sollten durch Hebammen und Ärzt:innen weitergegeben werden. Bei extremen Belastungen von 38° Celsius und mehr erfolgt die Warnung auch bei kürzerer Dauer der Hitzeperiode, was entsprechend beachtet und kommuniziert werden sollte (DWD, 2025).

Im Arbeitsalltag während Hitzewellen sollte auch das Gesundheitsfachpersonal selbst auf eine ausreichende Trinkmenge achten. Es wird stündlich ein Glas Wasser, insgesamt etwa zwei Liter pro Tag, sowie die Umstellung auf leichte Kost empfohlen. Im übrigen ist auf Symptome einer Dehydration zu achten. In Hitzewellen kann es sinnvoll sein, Hausbesuche auf die kühleren Zeiten des Tages zu legen (Becker et al., 2021). Eventuell bringt es auch Entlastung, die Arbeitskleidung anzupassen und sich aktiv abzukühlen. Aufenthalte im Auto sollten bei Hitze vermieden werden. Für den Praxisalltag bedeutet dies, sich sinnvollerweise unter einen Baum zu setzen, als im Auto noch schnell zu dokumentieren. Den örtlichen Hitzeaktionsplan je nach Verfügbarkeit zu kennen, kann ebenfalls eine wichtige Hilfe sein, um in extremen Zeiten entsprechendes Verhalten unterstützen zu können.

Literatur

AOK. (2022). Das sind die besten Lebensmittel bei Eisenmangel. https://www.aok.de/pk/magazin/ernaeh rung/lebensmittel/ernaehrung-bei-eisenmangel/ (Abgerufen am 26.12.24).

Becker, R., Grothmann, T., & AG neues Handeln. (2021). Der Hitzeknigge – Tipps für das richtige Verhalten bei Hitze. www.umweltbundesamt.de/schattenspender (Abgerufen am 06.06.25).

Bundesamt für Strahlenschutz (BfS). (2024). Überwachung des fliegenden Personals. https://www.bfs.de/DE/themen/ion/strahlenschutz/beruf/methodik/fliegendes-personal.html (Abgerufen am 28.12.24).

Bundesanstalt für Arbeitsschutz und Arbeitsmedizin (BAuA). (2023). Klima am Arbeitsplatz – Hohe Raumtemperaturen in Arbeitsstätten. https://www.baua.de/DE/Themen/Arbeitsgestaltung/Physikali sche-Faktoren/Klima-am-Arbeitsplatz/Schutzmassnahmen-hohe-Raumtemperaturen.html (Abgerufen am 06.06.25).

Bundesgesundheitsblatt, Gesundheitsforschung, Gesundheitsschutz. (2022). Anforderungen an die Hygiene bei der Reinigung und Desinfektion von Flächen: Empfehlung der Kommission für Krankenhaushygiene und Infektionsprävention (KRINKO) beim Robert Koch-Institut. 65(10), 1074–1115.

Böse-O'Reilly S., O'Reilly, F., Roeßler, C. (2023). Hitzebelastung bei Kindern. Monatsschrift Kinderheilkunde.171(2):124–9.

Deutscher Bundestag. (2023). Zum CO_2-Fußabdruck von Mineral- und Trinkwasser [Dokumentation]. Wissenschaftliche Dienste. https://www.bundestag.de/resource/blob/962390/53bb5e3e3af c08aa0418d69baf650a03/WD-8-044-23-pdf.pdf (Abgerufen am 06.06.25).

Deutscher Wetterdienst (DWD). (2025). Wetter und Klima – Warnungen aktuell. https://www.dwd.de/DE/wetter/warnungen/warnWetter_node.html (Abgerufen am 06.06.25).

Egelkraut, R. (2023). Blutuntersuchungen in Schwangerenvorsorge durch Hebammen. DHV (Hrsg.). (4. überarbeitete Auflage) Stuttgart.

Gemeinsamer Bundesausschuss (GBA). (2023). Mutterpass. In (Vol. BAnz AT 14.12.2023 B6). Berlin: Bundesanzeiger https://www.bundesanzeiger.de/pub/de/amtliche-veroeffentlichung?2 (Abgerufen am 06.06.25).

Gemeinsamer Bundesausschuss (GBA). (o. J.). Schwangerschaft und Mutterschaft. https://www.g-ba.de/themen/methodenbewertung/ambulant/frueherkennung-krankheiten/schwangerschaft-mutterschaft/ (Abgerufen am 06.06.25).

Han, S., Middleton, P., & Crowther, C. A. (2012). Exercise for pregnant women for preventing gestational diabetes mellitus. Cochrane Database Syst Rev, 2012(7), Cd009021.

Hansen, H., Mews, C., Schwienhorst-Stich, E.-M., Schubert, S., & Zirke, J. (2024). Leitfaden zur klimasensiblen Gesundheitsberatung für die hausärztliche Praxis. https://www.med.uni-wuerzburg.de/fileadmin/0300-planetaregesundheit/2024/KSGB_Leitfaden_Version_1.0_01.pdf (Abgerufen am 06.06.25).

IWKS: Fraunhofer-Einrichtung für Wertstoffkreisläufe und Ressourcenstrategie. (2022). Recycling von Medizinprodukten – warum es sich noch mehr lohnt. https://circular-technology.com/warum-sich-das-recycling-von-medizinprodukten-lohnt/ (Abgerufen am 28.12.24).

Kirk-Mechtel, M. (2023). So gut schmeckt Klimaschutz: Kochen, genießen, Umwelt schonen (1st ed.). NRW Verbraucherzentrale.

KLUG AG. (2022). Handout: Wege zur Klimaneutralität in der eigenen Praxis Klimaschutz ist Gesundheitsschutz. https://klima-gesund-praxen.de/wp-content/uploads/2023/06/Handout-klimaneutrale-Praxis_ueberarbeitet_06-2023.pdf (Abgerufen am 06.06.25).

LCA Healthcare. (2024). Database of healthcare´s enviromental impacts [global open access database]. https://healthcarelca.com/ (Abgerufen am 06.06.25).

Liebich, A., Fröhlich, T., Münter, D., Fehren-Bach, H., Giegrich, J., Köppen, S., … & Bird, N. (2020). Systemvergleich speicherbarer Energieträger aus erneuerbaren Energien. Abschlussbericht. http://www.umweltbundesamt.de/publikationen (Abgerufen am 06.06.25).

Nieuwenhuijze, M. J., Korstjens, I., de Jonge, A., de Vries, R., & Lagro-Janssen, A. (2014). On speaking terms: A Delphi study on shared decision-making in maternity care. BMC Pregnancy and Childbirth, 14(1), 1–11.

Reichart, A., & Spies, S. (2022). FAQs Recyclingpapier [Fact Sheet]. https://www.umweltbundesamt.de/publi kationen/faqs-recyclingpapier (Abgerufen am 06.06.25).

Saha, S. (2024). Plastik verursacht Klimawandel. Arbeitsgemeinschaft Nachhaltigkeit in der Dermatologie. https://agderma.de/themen/plastik-verursacht-klimawandel/ (Abgerufen am 06.06.25).

Samuels, L., Nakstad, B., Roos, N., Bonell, A., Chersich, M., Havenith, G., … & Kovats, S. (2021). Physiological mechanisms of the impact of heat during pregnancy and the clinical implications: review of the evidence from an expert group meeting. Int J Biometeorol. 66(8) 1505–1513

Scheithauer, S., von Baum, H., & Gastmeier, P. (2024). Kommentar der Kommission für Krankenhaushygiene und Infektionsprävention (KRINKO) zum indikationsgerechten Einsatz medizinischer Einmalhandschuhe im Gesundheitswesen. Epidemiologischer Bulletin, 10. https://edoc.rki.de/handle/176904/11558 (Abgerufen am 06.06.25).

Schulz, A. K., Nobis, T. C., Chlont, B., & Magdolen, M. (2020). Klimawirksame Emissionen des deutschen Reiseverkehrs. Bericht des Umweltbundesamtes. Umweltbundesamt.https://www.umweltbundes amt.de/sites/default/files/medien/1410/publikationen/2020-07-20_texte_141-2020_emissionen-reiseverkehr_0.pdf (Abgerufen am 06.06.25).

SGB V Versorgung mit Hebammenhilfe, 1 (2019). https://www.sozialgesetzbuch-sgb.de/sgbv/134a.html. (Abgerufen am 06.06.25).

Tennison, I., Roschnik, S., Ashby, B., Boyd, R., Hamilton, I., Oreszczyn, T., … & Eckelman, M. J. (2021). Health care's response to climate change: a carbon footprint assessment of the NHS in England. The Lancet Planetary Health, 5(2), e84–e92.

Umweltbundesamt (UBA). (2024a). CO_2-Rechner des Umweltbundesamtes https://uba.CO_2-rechner.de/de_DE/ (Abgerufen am 28.12.24).

Umweltbundesamt (UBA). (2024b). Wasch- und Reinigungsmittel und CO_2-Rechner. https://www.umwelt bundesamt.de/themen/chemikalien/wasch-reinigungsmittel. (Abgerufen am 28.12.24).

von Giercke, F., Keller, G., & Mezger, N. (2024). Die grüne Arztpraxis. Medizinische Wissenschaftliche Verlagsgesellschaft.

Wabnitz, K., Galle, S., Hegge, L., Masztalerz, O., Schwienhorst-Stich, E. M, & Eichinger, M. (2021). Planetary health—transformative education regarding the climate and sustainability crises for health professionals. Bundesgesundheitsblatt – Gesundheitsforschung – Gesundheitsschutz, 64(3), 378–383.

5 Geburtshilfe

Im Kontext einer nachhaltigen Gesundheitsversorgung rückt auch die Geburt als potenziell ressourcenintensives Ereignis zunehmend in den Fokus. Dieses Kapitel stellt Über-, Unter- und Fehlversorgung im Kontext reproduktiver Gesundheit dar, analysiert ökologische Einflussfaktoren bei klinischen und außerklinischen Geburten und stellt Überlegungen zur Reduktion des ökologischen Fußabdrucks im Rahmen der Geburtshilfe an.

5.1 Über-, Unter- und Fehlversorgung im Kontext reproduktiver und planetarer Gesundheit

Franziska Dresen, Mirjam Peters

Geburtshilfe erfordert sowohl menschliche Nähe als auch Hightech-Medizin. Das angemessene Maß an Versorgung wird aus der Perspektive der Evidenzbasierung seit Jahren intensiv diskutiert – was ist notwendig, was zu viel, was zu wenig? Aus der Perspektive der Nachhaltigkeit ist diese Frage bislang deutlich weniger untersucht. Zugleich ist sie untrennbar mit gesamtgesellschaftlichen Wertvorstellungen und Rahmenbedingungen verknüpft. Dieses Kapitel untersucht, wie Geburtshilfe ökologisch tragfähig, gerecht und zukunftsorientiert gestaltet werden kann.

5.1.1 Hintergrund

Das Gesundheitssystem in Deutschland ist überlastet und trägt gleichzeitig selbst zur Belastung von Klima und Umwelt bei. Um dem entgegenzuwirken, müssen Gesundheitsdienstleistungen künftig stärker an Nachhaltigkeitsprinzipien ausgerichtet werden. Ein zentraler Hebel dabei ist die Reduktion von Über-, Unter- und Fehlversorgung.

Hierzulande erfüllen schätzungsweise 30 % der medizinischen Versorgungsleistungen ihren Nutzen nicht, weitere 10 % sind sogar schädlich (Bhopal & Norheim, 2021; Braithwaite et al., 2020; DEGAM, 2024). Infolge von Überversorgung entstehen unnötige Schäden an der Umwelt, der Biodiversität und dem Klima, was wiederum der menschlichen Gesundheit schadet. Es wird davon ausgegangen, dass in Deutschland pro Kopf etwa 0,1–0,25 Tonnen CO_2 durch Überversorgung im Gesundheitswesen entstehen (DEGAM, 2024). Der Zustand, dass das deutsche Gesundheitssystem das teuerste in Europa ist (die Kosten liegen 43 % über dem europäischen Durchschnitt), jedoch gleichzeitig die Lebenserwartung auf Platz 18 im EU-Vergleich liegt, deutet darauf hin, dass hierzulande eine eklatante Problematik der Fehl-, Unter- und Überversorgung vorliegt. Es wird kritisiert, dass das Gesundheitssystem vor allem technik- und interven-

https://doi.org/10.1515/9783111547923-005

tionsintensive Behandlungen belohnt, während präventive und ressourcenschonende Ansätze kaum gefördert werden. Die zunehmende Ökonomisierung gehe dabei häufig zulasten von Patient:innen und Beschäftigten. Systemveränderungen i. S. des Klimaschutzes könnten daher zugleich gesundheitspolitische Verbesserungen bewirken (Deutsches Ärzteblatt, 2024).

Die Minimierung von Über-, Unter- und Fehlversorgung kann sowohl den personellen und ökologischen Ressourcenverbrauch als auch negative Gesundheitsfolgen und soziale Ungerechtigkeit verringern. Denn Über-, Unter- und Fehlversorgung betreffen häufig strukturell oder sozioökonomisch benachteiligte Bevölkerungsgruppen. Hierbei können steuernde Strukturen im Gesundheitssystem Ungleichheiten verstärken. So setzt das Fallpauschalensystem Fehlanreize, die einer ökonomisch, sozial und ökologisch nachhaltigen Versorgung entgegenstehen (Baltruks & Wabnitz, 2023; DEGAM, 2024). Auch die entkoppelte Bepreisung medizinischer Leistungen von ihren ökologischen Kosten führt zu verzerrten Finanzierungsannahmen (Brousselle et al., 2024; Geiselhart et al., 2024). Zudem schaffen das duale Krankenversicherungssystem und Individuelle Gesundheitsleistung (IGeL)-Angebote finanzielle Anreize, die Gerechtigkeitsfragen aufwerfen. Auch rechtliche Unsicherheiten, etwa Haftungsrisiken, beeinflussen medizinische Entscheidungen und begünstigen Überversorgung zentraler Maßnahmen (z. B. Sectio, Pränataldiagnostik), während begleitende Leistungen wie Aufklärung oder psychische Nachsorge häufig unterversorgt bleiben (Aune & Möller, 2012; Matevosyan, 2015; Orovou et al., 2025).

Um gesundheitliche Versorgung nachhaltig zu gestalten, spielen Mitigationsstrategien der Konsistenz, Effizienz und Suffizienz eine entscheidende Rolle. Diese können zu einer Minimierung des Bedarfs an Ressourcen und Gesundheitsversorgung und schließlich zur Minimierung des ökologischen Fußabdrucks führen (Baltruks & Wabnitz, 2023). Während Effizienzstrategien darauf abzielen, die Produktivität von knappen Ressourcen zu steigern, verfolgen Strategien der Konsistenz das Ziel, ökologische Ressourcen zirkulär und erhaltend zu nutzen. Hierbei setzen Effizienz und Konsistenz häufig auf technologische Innovationen. Die voranschreitende ökologische und klimatische Destabilisierung macht jedoch deutlich, dass diese in vielen Fällen allein nicht ausreichen. In manchen Bereichen werden die Probleme nur verlagert oder in Form von Rebound-Effekten verstärkt (SRU, 2024). Demzufolge führt der Weltklimarat Suffizienz als weiteres entscheidendes Nachhaltigkeitsprinzip an (IPPC, 2022). Suffizienz hat zweierlei zum Ziel: die Verringerung des Bedarfs an Ressourcen und die Gewährleistung eines angemessenen Lebensstandards für alle innerhalb der planetaren Grenzen. Hierbei schließt die Suffizienz die Bedeutung des Genügens und Fragen der Gerechtigkeit ein (SRU, 2024). Eine umweltverträgliche Gesellschaft erfordert sowohl eine effiziente Nutzung von Ressourcen („Effizienzrevolution") als auch eine bewusste Begrenzung von Bedürfnissen und Zielsetzungen („Suffizienzrevolution"). Effizienz allein greift zu kurz, wenn sie nicht von einer grundlegenden Neuausrichtung gesellschaftlicher Ansprüche begleitet wird (Sachs, 1993).

Mit dem Ziel, den angemessenen Lebens- bzw. Gesundheitsstandard durch das Überschreiten planetarer Grenzen nicht weiter zu gefährden, ist der Konsum von Ressourcen – einschließlich gesundheitlicher Versorgungsmaßnahmen – auf das Notwendige, Sinnvolle und Wesentliche zu konzentrieren. Es gilt der Leitgedanke „Genug ist besser als zu viel oder zu wenig" (DEGAM, 2023). Suffizienzimpliziert auch eine kulturelle und normative Neubewertung vom guten Leben. Eingebettet in ein Wirtschafts- und Gesellschaftssystem, das essenziell auf Wachstum und Beschleunigung aufbaut, ist die Vorstellung von einem gelungenen Leben mit einem ressourcenintensiven Lebensstil und z. T. unrealistischen Erwartungen an die Medizin und ihre Finanzierbarkeit, wie auch einem irreführenden Sicherheitsdenken verbunden (Geiselhart et al., 2024; Kropp, 2019; SAMW, 2012; SRU, 2024).

Insbesondere hinsichtlich Gesundheitsaspekten werden die Co-Benefits (vgl. Kapitel 1.1) von Suffizienz sehr anschaulich (Chang et al., 2017; Dinh et al., 2024). Dieses Prinzip kann auch mit Blick auf die Gesundheitsversorgung der physiologischen Prozesse Schwangerschaft, Geburt, Wochenbett und Stillzeit eindrücklich beobachtet werden. Durch Watchful Attendance, eine inventionsarme, beobachtende und wenn angezeigt unterstützende Hebammenversorgung (de Jonge et al., 2021) können Frauen und Kinder in ihren physiologischen Prozessen ressourcenschonend, CO_2-neutral, präventiv und empowernd begleitet werden. Derartige, meist zeitintensive, aber zugleich nachhaltige Versorgungsmaßnahmen schlagen sich bislang nicht in ausreichendem Maße in einer finanziellen Honorierung nieder. Ein Vergütungssystem nach dem Prinzip Pay-for-Performance (P4P), das Planetary Health-Kriterien anlegt, wäre an dieser Stelle zu diskutieren (vgl. Kapitel 1.1) (Geiselhart et al., 2024; OECD – Organisation for Economic Co-operation and Development, 2017; Van Herck et al., 2010). Werden Suffizienz-Maßnahmen an den richtigen Stellen smart angesetzt, können Gesundheit und Wohlbefinden mit keinen oder geringen Investitionskosten bedeutsam gesteigert werden.

In Anlehnung an die wirtschaftswissenschaftliche Theorie der Donut-Ökonomie, die von der Grundlage planetarer und sozialer Grenzen aus einen sicheren und gerechten Handlungsraum für nachhaltiges Wirtschaften definiert (Raworth, 2017), werden entsprechende Konzepte für eine nachhaltige Gesundheitsversorgung diskutiert, so etwa im sog. Health Sufficiency Framework (Geiselhart et al., 2024). Hier lässt sich der Raum einer suffizienten Gesundheitsversorgung als ein Donut-förmiger Bereich darstellen, in dem Gesundheitsversorgung innerhalb der sicheren planetaren Grenzen stattfindet. Nach außen wird dieser Bereich durch planetare und nach innen durch soziale Grenzen abgesteckt und ist dadurch definiert, dass die ökologischen Leitplanken nicht überschritten und gleichzeitig die menschlichen Grundbedürfnisse gedeckt sind (Geiselhart et al., 2024).

Das Health Sufficiency Framework bietet einen Leitfaden für nachhaltige Gesundheitsversorgung rund um die Geburt, der soziale und ökologische Grenzen berücksichtigt, ohne Qualitätseinbußen hinzunehmen. Der Dreiklang der Nachhaltigkeitsstrategien kann zu einer gerechten, ökologisch und ökonomisch tragfähigen Gesundheitsversorgung innerhalb der „safe and just zone of humanity" führen (Geiselhart et al., 2024). Vor diesem Hintergrund drängt sich die Frage nach einem nachhaltigen Maß an Gesundheitsversorgung rund um die Geburt auf. Hierfür sind Formen der Fehl-, Unter- oder Überversorgung in der Geburtshilfe, die bereits vielfältig erforscht und diskutiert werden, auch in Bezug auf die aktuelle Nachhaltigkeitsdebatte in den Blick zu nehmen, z. B. im Kontext der erheblichen ultraschalldiagnostischen Überversorgung der Schwangerschaftsvorsorge (Schäfers et al., 2025).

Das Health Sufficiency Framework zielt explizit darauf, trotz oder vielmehr anhand der Berücksichtigung sozial-ökologischer Leitplanken keine Qualitätseinbußen in der Gesundheitsversorgung in Kauf zu nehmen. Vielmehr kann durch den Dreiklang der Nachhaltigkeitsstrategien Konsistenz (u. a. Priorisierung von Prävention), Effizienz (u. a. patient:innenzentrierte, innovative Versorgungsgestaltung) und Suffizienz (u. a. Priorisierung von Primärversorgung und Verzicht auf nicht-evidente Maßnahmen) (Cliff et al., 2021; Geiselhart et al., 2024; Santhirapala et al., 2019) ein gerechtes wie auch ökologisch und ökonomisch nachhaltiges Maß an Gesundheitsversorgung innerhalb der „safe and just zone of humanity" (Geiselhart et al., 2024) erreicht werden.

5.1.2 Begrifflichkeit der Fehl-, Unter- und Überversorgung

Hierzulande weit akzeptierte Definitionen der Begriffe Fehl-, Unter- und Überversorgung liefert der Sachverständigenrat für die Konzertierte Aktion im Gesundheitswesen (2002):

Unterversorgung liegt vor, wenn notwendige Leistungen trotz anerkannten Bedarfs nicht erbracht werden, obwohl wirksame und wirtschaftliche Alternativen verfügbar sind (Sachverständigenrat für die Konzertierte Aktion im Gesundheitswesen, 2002). Eine Unterversorgung in der gesundheitlichen Betreuung während der reproduktiven Phase zeigt sich u. a. darin, dass in Deutschland Frauen mit niedrigem sozioökonomischem Status einen nachweislich schlechteren Zugang zu Hebammenversorgung haben (Hertle et al., 2023) oder psychische Aspekte oft nicht ausreichend beachtet werden (Kruse & Hartmann, 2024).

Eine über die Bedarfsdeckung hinausgehende Versorgung wird als **Überversorgung** bezeichnet. Diese liegt vor, wenn Leistungen ohne medizinische Indikation erbracht werden, deren Nutzen nicht hinreichend evidenzbasiert ist, wenn der erzielte Nutzen in keinem angemessenen Verhältnis zu den entstehenden Kosten steht oder wenn Leistungen in ineffizienter beziehungsweise unwirtschaftlicher Form erfolgen (Sachverständigenrat für die Konzertierte Aktion im Gesundheitswesen, 2002). Dies ist in der Geburtshilfe zum Teil bei Laboruntersuchungen, bildgebenden Verfahren, Übermedikalisierung oder Hygiene der Fall. Ein Übermaß besteht in Situationen, in denen zusätzlicher Nutzen von Maßnahmen für Patient:innen nicht nachgewiesen ist oder potenzielle Risiken, Nebenwirkungen oder Kosten diesen Nutzen übersteigen.

Dass das Zuviel die Patient:innensicherheit gefährden kann, ist inzwischen Gegenstand politischer und öffentlicher Diskussion (Bertelsmann Stiftung, 2019).

Fehlversorgung tritt auf, wenn durch Versorgung ein vermeidbarer Schaden entsteht. Dies kann durch unsachgemäße Durchführung erforderlicher Leistungen, durch unangemessene Leistungen oder durch das Versäumnis, notwendige Behandlungen rechtzeitig zu erbringen, verursacht werden (Sachverständigenrat für die Konzertierte Aktion im Gesundheitswesen, 2002). Fehlversorgung entsteht im geburtshilflichen Kontext demnach, wenn Interventionen oder Empfehlungen nicht den tatsächlichen Bedürfnissen von Frauen und Familien entsprechen oder auf nicht evidenzbasierten Praktiken beruhen. Als ein höchst klimaschädigendes Beispiel kann der Einsatz von Lachgas unter Geburt genannt werden. Lachgas, für dessen schmerztherapeutische Wirksamkeit keine eindeutige Evidenz vorliegt, ist ein hochpotentes Treibhausgas (vgl. Kapitel 5.2.1) (Dresen et al., 2023).

Die oben genannten Definitionen von Fehl-, Unter- und Überversorgung schließen Nachhaltigkeitskonzepte i. S. der Agenda 2030 oder des Health Sufficiency Frameworks nicht mit ein. Die Berechnung des Netto-Nutzens reduziert sich auf die Größen Wirksamkeit und Wirtschaftlichkeit, wobei es sich um eine für die ökologischen Kosten blinde Wirtschaftlichkeit handelt. Im Health Sufficiency Framework hingegen orientieren sich Unter- und Überversorgung an den menschlichen Grundbedürfnissen auf der einen und planetaren Grenzen auf der anderen Seite. **Unterversorgung** ist gegeben, wenn die Grundvoraussetzungen für ein gesundes Leben nicht gegeben sind. Bedeutsam sind hier nicht nur die klassischen Determinanten von Gesundheit wie Bildung, Einkommen, soziales Umfeld, sondern auch Menschenrechtsaspekte wie Gleichberechtigung, Frieden und politische Teilhabe. Hingegen entsteht **Überversorgung** durch ressourcen- oder energieintensive bzw. umweltbelastende Behandlungen ohne angemessene gesundheitliche Vorteile (Geiselhart et al., 2024: Übersetzung durch Verfasserinnen). Fehl-, Unter- und Überversorgung werden aufgrund ihrer negativen sozialen, ökonomischen und/oder ökologischen Folgen als insuffiziente Gesundheitsversorgung verstanden. Sowohl die Über- als auch die Unterschreitung des sicheren Bereichs einer suffizienten Gesundheitsversorgung implizieren Risiken für planetare Gesundheit und werfen Gerechtigkeitsfragen auf. Hier findet ein Wandel von vorwiegend evidenz-ökonomischen hin zu evidenz-sozial-ökologischen Kriterien für eine qualitative Versorgung statt (Geiselhart et al., 2024).

5.1.3 Value-Based Healthcare (VBHC) als Leitprinzip zur Umsetzung einer nachhaltigeren Geburtshilfe

Fehlentwicklungen der Versorgung führen nicht nur zu suboptimaler Versorgungsqualität, sondern auch zu einer unnötigen Beanspruchung von Ressourcen. Ein nachhaltiges Gesundheitssystem muss daher die Ressourcenallokation so gestalten, dass qualitativ hochwertige, bedarfsgerechte und ressourcenschonende Versorgung gewährleistet wird (Sachverständigenrat für die Konzertierte Aktion im Gesundheitswesen, 2003). Ein vielversprechender Ansatz, der Qualität und Nachhaltigkeit miteinander verbinden kann, ist das Modell der VBHC (Deerberg-Wittram et al., 2023; Porter & Teisberg, 2006).

VBHC verfolgt das Ziel, die Versorgungsqualität aus der Perspektive der Patient: innen zu maximieren und gleichzeitig den Ressourceneinsatz effizient zu gestalten. Während traditionelle Vergütungssysteme Anreize für eine Mengenausweitung und damit Überversorgung setzen, basiert VBHC auf einem werteorientierten Ansatz: Der Erfolg medizinischer Maßnahmen wird nicht an der Anzahl durchgeführter Interventionen, sondern an den tatsächlich erzielten gesundheitlichen Ergebnissen gemessen (Deerberg-Wittram et al., 2023). Um Über-, Unter- und Fehlversorgung in der Geburtshilfe gezielt zu reduzieren, werden in den folgenden Abschnitten zentrale Lösungsansätze vorgestellt, die aus dem VBHC-Konzept abgeleitet sind. Diese Maßnahmen bieten die Möglichkeit, die Geburtshilfe nicht nur qualitativ weiterzuentwickeln, sondern sie gleichzeitig nachhaltiger und ressourceneffizienter zu gestalten.

5.1.4 Konsequente professionelle Orientierung an Frauen und Familien: Frau-zentrierte Versorgung durch PROMs (Patient-Reported Outcome Measures) und PREMs (Patient-Reported Experience Measures)

Die Versorgung in der Geburtshilfe orientiert sich häufig an fachlichen Standards, jedoch nicht konsequent an individuellen Bedürfnissen der Frauen und Familien (Bauer et al., 2020). Dies kann dazu führen, dass Maßnahmen ergriffen werden, die nicht den Bedürfnissen der Betroffenen entsprechen und damit Ressourcen unnötig gebunden werden. Ein Beispiel hierfür ist die Verschreibung von Medikamenten: Studien zeigen, dass zwischen 10 und 20 % aller ausgestellten Rezepte – je nach Land und Kontext – nie eingelöst werden (Aznar-Lou et al., 2017; Hempenius et al., 2023; Lemstra et al., 2018). Dies deutet darauf hin, dass die verordnete Behandlung nicht mit den tatsächlichen Bedürfnissen oder Überzeugungen von Patient:innen übereinstimmt.

Um Fehlversorgung gezielt zu vermeiden, ist es essenziell, die tatsächlichen Bedürfnisse der Frauen und Familien systematisch zu erfassen und in die Versorgung zu integrieren. Eine Möglichkeit dazu bietet der Einsatz von PROMs und PREMs (Depla et al., 2023):

- PROMs ermöglichen, subjektive gesundheitliche Ergebnisse zu erfassen, beispielsweise durch standardisierte Befragungen.
- PREMs erfassen die Erfahrungen im Kontext der Betreuung und helfen, Versorgungsabläufe sowie die Kommunikation zwischen Fachpersonen und Patient: innen gezielt zu optimieren.

Eine regelmäßige Erhebung von PROMs und PREMs kann mehrere zentrale Funktionen erfüllen (Depla et al., 2020, 2023; Mühr et al., 2022):

1. Frühzeitige Diagnosestellung, indem spezifische Beschwerden rechtzeitig erkannt und so früher behandelt werden können (Sekundärprävention).
2. Stärkung der Nutzer:innenpartizipation, da Frauen aktiv in ihre eigene Gesundheitsversorgung einbezogen werden.
3. Qualitätsmessung und -entwicklung, da Versorgungserfahrungen systematisch rückgemeldet und genutzt werden können.
4. Datenbasierte Versorgungssteuerung, indem belastbare Informationen über Versorgungslücken oder Überversorgungen generiert werden.
5. Generierung von Forschungsdaten, die anonymisiert zur Weiterentwicklung beitragen.

Durch den konsequenten Einsatz von PROMs und PREMs kann Fehl- und Überversorgung gezielt reduziert werden (Jamieson Gilmore et al., 2023). Maßnahmen, die als nicht hilfreich empfunden werden, können vermieden werden. Dies führt nicht nur zu einer höheren Zufriedenheit von Frauen und Familien, sondern auch zu einer effizienteren Nutzung von Ressourcen.

5.1.5 Daten und Digitalisierung

Doppeluntersuchungen, Medikationsfehler und Informationsverluste aufgrund unzureichender Vernetzung sind im Gesundheitswesen nach wie vor alltägliche Vorkommnisse. Sie können zu ineffizienten Abläufen, unnötigen Belastungen für Frauen und Familien sowie einer Verschwendung von personellen und materiellen Ressourcen führen. Die Digitalisierung bietet hier ein großes Potenzial zur Optimierung (Stachwitz & Debatin, 2023).

Elektronische Dokumentation ermöglicht einen besseren Überblick über die gesundheitliche Situation der Frauen, indem relevante Daten für alle beteiligten Fachpersonen gleichwertig einsehbar und jederzeit zugriffsbereit sind (von Osthoff et al., 2022). Ein digitaler Mutterpass, der auch für Familien verständlich aufbereitet ist, könnte zudem dazu beitragen, dass Frauen besser über ihre eigene gesundheitliche Situation informiert sind und fundierte Entscheidungen treffen können. Auch ein intelligenter Medikationsplan könnte Wechselwirkungen reduzieren und somit die Sicherheit für Frauen und Kinder erhöhen (Stachwitz & Debatin, 2023).

Darüber hinaus könnten digitale Versorgungsmodelle einen gestuften Zugang zu Gesundheitsdienstleistungen ermöglichen, von der telemedizinischen Beratung über die ambulante Versorgung bis hin zu klinischen Strukturen. Dies könnte die Notwendigkeit für physische Besuche reduzieren, Fahrtzeiten verkürzen und das Gesundheitswesen entlasten (Matusiewicz et al., 2020). Blended Care-Ansätze, die digitale Konsultationen gezielt mit Vor-Ort-Besuchen kombinieren, bieten zusätzlich die Möglichkeit, Ressourcen effizienter einzusetzen und gleichzeitig eine kontinuierliche Versorgung sicherzustellen (Wentzel et al., 2016).

Wichtig ist jedoch, dass Digitalisierung nicht zum Selbstzweck erfolgt, sondern gezielt zur Verbesserung der Versorgungsqualität und zur effizienteren Nutzung von Ressourcen eingesetzt wird. Ein nachhaltiges Gesundheitswesen nutzt digitale Technologien dort, wo sie den größten Mehrwert für Frauen, Familien und Fachpersonen schaffen. Dabei sollte auch berücksichtigt werden, dass digitale Lösungen selbst ökologische Auswirkungen haben können, etwa durch intensiven Energieverbrauch oder indem Elektroschrott anfällt.

5.1.6 Multiprofessionelle, sektorenübergreifende und kompetenzorientierte Versorgung

Die gegenwärtige Gesundheitsversorgung ist durch strikte Sektorengrenzen, fachspezifische Trennungen und eine hierarchisch orientierte Organisation geprägt. Diese Struktur erschwert eine konsequente Ausrichtung an den tatsächlichen Bedürfnissen der Nutzer:innen sowie an den Kompetenzen der Fachpersonen (Stachwitz & Debatin, 2023).

Eine Alternative ist die Ausrichtung der Versorgung entlang der sog. Patient Journey, den tatsächlichen Wegen und Bedarfen der Frauen. Eine Schwangerschaft oder eine geburtshilfliche Fragestellung erfordert häufig die Zusammenarbeit mehrerer Professionen. Die Aufgabe des Versorgungssystems sollte daher sein, diesen Prozess für Frauen so reibungslos und effizient wie möglich zu gestalten. Dies bedeutet die Optimierung von Schnittstellen, eine bessere Abstimmung der Informationsflüsse, die Vermeidung von Konflikten zwischen Versorgungsbereichen und eine effiziente Organisation der Verfügbarkeit von Fachkräften (Depla et al., 2020, 2023). Eine stärkere multiprofessionelle und sektorenübergreifende Zusammenarbeit kann durch verschiedene Maßnahmen gefördert werden:

- Reduktion von Sektorengrenzen und ein besserer Informationsfluss zwischen ambulanten und klinischen Fachpersonen (Regierungskommission für eine moderne und bedarfsgerechte Krankenhausversorgung, 2024).
- Kompetenzorientierte Aufgabenverteilung, um personelle Ressourcen nachhaltig einzusetzen. Beispielsweise ist die Betreuung auf Primärversorgungsebene von Low-Risk-Schwangerschaften durch Hebammen nicht nur evidenzbasiert, sondern auch ressourcenschonend; die sich aktuell in der Entwicklung befindende Rolle der Advanced Midwifery Practice Hebamme kann hier weitere Möglichkeiten schaffen.
- Entwicklung evidenzbasierter Leitlinien für weitere Themenfelder, um die Verteilung von Versorgungsaufgaben bedarfsgerecht und evidenzbasiert zu steuern (Lugtenberg et al., 2009).

- Reform der Finanzierungsstrukturen: Eine stärkere Qualitätsorientierung in der Vergütung könnte Fehlversorgung reduzieren und Ressourcen effizienter nutzen (Deerberg-Wittram et al., 2023; Porter & Teisberg, 2006).
- Bewusste Organisationentwicklung von Abteilungen zur stärkeren Ausrichtung an den Bedürfnissen von Frauen, Familien und Fachpersonen.
- Reflexion und verbesserte interprofessionelle Kommunikation, z. B. zu einer unterschiedlichen Risikowahrnehmung, um die Zusammenarbeit zu verbessern (Peterwerth et al., 2022).

Nachhaltige, frau-zentrierte Geburtshilfe kann nur gelingen, wenn Strukturen, Kommunikation und Finanzierungsmechanismen aufeinander abgestimmt sind. Multiprofessionelle Zusammenarbeit bedeutet eine bessere Versorgungsqualität und eine ressourcenschonendere und effizientere Nutzung der vorhandenen Kapazitäten.

5.1.7 Resümee

Nachhaltige Gesundheitsversorgung erfordert vielfältige Strategien zur Vermeidung von Fehl-, Unter- und Überversorgung. Initiativen wie Choosing Wisely und Smarter Medicine betonen ethische Verantwortung, Patient:innenaufklärung und öffentliches Bewusstsein (Bertelsmann Stiftung, 2019; OECD, 2017; WBGU, 2023). Ein weiterer wichtiger Hebel ist die Stärkung der Nachhaltigkeits- und Risikokompetenz von Gesundheitsakteur:innen, was u. a. durch die Akademisierung des Hebammenberufs gefördert wird (DEGAM, 2024; López-Gimeno et al., 2024). Die DEGAM (2023, S. 17) empfiehlt zudem, ökologische Aspekte stärker in medizinische Entscheidungen einzubeziehen:
- Bei gleichwertigen Therapien klimafreundlichere Optionen wählen.
- Ressourcenschonung als Begründung für Verzicht auf Diagnostik/Behandlung erwägen.
- Patient:innen über Klimabilanz von Maßnahmen aufklären.

Nachhaltige Geburtshilfe erfordert aber vor allem ein systemisches Umdenken: Weg von einer durch Fehlanreize und Medikalisierung geprägten Versorgung hin zu einem System, das sich an Bedürfnissen der Frauen und Familien, evidenzbasierter Medizin und ressourcenschonenden, klimasensiblen Prozessen orientiert. Gleichzeitig muss festgestellt werden: „An systematischen Analysen sowie Quantifizierungen zum Einsparpotenzial von Ressourcen und Emissionen mangelt es [...] bisher, zudem muss die Herausforderung bewältigt werden, Überversorgung überhaupt erst verlässlich zu identifizieren." (WBGU, 2023, S. 237)

Die hier vorgestellten Prozesse greifen ineinander und tragen dazu bei, das Gesundheitssystem effizienter, umweltfreundlicher und nutzer:innen-orientierter zu gestalten. Gleichzeitig gibt es einzelne Maßnahmen, die individuell und jederzeit von einzelnen Akteur:innen im Gesundheitswesen umgesetzt werden können, sodass Systeme anfangen, sich von verschiedenen Seiten zu verändern. All diese Maßnahmen dienen als Vorschläge, die es auf ihre Wirkweise hinsichtlich Nachhaltigkeit zu untersuchen gilt.

Literatur

Aune, I., & Möller, A. (2012). 'I want a choice, but I don't want to decide'—A qualitative study of pregnant women's experiences regarding early ultrasound risk assessment for chromosomal anomalies. Midwifery, 28(1), 14–23.

Aznar-Lou, I., Fernández, A., Gil-Girbau, M., Fajó-Pascual, M., Moreno-Peral, P., Peñarrubia-María, M., ... & Rubio-Valera, M. (2017). Initial medication non-adherence: Prevalence and predictive factors in a cohort of 1.6 million primary care patients. British Journal of Clinical Pharmacology, 83(6), 1328–1340.

Baltruks, D., & Wabnitz, K. (2023). Prävention vor ambulant vor stationär: Für Gesundheit innerhalb planetarer Grenzen. https://opus.bibliothek.uni-augsburg.de/opus4/frontdoor/index/index/docId/ 119263 (Abgerufen am 09.06.25).

Bauer, N. H., Villmar, A., Peters, M., & Schäfers, R. (2020). HebAB.NRW – Forschungsprojekt „Geburtshilfliche Versorgung durch Hebammen in Nordrhein-Westfalen. Abschlussbericht der Teilprojekte Mütterbefragung und Hebammenbefragung. https://gesundheitscampus.hochschule-bochum.de/fileadmin/user_upload/Forschung/HebAB.NRW_Abschlussbericht_2020_08_31.pdf (Abgerufen am 09.06.25).

Bertelsmann Stiftung (Hrsg.). (2019). Überversorgung—Eine Spurensuche. DOI 10.11586/2019064. https://www.bertelsmann-stiftung.de/de/publikationen/publikation/did/ueberversorgung-eine-spurensuche (Abgerufen am 09.06.25).

Bhopal, A., & Norheim, O. F. (2021). Priority setting and net zero healthcare: How much health can a tonne of carbon buy? BMJ, 375, e067199.

Braithwaite, J., Glasziou, P., & Westbrook, J. (2020). The three numbers you need to know about healthcare: The 60-30-10 Challenge. BMC Medicine, 18(1), 102.

Brousselle, A., Curren, M., Dunbar, B., McDavid, J., Logtenberg, R., & Ney, T. (2024). Planetary health: Creating rapid impact assessment tools. Evaluation, 30(2), 269–287.

Chang, K. M., Hess, J. J., Balbus, J. M., Buonocore, J. J., Cleveland, D. A., Grabow, M. L., ... & Ebi, K. L. (2017). Ancillary health effects of climate mitigation scenarios as drivers of policy uptake: A review of air quality, transportation and diet co-benefits modeling studies. Environmental Research Letters, 12(11), 113001.

Cliff, B. Q., Avanceña, A. L. v., Hirth, R. A., & Lee, S.-Y. D. (2021). The Impact of Choosing Wisely Interventions on Low-Value Medical Services: A Systematic Review. The Milbank Quarterly, 99(4), 1024–1058.

de Jonge, A., Dahlen, H., & Downe, S. (2021). „Watchful attendance during labour and birth. Sexual & Reproductive Healthcare, 28, 100617.

Deerberg-Wittram, J, Rüter, F., & Kirchberger, V. (Hrsg.). (2023). Das Value-Based Health Care Buch: Gesundheitsversorgung nachhaltig gestalten. (1. Aufl.). MWV Medizinisch Wissenschaftliche Verlagsgesellschaft. https://www.zvab.com/9783954667949/Value-Based-Health-Care-Buch-Gesundheitsversorgung-3954667940/plp (Abgerufen am 09.06.25).

DEGAM. (2023). Leitlinien-Update: Klares Zeichen gegen Über- und Unterversorgung. https://www.degam.de/pressemitteilung-detail/leitlinien-update-klares-zeichen-gegen-ueber-und-unterversorgung (Abgerufen am 09.06.25).

DEGAM. (2024). AWMF S2e-Leitlinie: Schutz vor Über- und Unterversorgung—Gemeinsam entscheiden. Registernummer 053—045LG. https://register.awmf.org/de/leitlinien/detail/053-045LG (Abgerufen am 09.06.25).

Depla, A. L., Ernst-Smelt, H. E., Poels, M., Crombag, N. M., Franx, A., & Bekker, M. N. (2020). A feasibility study of implementing a patient-centered outcome set for pregnancy and childbirth. Health Science Reports, 3(3), e168.

Depla, A. L., Pluut, B., Lamain-de Ruiter, M., Kersten, A. W., Evers, I. M., Franx, A., & Bekker, M. N. (2023). PROMs and PREMs in routine perinatal care: Mixed methods evaluation of their implementation into integrated obstetric care networks. Journal of Patient-Reported Outcomes, 7(1), 26.

Deutsches Ärzteblatt (2024). „Die meisten CO_2-Emissionen können durch die Vermeidung unnötiger Aktivitäten eingespart werden". Deutsches Ärzteblatt. https://www.aerzteblatt.de/news/die-meisten-co2-emissionen-koennen-durch-die-vermeidung-unnoetiger-aktivitaeten-eingespart-werden-c3bcb18c-c6fd-4b5f-ac6c-b5a32e2226c7 (Abgerufen am 09.06.25).

Dinh, N. T. T., Tran, J., & Hensher, M. (2024). Measuring and valuing the health co-benefits of climate change mitigation: A scoping review. The Lancet Planetary Health, 8(6), e402–e409.

Dresen, F., Bechert, S., Bolkenius, D., Snyder-Ramos, S., & Koch, S. (2023). Lachgas-Analgesie unter dem Aspekt: Nachhaltigkeit im Kreißsaal. Hebamme, 36(06), 53–61.

Geiselhart, K., Damm, M., Jeske, N., Knappmann, A., Nasser, G. P., Roth, L. F., ... & Falkenberg, T. (2024). Sufficiency health-wise: Sustainable paths towards planetary and public health. Frontiers in Public Health, 12.

Hempenius, M., Rijken, S., Groenwold, R. H. H., Hek, K., de Boer, A., Klungel, O. H., & Gardarsdottir, H. (2023). Primary nonadherence to drugs prescribed by general practitioners: A Dutch database study. British Journal of Clinical Pharmacology, 89(1), 268–278.

Hertle, D., Wende, D., & zu Sayn-Wittgenstein, F. (2023). Aufsuchende Wochenbettbetreuung: Die sozioökonomische Lage hat einen starken Einfluss auf den Betreuungsumfang. Eine Analyse mit Routinedaten der BARMER. Gesundheitswesen. 86(5), 354–361.

IPPC. (2022). Climate Change 2022: Impacts, Adaptation, and Vulnerability. Sixth Assessment Report of the Intergovernmental Panel on Climate Change. https://www.ipcc.ch/report/ar6/wg2/about/how-to-cite-this-report/ (Abgerufen am 09.06.25).

Jamieson Gilmore, K., Corazza, I., Coletta, L., & Allin, S. (2023). The uses of Patient Reported Experience Measures in health systems: A systematic narrative review. Health Policy, 128, 1–10.

Kropp, A. (2019). Grundlagen der Nachhaltigen Entwicklung: Handlungsmöglichkeiten und Strategien zur Umsetzung (1. Aufl. 2019). Springer Gabler.

Kruse, M., & Hartmann, K. (2024). Trauma und Gewalt in der Geburtshilfe: Ein Handbuch für Fachkräfte. Klett-Cotta.

Lemstra, M., Nwankwo, C., Bird, Y., & Moraros, J. (2018). Primary nonadherence to chronic disease medications: A meta-analysis. Patient Preference and Adherence, 12, 721–731.

López-Gimeno, E., Falguera-Puig, G., García-Sierra, R., Vicente-Hernández, M. M., Cubero, L. B., & Seguranyes, G. (2024). Impact of shared decision-making on women's childbirth preferences: A cluster randomised controlled trial. Midwifery, 133, 103999.

Lugtenberg, M., Burgers, J. S., & Westert, G. P. (2009). Effects of evidence-based clinical practice guidelines on quality of care: A systematic review. Quality & Safety in Health Care, 18(5), 385–392.

Matevosyan, N. R. (2015). The Overuse of Cesarean Section: Medical, Legal, Research, and Economical Pitfalls. Journal of the Knowledge Economy, 6(4), 1090–1103.

Matusiewicz, D., Ehlers, J. P., & Henningsen, M. (Hrsg.). (2020). Digitale Medizin. Kompendium für Studium und Praxis (1. Aufl.). MWV Medizinisch Wissenschaftliche Verlagsgesellschaft.

Mühr, C., Brunsmann, F., & Danner, M. (2022). The potentials of patient surveys for quality assurance in medical care. Bundesgesundheitsblatt, Gesundheitsforschung, Gesundheitsschutz, 65(3), 277–284.

OECD. (2017). Tackling Wasteful Spending on Health, OECD Publishing, Paris. https://www.oecd.org/en/pu blications/tackling-wasteful-spending-on-health_9789264266414-en.html (Abgerufen am 09.06.25).

Orovou, E., Antoniou, E., Zervas, I., & Sarantaki, A. (2025). Prevalence and correlates of postpartum PTSD following emergency cesarean sections: Implications for perinatal mental health care: a systematic review and meta-analysis. BMC Psychology, 13(1), 26.

Peterwerth, N. H., Halek, M., & Schäfers, R. (2022). Intrapartum risk perception-A qualitative exploration of factors affecting the risk perception of midwives and obstetricians in the clinical setting. Midwifery, 106, 103234.

Porter, M. E., & Teisberg, E. O. (2006). Redefining Health Care: Creating Value-Based Competition on Results. Harvard Business Press.

Raworth, K. (2017). Doughnut economics: Seven ways to think like a 21st-century economist. Chelsea Green Publishing.

Regierungskommission für eine moderne und & bedarfsgerechte Krankenhausversorgung. (2024). Zehnte Stellungnahme und Empfehlung der Regierungskommission für eine moderne und bedarfsgerechte Krankenhausversorgung – Überwindung der Sektorengrenzen des deutschen Gesundheitssystems. https://www.bundesgesundheitsministerium.de/fileadmin/Dateien/3_Downloads/K/Krankenhausre form/BMG_Regierungskommission_10te_Stellungnahme_Ueberwindung_der_Sektorengrenzen.pdf (Abgerufen am 09.06.25).

Sachs, W. (1993). Merkposten für einen ökologischen Wirtschaftsstil. Die vier E´s. (Ökologische Politik. Spezial). https://www.oekom.de/_uploads_media/files/poe_33_1993_wolfgang_sachs_014747.pdf (Abgerufen am 09.06.25).

Sachverständigenrat für die Konzertierte Aktion im Gesundheitswesen. (2003). Finanzierung, Nutzerorientierung und Qualität. https://www.svr-gesundheit.de/gutachten/gutachten-2003/ (Abgerufen am 09.06.25).

Sachverständigenrates für die Konzertierte Aktion im Gesundheitswesen (Hrsg.). (2002). Gutachten 2000/ 2001 des Sachverständigenrates für die Konzertierte Aktion im Gesundheitswesen Bedarfsgerechtigkeit und Wirtschaftlichkeit, Band III Über-, Unter- und Fehlversorgung: Bd. III. Nomos.

SAMW. (2012). Nachhaltige Medizin Positionspapier der Schweizerischen Akademie der Medizinischen Wissenschaften (SAMW). https://www.samw.ch/dam/jcr:e9a15539-ca10-4a25-a4ed-84ca38bf04a5/po sitionspapier_samw_nachhaltige_medizin.pdf (Abgerufen am 09.06.25).

Santhirapala, R., Fleisher, L. A., & Grocott, M. P. W. (2019). Choosing Wisely: Just because we can, does it mean we should? British Journal of Anaesthesia, 122(3), 306–310.

Schäfers, R., Wende, D. & Hertle, D. (2025). Ultraschall- und CTG-Kontrollen in der Schwangerschaft: Vorgaben in den Mutterschafts-Richtlinien und Versorgungswirklichkeit. Gesundheitsökonomie & Qualitätsmanagement, 30(1), 35–41.

SRU. (2024). Sachverständigenrat für Umweltfragen—Publikationen—Suffizienz als „Strategie des Genug": Eine Einladung zur Diskussion. https://www.umweltrat.de/SharedDocs/Downloads/DE/04_Stellung nahmen/2020_2024/2024_03_Suffizienz.html (Abgerufen am 09.06.25).

Stachwitz, P., & Debatin, J. F. (2023). Digitalisierung im Gesundheitswesen: Heute und in Zukunft. Bundesgesundheitsblatt – Gesundheitsforschung – Gesundheitsschutz, 66(2), 105–113.

Van Herck, P., De Smedt, D., Annemans, L., Remmen, R., Rosenthal, M. B., & Sermeus, W. (2010). Systematic review: Effects, design choices, and context of pay-for-performance in health care. BMC Health Services Research, 10(1), 247.

von Osthoff, M., Watzlaw-Schmidt, U., Lehmann, T., & Hübner, J. (2022). Patientengruppenspezifische Datenhoheitsbedürfnisse und Akzeptanz der elektronischen Patientenakte. Bundesgesundheitsblatt – Gesundheitsforschung – Gesundheitsschutz, 65(11), 1197–1203.

WBGU. (2023). Gesund leben auf einer gesunden Erde: Hauptgutachten (1. Aufl.). Wissenschaftlicher Beirat d. Bundesregierung Globale Umweltveränderungen. https://www.wbgu.de/de/publikationen/publikation/gesundleben (Abgerufen am 09.06.25).

Wentzel, J., van der Vaart, R., Bohlmeijer, E., & Gemert-Pijnen, J. (2016). Mixing Online and Face-to-Face Therapy: How to Benefit From Blended Care in Mental Health Care. JMIR Mental Health, 3, e9.

5.2 Klimarelevante Aspekte der klinischen Geburt

Florian Ebner

Die klinische Geburt ist mit einem erheblichen Ressourcenverbrauch und vielfältigen umweltrelevanten Emissionen verbunden. Besonders der Einsatz von Analgetika und Anästhetika sowie ein hoher Material- und Ressourcenverbrauch im Kreißsaal stehen zunehmend im Fokus einer nachhaltigen Gesundheitsversorgung. Dieses Kapitel beleuchtet die zentralen klimaschädlichen Einflussfaktoren im Kontext der klinischen Geburt und diskutiert Ansatzpunkte für eine umweltbewusstere Praxis.

5.2.1 Geburtshilfe und Analgesie

Die natürliche Geburt ohne Schmerzlinderung ist für viele Frauen eine bewusste Entscheidung, um den Geburtsprozess möglichst unverfälscht zu erleben. Dabei spielt die eigene Körperwahrnehmung eine zentrale Rolle. Hormonelle Prozesse wie die Ausschüttung von Endorphinen helfen, die Wehen erträglicher zu machen. Viele Gebärende nutzen Atemtechniken, Bewegung, warmes Wasser und andere Entspannungsmethoden, um mit den Wehenschmerzen umzugehen. Dennoch kann der Schmerz während der Geburt als intensiv und herausfordernd empfunden werden, weshalb eine gute Vorbereitung und mentale Unterstützung wichtig sind. Da jeder Mensch Schmerz unterschiedlich erlebt, ist individuelles Schmerzmanagement unter der Geburt Ausdruck einer patient:innenorientierten Versorgung (Tabelle 10). Das Schmerzmanagement im Kreißsaal umfasst eine Vielzahl von Methoden (Zuarez-Easton et al., 2023). Neben den o. g. Strategien zur Bewältigung des Geburtsschmerzes stehen nichtpharmakologische Schmerzerleichterungen (Akupunktur, Hypnose, Transkutane Elektrische Nervenstimulation (TENS)) ebenso zur Verfügung wie pharmakologische Verfahren von Nicht-Opioiden Analgetika über Opioide bis hin zur Regionalanästhesie und Inhalationsanalgetika (Lachgas). Eines der ersten Schmerzmittel in der Geburtshilfe war Lachgas, welches sich über die Jahrzehnte besonders in England und Skandinavien etabliert hat. Durch die eigenständige Kontrolle von Anwender:innen über den schmerzlindernden Effekt spielt Lachgas eine besondere Rolle in der Patient:innenversorgung.

Klimarelevanz von Analgesieverfahren in der Geburtshilfe

Die Klimarelevanz von Medikamenten wird durch Herstellung, Transport, Lagerung und Anwendung beeinflusst (Pearson et al., 2022).

Die umweltfreundlichste Option scheint Akupunktur bei minimalem Material- und Energieverbrauch, es werden kaum Treibhausgase bei der Produktion und der Entsorgung verbraucht. Einen mittelgroßen CO_2-Fußabdruck hat die PDA – mit einem moderaten Energie- und Materialverbrauch, aber fehlenden direkten Treibhausgasemissionen. Ein hoher CO_2-Fußabdruck findet sich bei der Vollnarkose durch energieintensive Verfahren und hohe Emissionen von Inhalationsanästhetika. Der höchste CO_2-Fußabdruck im Verhältnis zum Aufwand und Nutzen findet sich beim Lachgas.

Da Lachgas in der Geburtshilfe auch in Deutschland sehr häufig angewendet wird, wird dessen Klimarelevanz hier ausführlich beleuchtet.

Lachgas (Distickstoffmonoxid, N_2O) als Analgetikum

Die Wirkung von Lachgas auf das Klima

Lachgas besitzt ein Treibhauspotenzial (Global Warming Potential, GWP) von etwa 273 über einen Zeitraum von 100 Jahren. Das bedeutet, dass ein einzelnes Molekül N_2O etwa 273-mal so stark zur Erwärmung der Erdatmosphäre beiträgt wie ein Molekül Kohlendioxid (CO_2). Dieses hohe GWP macht Lachgas zu einem der stärksten langlebigen Treibhausgase, obwohl es mengenmäßig deutlich weniger freigesetzt wird als CO_2 (Tauber et al., 2023; Umweltbundesamt, 2024a).

Mit einer atmosphärischen Lebensdauer von etwa 114 Jahren verbleibt N_2O extrem lang in der Atmosphäre. Dies bedeutet, dass selbst heute ausgestoßenes Lachgas noch über viele Generationen hinweg zur globalen Erwärmung beiträgt. Diese Beständigkeit ist einer der Hauptgründe, warum Lachgas eine bedeutende Rolle im Klimawandel spielt, trotz der geringeren Emissionsmengen im Vergleich zu CO_2 oder Methan (CH_4).

In der Atmosphäre wird Lachgas durch photochemische Prozesse in der Stratosphäre abgebaut. Dabei reagieren N_2O-Moleküle vor allem über

- UV-Strahlung: Hochenergetische ultraviolette Strahlung spaltet N_2O in reaktive Fragmente, darunter Stickstoffoxide (NOx).
- Stickstoffoxide (NOx): Durch den Zerfall von N_2O freigesetzte Stickstoffoxide interagieren mit Ozon (O_3). NOx fungieren dabei als Katalysatoren in Reaktionen, die den Abbau von Ozon fördern. Dadurch trägt Lachgas indirekt zur Zerstörung der Ozonschicht bei, welche die Erde vor schädlicher ultravioletter Strahlung schützt.
- Hydroxylradikale (OH): In den unteren Schichten der Atmosphäre (Troposphäre) kann N_2O mit Hydroxylradikalen reagieren, wobei der Beitrag dieser Reaktionen zum Abbau jedoch gering ist, da der Großteil des N_2O unverändert in die Stratosphäre gelangt.

Tabelle 10: Ausgewählte Analgesieverfahren in der Geburtshilfe (Quelle: eigene Zusammenfassung).

	Beschreibung	CO_2-Fußabdruck	Besonderheiten	Anwendung	Entsorgung von Abfallprodukten	Vorteile	Nachteile
Akupunktur (Becke, 2016)	alternative Methode zur Schmerzlinderung	sehr gering	Minimaler Energieverbrauch, keine aufwendige technische Ausstattung notwendig	feine Nadeln werden in bestimmte Punkte des Körpers gesetzt	Wiederverwendbare oder sterile Einwegnadeln aus Metall	nachhaltig und ressourcenschonend	Effektivität kann von individuellen Faktoren abhängen
PDA (Pearson et al., 2022)	regionale Anästhesie, bei der ein Katheter in den Epiduralraum eingeführt wird, um lokale Betäubungsmittel und ggf. Opioide zu verabreichen	mittel	Energieintensive Herstellung der Lokalanästhetika	Überwachung durch technische Geräte (z. B. Cardiotokographie – CTG, Infusionspumpen), erfordert elektrischen Strom	Einwegmaterialien wie Katheter, Spritzen und Nadeln	hohe Effektivität bei Schmerzlinderung	Abfall durch Einwegmaterialien

(fortgesetzt)

Tabelle 10 (fortgesetzt)

	Beschreibung	CO₂-Fußab-druck	Besonderheiten	Anwendung	Entsorgung von Abfallprodukten	Vorteile	Nachteile
Vollnarkose (Ryan et al., 2010; Sherman et al., 2012; Pearson et al., 2022)	allgemeine Anästhesie	hoch	Herstellung und Transport von Anästhetika (z. B. Propofol), CO₂-intensiv ist hoher Energieverbrauch durch Überwachungs- und Beatmungsgeräte	nur während einer Notsectio oder in sehr seltenen Fällen peripartal	Einwegmaterialien und Filter von Beatmungsgeräten	Notwendigkeit in spezifischen medizinischen Situationen	höherer Ressourcenverbrauch und Abfallproduktion
Lachgas (Distickstoffmonoxid, N₂O) (Pearson et al., 2022)	inhalative Analgesie, bei der Distickstoffmonoxid über eine Maske eingeatmet wird	sehr hoch		hoher Verbrauch durch kontinuierliche Gaszufuhr	kein effizientes Recycling, Gas gelangt in die Atmosphäre	schnell wirksam, einfach anwendbar	Lachgas ist ein potentes Treibhausgas

Lachgas absorbiert Infrarotstrahlung, welche von der Erdoberfläche abgestrahlt wird und hält die Wärme in der Atmosphäre zurück. Dies trägt zur globalen Erwärmung bei, da so die durchschnittlichen globalen Temperaturen steigen. Lachgas beeinflusst indirekt andere klimarelevante Prozesse, z. B. die Bildung von Wolken und die chemische Zusammensetzung der Atmosphäre und trägt somit weiter zur Verstärkung des Treibhauseffektes bei.

Quellen von Stickstoffmonoxid

Natürliche Quellen: Böden und Ozeane sind die Hauptquellen von N_2O. Mikroorganismen in Böden setzen Lachgas während des mikrobiellen Stickstoffkreislaufs (z. B. Nitrifikation und Denitrifikation) frei. Diese natürlichen Prozesse machen etwa 60 % der globalen N_2O-Emissionen aus (Umweltbundesamt 2024b).

Anthropogene Quellen (in absteigender Reihenfolge):

(1) Landwirtschaft: Die Nutzung stickstoffhaltiger Düngemittel ist die größte menschengemachte Quelle für N_2O. Mikroorganismen in landwirtschaftlichen Böden wandeln überschüssigen Stickstoff in Lachgas um.

(2) Industrie: Lachgas wird in der chemischen Produktion (z. B. bei der Herstellung von Adipinsäure und Salpetersäure) freigesetzt.

(3) Medizin und Freizeitgebrauch: Der Einsatz von Lachgas als Anästhetikum und als Rauschmittel trägt ebenfalls zu den Emissionen bei, wenn auch in geringerem Umfang.

(4) Verbrennung fossiler Brennstoffe: In Automotoren und Kraftwerken entstehen geringe Mengen an N_2O als Nebenprodukt.

Lachgas ist heute der weltweit bedeutendste anthropogene Stoff für den stratosphärischen Ozonabbau und hat Substanzen wie Fluorchlorkohlenwasserstoffe (FCKWs), die durch das Montreal-Protokoll reguliert wurden, als Hauptverursacher abgelöst. Der Abbau von Ozon durch NOx aus N_2O hat eine doppelte Klimawirkung: Einerseits verstärkt die Ozonzerstörung den Treibhauseffekt, da Ozon ein starkes Treibhausgas ist, andererseits lässt die dünnere Ozonschicht mehr UV-Strahlung auf die Erdoberfläche gelangen, was wiederum biologische und klimatische Auswirkungen hat (Umweltbundesamt 2024c).

Die atmosphärische Konzentration von N_2O ist seit der vorindustriellen Zeit um etwa 20 % gestiegen, von etwa 270 ppb (parts per billion) auf über 330 ppb im Jahr 2023. Dieser Anstieg ist weitgehend auf die intensivierte Landwirtschaft und industrielle Aktivitäten zurückzuführen. Derzeit trägt Lachgas etwa 6 % zum gesamten anthropogenen Treibhauseffekt bei (IPCC, 2019).

Klinische Nutzung: Wirkungsweise, Nebenwirkungen und Anwendung

Lachgas ist ein vielseitig eingesetztes Analgetikum, Anxiolytikum und Anästhetikum. Es zeichnet sich durch seine schnelle Wirkung, leichte Steuerbarkeit und ein günstiges Sicherheitsprofil aus. Die Wirkung von Lachgas ist vielschichtig und basiert auf seiner Interaktion mit zentralen Neurotransmittersystemen. In der Medizin steht in erster Linie die analgetische und anxiolytische Wirkung im Vordergrund. Lachgas wird über die Lunge inhaliert und dort rasch ins Blut aufgenommen. Aufgrund seiner geringen Blutlöslichkeit erreicht es schnell das Gehirn und entfaltet seine Wirkung innerhalb von Minuten. Ebenso schnell wird es ausgeschieden, was eine präzise Steuerung der Wirkung ermöglicht. Die einfache Anwendung, die selbstgesteuerte Kontrolle und die gute wissenschaftliche Evaluation bzgl. der Auswirkungen auf Schwangere und Ungeborene etablierten Lachgas in den anglo-skandinavischen Kreissälen. Ende des 20. Jahrhunderts war Lachgas auch in vielen deutschen Kreissälen aus o. g. Gründen etabliert.

Die Hauptwirkung von Lachgas liegt in der Hemmung von NMDA-Rezeptoren (N-Methyl-D-Aspartat), die für die Verarbeitung von Schmerzen und die neuronale Signalübertragung im zentralen Nervensystem verantwortlich sind. NMDA-Rezeptoren spielen eine Schlüsselrolle bei der Wahrnehmung und Weiterleitung von Schmerzreizen. Lachgas blockiert diese Rezeptoren und unterbricht dadurch die Weiterleitung von Schmerzsignalen (Jevtović-Todorović et al., 1998). Die Hemmung erfolgt durch eine nicht kompetitive Bindung an die Rezeptoren, wodurch die Aktivierung durch den Neurotransmitter Glutamat verhindert wird, ohne direkt mit diesem um die Bindungsstelle zu konkurrieren. Diese Blockade ist reversibel und endet, sobald die Substanz ausgeschieden wird. Die Dauer ist abhängig von der Konzentration und Expositionszeit des Lachgases im Organismus. Da Lachgas schnell über die Lunge eliminiert wird, kann die Wirkung in der Regel rasch aufgehoben werden.

Lachgas beeinflusst zudem die Gamma-Aminobuttersäure – GABA(A)-Rezeptoren, indem es deren Aktivität moduliert (Emmanouil & Qucok, 2007). Die GABA(A)-Rezeptoren sind ligandengesteuerte Ionenkanäle, die bei Aktivierung durch den Neurotransmitter GABA die Permeabilität der Zellmembran für Chlorid-Ionen erhöhen. Dies führt zu einer Hyperpolarisation der postsynaptischen Membran und hemmt die Weiterleitung von Aktionspotenzialen. Somit verstärkt Lachgas indirekt die inhibitorischen Effekte der GABA(A)-Rezeptoren, was eine leichte Sedierung und anxiolytische Wirkung auf das zentrale Nervensystem hat. Der genaue Mechanismus dieser Modulation ist komplex und wird noch weiter untersucht.

Ein weiterer Mechanismus betrifft die Freisetzung von Noradrenalin im Rückenmark (Fujinaga & Maze, 2002), wodurch eine absteigende Hemmung der Schmerzleitung erreicht wird. Diese Wirkung beruht auf der Aktivierung von alpha-2-Adrenozeptoren in den inhibitorischen Interneuronen des Rückenmarks, die die Weiterleitung nozizeptiver Signale blockieren. Auch hier ist der Wirkmechanismus reversibel und wird aufgehoben, sobald Lachgas aus dem Körper ausgeschieden ist. Die Normalisierung des Neurotransmittergleichgewichts und die Deaktivierung der Rezeptoren führen dazu, dass die Schmerzleitung wieder ihren ursprünglichen Zustand erreicht.

Die geringe Löslichkeit von Lachgas im Blut führt dazu, dass es nicht kumuliert, wodurch die Gefahr von Überdosierungen minimiert wird. Nach Beendigung der Inhalation wird das Gas fast vollständig über die Atemwege ausgeschieden, ohne dass es im Körper metabolisiert wird.

Trotz der geschilderten Vorteile ist Lachgas nicht frei von Nebenwirkungen (Brodsky & Cohen, 1986; Wagner et al., 2024). Häufig berichtete Nebenwirkungen umfassen:

- Schwindel: Dieser tritt meist durch die zentrale Wirkung von Lachgas auf das Gleichgewichtssystem auf und verschwindet in der Regel, sobald die Anwendung beendet wird.
- Übelkeit und Erbrechen: Diese Effekte können durch eine vorübergehende Beeinflussung des Brechzentrums im Gehirn hervorgerufen werden, sind jedoch bei moderater und kurzfristiger Anwendung im Kreißsaal selten schwerwiegend.
- Kopfschmerzen nach längerer Anwendung: Diese können durch eine unzureichende Sauerstoffversorgung oder die Ansammlung von Lachgas im Körper entstehen, verschwinden aber in der Regel, sobald das Gas ausgeschieden ist.
- Taubheitsgefühle oder Gangunsicherheit: In seltenen Fällen kann Lachgas neurologische Symptome verursachen. Diese Symptome treten jedoch überwiegend bei unsachgemäßer oder längerfristiger Anwendung auf und sind in der kontrollierten Umgebung eines Kreißsaals sehr unwahrscheinlich.
- Neurologische Schäden: Langfristiger Missbrauch kann den Vitamin B12-Stoffwechsel beeinträchtigen (Ménétrier & Denimal, 2023) und zu neurologischen Schäden führen. Lachgas hemmt die Funktion der Methionin-Synthetase, eines Enzyms, das für die Vitamin B12-abhängige DNA-Synthese sowie für die Myelinbildung notwendig ist. Bei der kurzfristigen Anwendung sind diese Schäden unwahrscheinlich, jedoch wird von Auswirkungen der Lachgasanalgesie auf die Werte des kindlichen Stoffwechselscreenings postpartal berichtet (Ljungblad, 2022). Dies deutet auf bis dato unbedachte Nebenwirkungen hin, deren klinische Auswirkungen nicht bekannt sind. Hier sind weitere Studien notwendig.
- Hypoxie: Ein weiterer wichtiger Aspekt ist der mögliche Sauerstoffmangel. Lachgas verdrängt bei hohen Konzentrationen den Sauerstoff in der Atemluft, was zu einem Abfall des Sauerstoffgehalts im Blut führen könnte. Im Kreißsaal wird dieses Risiko durch die Verwendung von Mischgas (meist 50 % Sauerstoff) minimiert. Moderne Lachgas-Systeme verfügen zudem über Sicherheitsmechanismen, die sicherstellen, dass immer ein ausreichender Sauerstoffanteil vorhanden ist.

Zusammenfassend sind die Nebenwirkungen von Lachgas bei der kurzfristigen Anwendung im Kreißsaal in der Regel mild und vorübergehend. Die kontrollierte Verabreichung und das Monitoring durch medizinisches Fachpersonal machen es zu einer sicheren und gut verträglichen Option zur Schmerzlinderung während der Geburt.

Reduzierung von Lachgasemissionen in der Geburtshilfe
Die Nutzung von Lachgas (N_2O) zur Schmerzlinderung in der Geburtshilfe ist eine bewährte und weit verbreitete Praxis, insbesondere in Ländern wie Großbritannien und Skandinavien. Allerdings trägt auch der medizinische Einsatz von Lachgas zu

Treibhausgasemissionen bei. Angesichts des hohen Treibhauspotenzials von N_2O ist es wichtig, Strategien zu entwickeln, um die Emissionen in diesem Bereich zu minimieren, ohne die Vorteile für Gebärende zu beeinträchtigen (NHS – National Health System Sustainable Development Unit, 2013).

(1) Geschlossene Kreislaufsysteme: Eine der effektivsten Maßnahmen zur Reduzierung von Lachgasemissionen in der Geburtshilfe ist der Einsatz geschlossener Kreislaufsysteme. Diese Systeme erfassen das ausgeatmete Lachgas der Gebärenden und leiten es durch Filter oder chemische Reaktoren, die das Gas binden oder abbauen. Dies verhindert, dass Lachgas unkontrolliert in die Atmosphäre gelangt, und ermöglicht eine nachhaltigere Nutzung (Grodenta, o. J.).

(2) Effizientere Nutzung von Lachgas durch optimierte Verabreichungssysteme: Moderne Lachgas-Verabreichungssysteme können so konzipiert werden, dass sie den Verbrauch minimieren, ohne die Wirksamkeit zu verringern. Dies umfasst u. a. die Kombination von Lachgas mit einem hohen Sauerstoffanteil (50:50-Mischungen), die Dosierung nur während der Kontraktionen und die Vermeidung unnötiger Dauerinhalationen. Eine gezielte und sparsame Anwendung kann den ökologischen Fußabdruck verringern. Untersuchungen aus dem klinischen Alltag zeigen die Grenzen der o. g. Systeme auf (Dresen et al., 2023). Auch wenn diese eine Verbesserung bzgl. des Treibhauspotenzials darstellen, so sind die folgenden Möglichkeiten bzgl. der Reduktion als effektiver anzusehen.

(3) Alternative Schmerzmanagement-Optionen: Um den Einsatz von Lachgas zu verringern, können alternative Methoden zur Schmerzlinderung gefördert werden. Diese pharmakologischen und nicht-pharmakologischen Alternativen ermöglichen eine individuelle Anpassung an die Bedürfnisse der Gebärenden und bieten gleichzeitig eine umweltfreundlichere Option. Je nach den individuellen Bedürfnissen der Gebärenden stellen diese eine gute Ergänzung oder Alternative zu Lachgas dar.

(4) Schulung und Bewusstseinsbildung: Eine wichtige Maßnahme ist die Schulung von medizinischem Personal über die Umweltauswirkungen von Lachgas. Durch Aufklärung können bewusste Entscheidungen für umweltfreundlichere Alternativen getroffen werden. Geburtshelfer:innen, Hebammen und medizinisches Personal sollten für die Umweltauswirkungen des Lachgaseinsatzes sensibilisiert werden, um eine bewusste und sparsame Anwendung zu fördern. Gleichzeitig ist es wichtig, Gebärende transparent über die verfügbaren Optionen zur Schmerzlinderung aufzuklären und deren Entscheidung zu respektieren. Diese Maßnahmen sind Teil eines umfassenden Ansatzes zur Dekarbonisierung im Gesundheitswesen, der zunehmend als Priorität erkannt wird, um die Klimaauswirkungen des Sektors zu minimieren. Verstärkte Forschung und Innovation könnten die Entwicklung noch effizienterer Lösungen fördern.

Lachgas wird von vielen internationalen Fachgesellschaften als sichere und effektive Methode der !
Schmerzlinderung in der Geburtshilfe angesehen (DGAI – Deutsche Gesellschaft für Anästhesiologie und
Intensivmedizin, RCOG – Royal College of Obstetricians and Gynaecologists, ACOG – American College of
Obstetricians and Gynaecologists, WHO, DGGG – Deutsche Gesellschaft für Geburtshilfe und Gynäkologie),
vor allem, weil es schnell wirkt, einfach anzuwenden ist und Gebärende nicht in ihrer Wachheit beein-
trächtigt.

Die größten Bedenken betreffen das Treibhauspotenzial von Lachgas und die damit verbundenen Umweltauswirkungen. Fachgesellschaften empfehlen daher, die Belüftung zu verbessern und den Expositio-
nen des medizinischen Personals vorzubeugen.

Die Wahl des Schmerzverfahrens sollte immer unter Berücksichtigung der individuellen Bedürfnisse
der Gebärenden, der Verfügbarkeit von Alternativen und der umweltpolitischen Aspekte erfolgen. In Regionen mit besonderem Fokus auf Umweltschutz werden alternative Methoden bevorzugt.

5.2.2 Müll im Kreißsaal und der CO$_2$-Fußabdruck bei der Geburt: Eine Abhandlung

Die ökologischen Herausforderungen einer klinischen Geburt, insbesondere der Müll, der im Kreißsaal anfällt, und die damit verbundenen Umweltauswirkungen werden häufig übersehen (Thiel et al., 2017). Der CO$_2$-Fußabdruck von Krankenhausgeburten, der durch den Gebrauch von Einwegprodukten, Medikamenten und Energiever-brauch entsteht, ist ein wichtiger Aspekt, der zur Umweltbelastung beiträgt (Cohen et al., 2024).

Müllquellen im Kreißsaal (vgl. Kapitel 3.4 und 5.3)
Die Geburt eines Kindes im Krankenhaus ist oft von einer Vielzahl an Einwegproduk-ten begleitet, die für die Hygiene und die medizinische Betreuung als notwendig er-achtet werden. Dazu gehören unter anderem

- Einweginstrumente wie sterile Handschuhe, Auflagen, Tücher, Saugmaterialien, Verbandsmaterialien, Spritzen, Nadeln und Kanülen. Kreißsäle setzen in der letz-ten Dekade oft auf Einweg-Bekleidung wie Schürzen, Überziehschuhe und Mützen für Patient:innen und medizinisches Personal.
- Flüssigkeiten wie Infusionen und Kochsalzlösungen kommen meist in Plastikfla-schen, die nach dem Gebrauch entsorgt, aber häufig nicht recycelt werden.
- Verpackungen für die Medikamente, die während der Geburt verabreicht werden (z. B. Schmerzmittel, Antibiotika), sind meist aus Kunststoff- oder Verbundmate-rialien, die nach Gebrauch entsorgt werden müssen.

Der Müll, der während der Geburt im Kreißsaal anfällt, ist also überwiegend aus Kunststoffen und anderen schwer abbaubaren Materialien zusammengesetzt. Diese Materialien tragen zur zunehmenden Belastung der Umwelt bei, da sie oftmals – aus

Hygienegründen – nicht recycelt werden und auf Mülldeponien oder in der Müllver-
brennungsanlage landen (Woods et al., 2024).

Der CO$_2$-Fußabdruck bei der Geburt

Der CO$_2$-Fußabdruck bezieht sich auf die Menge an Treibhausgasen, die durch eine
bestimmte Aktivität oder ein Produkt freigesetzt wird. Im Kontext von Geburten im
Krankenhaus gibt es verschiedene Faktoren, die zur Emission von CO$_2$ beitragen.

(1) Energieverbrauch im Kreißsaal: Der Betrieb von Kreißsälen erfordert eine erheb-
    liche Menge an Energie. Dazu zählen die Beleuchtung, die Heizungs- und Klima-
    anlagen, die medizinischen Geräte und die Notfallversorgungseinrichtungen.
    Diese Geräte benötigen oft eine konstante Energieversorgung, was den CO$_2$-
    Fußabdruck erhöht.
(2) Transport und Logistik: Viele Kliniken haben eine zentrale Versorgung und la-
    gern Materialien und Medikamente an verschiedenen Orten. Der Transport die-
    ser Materialien innerhalb des Krankenhauses kann zusätzliche Emissionen verur-
    sachen. Darüber hinaus trägt auch der Transport/die Anfahrt von Patient:innen
    zum Kreißsaal zur CO$_2$-Emission bei. Insbesondere wenn wiederholte Anfahrten
    mit dem Krankenwagen oder andere motorisierte Transportmittel nötigt sind.
(3) Medikamentenherstellung, -verpackung und -verbrauch: Die Produktion von Me-
    dikamenten, deren Verpackungen und Transport zum Verbrauchsort tragen
    ebenfalls zur CO$_2$-Bilanz bei. So entfallen auf die Lieferketten für Medizinpro-
    dukte bis zu 71 % der gesamten Emissionen des Gesundheitssektors (Health Care
    without Harm 2019). Aufgrund des hohen Treibhauspotenzials von Inhalationsan-
    algetika trägt die Medikamentenherstellung signifikant zum CO$_2$-Fußabdruck von
    Kliniken bei.
(4) Abfallentsorgung: Die Entsorgung des Mülls aus dem Kreißsaal (insbesondere
    nicht recycelbarer Abfall) verursacht zusätzliche Emissionen. Der Transport und
    die Verarbeitung von Krankenhausabfällen, die oft als gefährlicher Abfall klassifi-
    ziert sind und daher verbrannt werden müssen, tragen weiter zur CO$_2$-Bilanz bei
    (Woods et al., 2024).

Lösungen zur Reduktion des CO$_2$-Fußabdrucks im Kreißsaal (vgl. Kapitel 5.3)

Für die Reduktion des CO$_2$-Fußabdrucks im Kreißsaal ist ein systematisches Umdenken in der Krankenhausplanung und -führung erforderlich. Dafür gibt es mehrere
Ansätze.

–   Schulung und Bewusstseinsbildung: Eine wichtige Maßnahme ist die Schulung
    von medizinischem Personal über die verschiedenen Müllquellen. Durch Aufklä-
    rung können bewusste Entscheidungen für ein hygienisches und umweltfreundli-
    ches Vorgehen getroffen werden. So gibt es z. B. Untersuchungen, die zeigen, dass
    eine Untersuchungsliege durch eine Papierauflage nicht keimärmer wird (Chiar-

litti et al., 2024) oder durch Vermeidung von Einmalhandschuhen die Hautirritationen des Pflegepersonals nicht seltener werden (Mahase, 2019).

- Einsatz von wiederverwendbaren/biologisch abbaubaren Materialien: Der Umstieg von Einwegartikeln auf wiederverwendbare bzw. biologisch abbaubare Produkte kann erheblich zur Reduktion des Abfalls und des CO_2-Fußabdrucks beitragen (Chasseigne et al., 2018). Zum Beispiel könnten biologisch abbaubare Handschuhe, Schürzen und wiederverwendbare Decken in Kliniken eingesetzt werden. Auch die Einführung von sterilen, wiederverwendbaren Instrumenten könnte die Menge an Einwegplastik reduzieren (Keil et al., 2023; Vozzola et al., 2020; Schuknecht & Bartley, 1986).
- Optimierung des Energieverbrauchs: Kreißsäle können von der Einführung energieeffizienter Geräte profitieren, die weniger Strom verbrauchen. Neben den primären Energieverbrauchen sollten Geburtshelfer:innen auch die sekundären Verbrauche beachten. Hier hilft z. B. der Vergleich des Energieverbrauchs durch Stillen mit dem der Herstellung von Babynahrung (Mohapatra & Samantaray, 2023).
- Reduzierung von Transportwegen: Die Optimierung der Logistik im Krankenhaus, wie die Nutzung von zentralen Lagerräumen für Materialien und Medikamentenverpackungen kann helfen, den CO_2-Fußabdruck durch Transport zu senken. Zudem könnte eine engere Zusammenarbeit zwischen verschiedenen Krankenhausabteilungen unnötigen Transport verringern (Mohapatra & Samantaray, 2023).
- Förderung von Kreislaufwirtschaft und Recycling: Krankenhäuser sollten verstärkt auf Recycling setzen und ihre Abfallentsorgungsprozesse so gestalten, dass mehr Materialien wiederverwertet werden. Kunststoffabfälle sollten speziell getrennt und recycelt werden, wo immer es möglich ist (Woods et al., 2024).

Der Müll, der während einer Geburt im klinischen Setting entsteht, und der CO_2-Fußabdruck, der mit dem Betrieb von Geburtskliniken verbunden ist, stellen eine erhebliche ökologische Herausforderung dar. Durch die Implementierung nachhaltigerer Praktiken in der Geburtshilfe und im Krankenhausbetrieb können jedoch signifikante Verbesserungen erzielt werden. Die Verwendung von wiederverwendbaren Materialien, die Optimierung des Energieverbrauchs und die Förderung von Recycling sind einige der vielversprechendsten Ansätze, um die Umweltbelastung in diesem Bereich zu reduzieren. Darüber hinaus sollte das Bewusstsein für die ökologischen Auswirkungen von Geburten im Krankenhaus in der medizinischen Ausbildung und der Klinikführung weiter gestärkt werden. Ein nachhaltigerer Umgang mit Ressourcen und Abfall kann dazu beitragen, die Auswirkungen der Geburtshilfe auf den CO_2-Fußabdruck zu minimieren und langfristig zu einer grüneren Zukunft beizutragen.

Literatur

Becke, K. (2016). Pro & Kontra – Lachgas als Schmerztherapie während der Geburt. Die Hebamme, 29(2), 76–78.

Brodsky J.B., & Cohen E.N. (1986). Adverse effects of nitrous oxide. Med Toxicol, 1(5):362–74.

Chasseigne V., Leguelinel-Blache G., Nguyen T.L., de Tayrac R., Prudhomme M., Kinowski J.M., & Costa P. (2019). Assessing the costs of disposable and reusable supplies wasted during surgeries. Int J Surg. May, 53:18–23.

Chiarlitti, N., Graves, Z., Lavoie, C., & Reid, R. E. (2024). Does Examination Table Paper Use Mitigate the Risk of Disease Transmission in a Family Medicine Clinic? The Annals of Family Medicine, 22(3), 230–232.

Cohen, E. S., Kouwenberg, L. H., Moody, K. S., Sperna Weiland, N. H., Kringos, D. S., Timmermans, A., & Hehenkamp, W. J. (2024). Environmental sustainability in obstetrics and gynaecology: a systematic review. BJOG, 131(5), 555–567.

Dresen, F., Bechert, M., & Kraft, K. (2023). Lachgas-Analgesie unter dem Aspekt: Nachhaltigkeit im Kreißsaal. Hebamme, 36(12), 53–61.

Emmanouil, D.E., & Quock, R.M. (2007). Advances in understanding the actions of nitrous oxide. Anesth Prog, 54(1):9–18.

Fujinaga, M., & Maze, M. (2002). Neurobiology of nitrous oxide-induced antinociceptive effects. Mol Neurobiol, 25(2):167–89.

Grodenta. (o. J.). Nachhaltigkeit. https://www.grodenta.com/de/informationen/nachhaltigkeit/ (Abgerufen am 16.3.25).

Health Care Without Harm (HCWH). (2019). Health care's climate footprint: How the health sector contributes to the global climate crisis and opportunities for action. https://global.noharm.org/media/4370/download?inline=1 (Abgerufen am 09.06.25).

Intergovernmental Panel on Climate Change. (2019). 2019 Refinement to the 2006 IPCC Guidelines for National Greenhouse Gas Inventories. IPCC. https://www.ipcc.ch/report/2019-refinement-to-the-2006-ipcc-guidelines-for-national-greenhouse-gas-inventories/ (Abgerufen am 09.06.25).

Jevtović-Todorović, V., Todorović, S. M., Mennerick, S., Powell, S., Dikranian, K., Benshoff, N., ... & Olney, J. W. (1998). Nitrous oxide (laughing gas) is an NMDA antagonist, neuroprotectant and neurotoxin. Nature medicine, 4(4), 460–463.

Keil, M., Viere, T., Helms, K., & Rogowski, W. (2023). The impact of switching from single-use to reusable healthcare products: a transparency checklist and systematic review of life-cycle assessments. European journal of public health, 33(1), 56–63.

Ljungblad, U.W., Lindberg, M., Eklund, E.A., Saeves, I., Bjørke-Monsen, A.L., & Tangeraas T. (2022). Nitrous oxide in labour predicted newborn screening total homocysteine and is a potential risk factor for infant vitamin B12 deficiency. Acta Paediatr, 111(12):2315–2321.

Mahase, E. (2019). Sixty seconds on ... gloves off. BMJ, 366: l4498.

Menetrier, T., & Denimal, D. (2023). Vitamin B12 status in recreational users of nitrous oxide: a systematic review focusing on the prevalence of laboratory abnormalities. Antioxidants, 12(6), 1191.

Mohapatra, I., & Samantaray, S.R. (2023). Breastfeeding and Environmental Consciousness: A Narrative Review of Environmental Implications and Potential Contributions to Reduce Waste and Energy Consumption. Cureus, 15(9): e45878.

NHS Sustainable Development Unit. (2014). Sustainable development strategy for the health, public health and social care system 2014–2020. NHS England. https://www.england.nhs.uk/greenernhs/wp-content/uploads/sites/51/2021/02/Sustainable-Development-Strategy-2014-2019.pdf (Abgerufen am 09.06.25).

Pearson, F., Sheridan, N., & Pierce, J.M.T. (2022). Estimate of the total carbon footprint and component carbon sources of different modes of labour analgesia. Anaesthesia, 77(4):486–488.

Ryan, S.M., & Nielsen, C.J. (2010). Global warming potential of inhaled anesthetics: application to clinical use. Anesth Analg, 111(1):92-8.

Schuknecht, H.F., & Bartley, M.L. (1986). Malleus grip prosthesis. Ann Otol Rhinol Laryngol, 95(5 Pt 1):531–4.

Sherman, J., Le, C., Lamers, V. & Eckelman, M. (2012). Life cycle greenhouse gas emissions of anesthetic drugs. Anesth Analg, 114(5):1086–90.

Tauber, J., Krampe, J. & Parravicini, V. (2023). Klimarelevanz des Abwassersektors. Österr Wasser- und Abfallw 75, 127–138.

Thiel, C., Duncan, P., & Woods, N. (2017). Attitude of US obstetricians and gynaecologists to global warming and medical waste. Journal of health services research & policy, 22(3), 162–167.

Umweltbundesamt. (2024a). Lachgas und Methan. Umweltbundesamt. https://www.umweltbundesamt. de/themen/landwirtschaft/umweltbelastungen-der-landwirtschaft/lachgas-methan (Abgerufen am 16.03.25).

Umweltbundesamt. (2024b). Metastudie: Lachgas – Quellen, Trends und Minderungspotenziale in Deutschland (Texte 46/2024). Umweltbundesamt. https://www.umweltbundesamt.de/sites/default/ files/medien/11850/publikationen/46_2024_texte_metastudie_lachgas.pdf (Abgerufen am 09.06.25).

Umweltbundesamt. (2024c). Wie wirkt sich Lachgas auf die stratosphärische Ozonschicht aus? Umweltbundesamt.https://www.umweltbundesamt.de/umweltatlas/reaktiver-stickstoff/wirkungen/ klima-ozonschicht/wie-wirkt-sich-lachgas-auf-die-stratosphaerische (Abgerufen am 16.03.25).

Vozzola, E., Overcash, M., & Griffing, E. (2020). An environmental analysis of reusable and disposable surgical gowns. AORN journal, 111(3), 315–325.

Wagner, J. B., Wanke, E. M., Ohlendorf, D., Reuss, F., Holzgreve, F., & Oremek, G. M. (2024). Lachgas – ein Narkotikum. Zentralblatt für Arbeitsmedizin, Arbeitsschutz und Ergonomie, 74(4), 189–192.

Woods, N., Melnyk, A.I., & Moalli, P. (2024). Waste not want not: the story of surgical trash. Curr Opin Obstet Gynecol, 36(6):444–449.

Zuarez-Easton S., Erez O., Zafran N., Carmeli J., Garmi G., & Salim R. (2023). Pharmacologic and nonpharmacologic options for pain relief during labor: an expert review. Am J Obstet Gynecol, 228 (5S): S1246–S1259.

5.3 Best-Practice-Beispiele der klinischen Geburtshilfe

Martha Greif, Stephanie Snyder-Ramos, Elena Dahlem

Da Geburtshilfe zwar ein gesundes, im Kontext des Klimawandels aber besonders vulnerables Klientel adressiert, sind vielfältige Maßnahmen erforderlich. Auch wenn der Kreißsaal eine Funktionseinheit darstellt und damit nur einen kurzen, jedoch intensiven Patient:innenkontakt ermöglicht, ist die Zielgruppenreichweite groß. Um Klimasensibilität und Nachhaltigkeit in Kreißsälen zu realisieren, benötigt es eine sorgfältige Analyse der Personen und Berufsgruppen und der spezifischen Bedingungen der klinischen Geburtshilfe.

5.3.1 Organisation eines Kreißsaals

Primäre Akteur:innen in Kreißsälen sind Schwangere, Neugeborene und ihre Familien ebenso wie Hebammen, Hebammenstudierende und Gynäkolog:innen. Da Kreißsäle Funktionseinheiten darstellen und somit in besonderem Maße auf Interprofessionalität und Vernetzung mit anderen Fachabteilungen angewiesen sind, spielen Pflegende auf Wochenbettstation, Anästhesie-Personal sowie Medizinische Fachangestellte (MFA) ebenso eine wichtige Rolle. Auch Assistenz- und Hilfskräfte, Reinigungspersonal und Personal anderer Abteilungen wie Technik, Medizintechnik, Küche, Labor sind je nach Fragestellung an der Planung und Ausgestaltung von Kreißsaal-Prozessen beteiligt. Auf organisatorischer Ebene haben Geschäftsführung, Controlling und Qualitätsmanagement entscheidenden Einfluss auf Kreißsaal-Prozesse.

Hebammen sind bereits aus ihren originären Tätigkeiten und ihrem Berufsverständnis heraus mit Prävention vertraut. Es gehört ebenfalls zum Berufsverständnis von Hebammen, viel zu wissen und wenig zu tun (Dudenhausen, 2019). Somit sollte es professionsethisches Ziel von Hebammen sein, nach der Maxime zu arbeiten, Geburten möglichst interventionsarm und ressourcensparend zu begleiten (vgl. Kapitel 5.2). Die flächendeckende Akademisierung des Hebammenberufs unterstützt zudem die Evidenzbasierung dieser Prozesse. Das hat einen Vorteil für den möglicherweise herausfordernden Austausch mit anderen Professionen, Abteilungen und Stabsstellen. Denn grundsätzlich müssen vor der Implementierung von Nachhaltigkeitsmaßnahmen im Kreißsaal-Alltag Fragen beantwortet werden, die sich mit den relevanten Dimensionen und Stakeholdern in Bezug auf Zuständigkeit, Entscheidungshoheit und Ressourcenverwaltung auseinandersetzen. Aus der Vielzahl an Akteur:innen in Kreißsaal-Prozessen könnten Interessenskonflikte entstehen.

Der Dialog mit verantwortlichen und qualitätssichernden Stabsstellen kann Herausforderungspotenzial beinhalten: Hygiene, Qualitätsmanagement, Hauswirtschaft, Technik oder die Geschäftsführung müssen in Veränderungsprozesse einbezogen werden. Die Reaktion hängt von gesetzlichen Vorgaben, von der gelebten Unternehmenspolitik sowie der Unternehmenskultur ab. Aussagen hierzu finden sich im Organigramm und Leitbild der Klinik (Gerlach, 2023). Damit können Barrieren und Herausforderungen für die Umsetzung identifiziert und gleichzeitig auch Argumente gesammelt werden, um entsprechende Ideen voranzubringen und einen Einfluss auf das gesamte Klinikgefüge zu nehmen. Zudem ist bei der Gestaltung intersektoraler Prozesse zu berücksichtigen, dass Schnittstellen-Akteur:innen wie der Rettungsdienst oder Kooperationseinrichtungen (niedergelassene Gynäkolog:innen und Hebammen, Standesamt, Jugendamt) mitgedacht werden müssen.

Durch diese Vielzahl an Beteiligten gestalten sich Prozessänderungen im Kreißsaal-Setting komplex. Das macht eine sorgfältige Reflexion, wer von einer Änderung betroffen ist, welche Bedarfe existieren und welche Ressourcen diesen Stakeholder:innen zur Verfügung stehen, notwendig.

Hygienerelevante Änderungen z. B. bedürfen einer Genehmigung durch das Hygieniker:innen-Team, abteilungsübergreifende Prozesse müssen mit den jeweiligen Abteilungen abgestimmt werden und eine papierlose intersektorale Übergabe nach Geburt in die ambulante Wochenbettbetreuung kann realisiert werden, wenn alle Weiterbetreuenden an die Telematik-Infrastruktur angebunden sind.

Arbeitsplatzbedingungen

Der Arbeitsplatz Kreißsaal ist von Klinik zu Klinik unterschiedlich, jedoch gibt es einige übergreifende Eigenschaften, die mittels SWOT (Strengths/Weaknesses/Opportunities/Threats)-Analyse nach der Logik von Grillitsch und Sagmeister in Tabelle 11 dargestellt sind (Grillitsch & Sagmeister, 2021).

Tabelle 11: SWOT-Normstrategien zur Projektierung eines nachhaltigen Kreißsaals (Quelle: Eigene Darstellung nach Grillitsch und Sagmeister, 2021; Bundesärztekammer 2023; Destatis 2024; Uzan et al., 2024).

	Strengths (Stärken)	Weaknesses (Schwächen)

Opport-unities (Chance)	– Interprofessionelles Team für **Schwarmintelligenz**
	– Großes **Betreutenkollektiv** = Großer Impact
	– **Veränderungsbereitschaft** durch
	  – "Teachable Moment"
	  – Vertrauensbeziehung und positiven Affekt
	– **Akademisierung** und **Professionalisierung**
	– **gesundes Klientel**
	– **Prävention** als originäre Tätigkeit
	– Berufsverständnis: **Viel wissen, wenig tun**
		– Betreute = **Vulnerable Gruppe**, aber: großer Effekt
		– knappe Ressourcen, **Wirtschaftlichkeitsdenken**, aber: entspricht Nachhaltigkeitssäule
		– Geburtshilfe ist nicht nur Kreißsaal, sondern **kooperativ, intersektoral und interprofessionell**, aber: Übertragung des Impacts möglich
		– Kreißsaal als **Funktionseinheit** mit kurzem Kontakt, aber: intensiver Kontakt

Threats (Risiken)	– Herausforderungen/Barrieren durch **Abhängigkeit**
	  – von Unternehmenspolitik und -Kultur
	  – von Stabsstellen: konfliktäre Interessen und Regelwerke
	– Interprofessionelles Team mit **unterschiedlichem Berufsethos**
		– Geburtshilfe als **Frauen-Domäne:** Mitarbeitende gehören zu Risikogruppe, leisten Care-Arbeit
		– **Arbeitsalltag im Kreißsaal** erschwert Umsetzung durch plötzliches Arbeitsaufkommen und Fachkräftemangel

Diese interprofessionellen Teams ermöglichen die Generierung von Schwarmwissen sowie die Identifikation vielschichtiger interprofessioneller Bedarfe und Sichtweisen. Die strukturierte Entwicklung eines nachhaltigen Kreißsaals kann herausfordernd sein, da Geburtshilfe nicht konsequent planbar ist und dadurch die Arbeitsbelastung punktuell sehr hoch sein kann. Erschwerend kommt der Fachkräftemangel hinzu (IGES – Institut für Gesundheits- und Sozialforschung, 2019; WD – Wissenschaftlicher Dienst, 2021). Die Schaffung von Zeitressourcen für die Projektierung eines nachhaltigen Kreißsaals ist deshalb sinnvoll.

5.3.2 How-to: Nachhaltiger Kreißsaal

Unabhängig vom Umfang und Aufwand des Umgestaltungsprozesses hin zu einem nachhaltigen Kreißsaal lassen sich bestimmte Aspekte identifizieren, die als Orientierung bei der Entwicklung geeigneter Maßnahmen dienen können. Diese Aspekte werden im Folgenden erläutert.

Maßnahmen bedarfsgerecht auf die Bedingungen im Kreißsaal abstimmen
Es gibt viele Möglichkeiten Nachhaltigkeit im Kreißsaal zu realisieren. Als Orientierung gilt das Positionspapier geburtshilflich tätiger Fachgesellschaften. Dieses definiert 15 Maßnahmen zur CO_2-Reduktion im Klinikalltag (Bechert et al., 2024). Die folgenden Absätze beziehen sich auf Bechert et al. (2024).

Konzepte und Standards
Sinnvoll ist die Aufnahme von Hebammen oder Gynäkolog:innen in ein „Nachhaltigkeitsteam", eine Arbeitsgruppe zur Entwicklung von übergreifenden Nachhaltigkeitsstrategien. Auch ohne gesamtklinisches Nachhaltigkeitskonzept und Unterstützung von Entscheidungsstrukturen lassen sich viele Nachhaltigkeitsmaßnahmen niedrigschwellig in den Kreißsaal-Alltag integrieren.

Nachhaltigkeitsstandards: Kreißsaal-Teams können eigene Nachhaltigkeitsstandards für ihre Tätigkeiten entwickeln oder Nachhaltigkeitsaspekte in die bestehenden Standards integrieren. Dies ist für Einzel- (z. B. Vorgehen bei der vaginalen Untersuchung) und übergreifende Prozesse (z. B. Umgang mit Verbrauchsmaterial) denkbar. Wichtig ist, dass alle drei Säulen der Nachhaltigkeit berücksichtigt werden und somit Standards nach ökologischen, sozialen und wirtschaftlichen Kriterien erstellt werden (Stepanek, 2022; vgl. Kapitel 3.3). Hierfür ist die Bildung von Arbeitsgruppen und die Nutzung von Review-Funktionen sinnvoll.

Informationsmanagement
Mitarbeitende benötigen Informationen zu Nachhaltigkeitsthemen: Die Weitergabe von evidenzbasierten Nachhaltigkeits-Informationen an Teammitglieder und Familien ist eine leicht umsetzbare Maßnahme. So könnten etwa Informationen zu nachhaltiger Ernährung oder Säuglingspflege (vgl. Kapitel 6.1 und 6.2) sowie nachhaltiger Umgang mit Medikamenten in Vorgesprächen, bei CTG-Kontrollen oder an geeigneter Stelle im Wochenbett erfolgen. Besonderes Potenzial bergen Elternschulen: Verfügt

die Klinik über eine solche, sollten Nachhaltigkeitsmaßnahmen insbesondere durch Aufklärung in dieses Setting integriert werden.

Um entsprechendes Informationsmaterial in Printform oder als Download zu entwickeln sowie weitere Bedarfe zu identifizieren, können Kreißsaal-Teams Nachhaltigkeit als festen Tagesordnungspunkt in die Teamsitzungen aufnehmen. Das stellt sicher, dass dem Thema Nachhaltigkeit regelmäßig Aufmerksamkeit geschenkt wird und somit konkrete Nachhaltigkeitsmaßnahmen leichter kommuniziert und umgesetzt werden können. Auch die Gründung einer Kreißsaal-internen Arbeitsgruppe oder die Vernetzung mit nachhaltigen Organisationen können den Prozess vorantreiben.

Im Rahmen der geburtshilflichen Versorgung kann die zuständige Hebamme sämtliche Informationsmaterialien der Abteilung, darunter Unterlagen zur Geburtshilfe, zum Stillen sowie häufig gestellte Fragen digital aufbereitet und im PDF-Format bereitstellen. Ein Plakat mit den entsprechenden QR-Codes befindet sich gut sichtbar in den Räumlichkeiten der Sprechstunde. Die Hebamme weist die betreuten Familien gezielt darauf hin, dass die Dokumente sowohl über die QR-Codes als auch über die Klinikwebsite abrufbar sind. Darüber hinaus kann ergänzendes Informationsmaterial zu relevanten Nachhaltigkeitsthemen zusammengestellt werden

---

Energie und Technik

Energiesparendes Gebäudemanagement: Es gibt viele Leitfäden für Energiesparmaßnahmen, um effektiv den Energieverbrauch in Gebäuden zu reduzieren. Diese beinhalten energiesparende Beleuchtung, Stoßlüftung, die Nutzung von Bewegungsmeldern, (Nacht-) Abschaltungen nicht benötigter Geräte und Lichtquellen; der korrekte Umgang mit Kühlschränken sowie Bildschirmdimmer und die Vermeidung des Standby-Modus können ebenso positive Effekte erzielen (THM – Technische Hochschule Mittelhessen, 2022). Auch Ressourceneinsparungen, insbesondere von Wasser, können durch indizierte Maßnahmen realisiert werden (AWO Bundesverband e. V., o. J.).

Digitalisierung: Digitalisierung und die Reduktion des Papierverbrauchs bieten ebenfalls Einsparpotenzial, so bei der Einstellung nachhaltiger Internetbrowser als Standard-Suchmaschinen. Auch die Einsparung von Papier („think before you print" und Duplexdruck), ist aus Gründen der Nachhaltigkeit, aber auch zur effizienteren Nutzung von IT empfehlenswert: Digitalisierung kann viele Prozesse erleichtern (vgl. Kapitel 5.1.5) (Baumann et al., 2021). Diese Entwicklung benötigt die Einbindung von Kreißsaal-Leitung, Geschäftsführung und IT-Abteilung. Mitarbeitende können hier entscheidenden Einfluss nehmen. Bei der Anschaffung von Software bewährt es sich, bei Hersteller:innen nachzufragen, wie sie sich mit Klimaschutz auseinandersetzen. Es ist dabei immer auch abzuwägen, welche Prozesse digitalisiert werden sollten. Insbesondere die Nutzung von Künstlicher Intelligenz ist aufgrund ihres hohen Energieverbrauchs und damit großem Emissionsausstoß kritisch zu hinterfragen und sparsam anzuwenden (Kaack et al., 2021).

Verbrauchsstoffe und Abfall

Verbrauchsmaterial und Abfall lassen sich ohne größeren Aufwand einsparen und sind auch i. S. von Klimasensibilität und Wirtschaftlichkeit im Kreißsaal von Bedeutung (vgl. Kapitel 5.2). Im globalen Kontext können damit 10–15 % der Treibhausgasemissionen eingespart werden (BMZ, 2023). Dafür ist es sinnvoll, zunächst den Verbrauch zu erfassen. Die Dokumentation für sich selbst oder im gesamten Team kann helfen, Einsparpotenziale bei einzelnen Prozessen zu entdecken und voneinander zu lernen. Bei der Bestellung von Verbrauchsmaterial gilt zunächst, wiederverwendbare Materialien den Einmalartikeln vorzuziehen, da wiederverwendbare Materialien oft ökologisch und finanziell positivere Effekte erzielen (vgl. Kapitel 5.2.2) Kommt dennoch nur eine Einmal-Variante infrage, so helfen u. a. Überlegungen zu Verpackungen und sinnvollen Bestell-Mengen, um das Verfallsdatum nicht zu überschreiten und gleichzeitig möglichst wenig Einzelbestellungen mit emissionsreichen Transportwegen zu veranlassen. Manchmal ist es möglich, Öko-Siegel, Herstellungsort und Herstellungskriterien zu berücksichtigen. Hier lohnt es sich, die Hersteller:innen zu kontaktieren und gezielt auf Nachhaltigkeitsaspekte anzusprechen. Insbesondere, wenn die Produkte von Vertragspartner:innen stammen und kostengünstiger sind, ist eine Aufnahme in den Bestellkatalog vonseiten des Einkaufsstabs meist kein Problem mehr.

Um Müll zu reduzieren, ist die Wertstoffsammlung eine wirksame Maßnahme. Hier gibt es verschiedene Abfallarten (z. B. duales System Gelber Sack, Glas, Elektroabfall, Batterieboxen; vgl. Kapitel 5.2.2). Unterstützt die Klinik diese Form der Mülltrennung, so kann die Entsorgung zentral geregelt werden.

Als besonderes Einsparpotenzial stellt sich die Reduktion von Lachgas dar (vgl. Kapitel 5.2.1). Stattdessen können andere Analgetika wie Opioide und periduralanästhetische Verfahren genutzt werden. Letztere gelten als Goldstandard in der Geburtshilfe (Bremerich et al., 2020). Gleichzeitig gilt es, klimaschädliche Effekte von Medikamenteneinsätzen zu jedem Zeitpunkt der geburtshilflichen Betreuung zu erwägen: Denn auch die in der postpartalen Versorgung häufig genutzten Mittel Ibuprofen und Voltaren weisen eine hohe Gesamt-Ökotoxizität auf. Zudem sollte auch hier der Anfall von Müll bei der Medikamentengabe durch sorgsames Management auf ein Minimum beschränkt werden (Waspe & Orr, 2023 nach Schuster et al., 2024).

⚡ Wochenbettstation und Kreißsaal einigen sich, die präventive Verabreichung von Ibuprofen im postpartalen Kontext nicht standardisiert, sondern abhängig von Geburtsmodus, Geburtsverletzungen, persönlicher Schmerzeinschätzung und dem Wunsch von Patient:innen zu empfehlen. Patient:innen werden aufgeklärt, welche evidenzbasierten alternativen Schmerzbehandlungsmöglichkeiten es für Nachwehen (z. B. Kirschkernkissen), initiale Brustdrüsenschwellung/schmerzende Brustwarzen (z. B. gutes Stillmanagement, Luft, Muttermilchpflege) und Nahtschmerzen (z. B. Kühlbinde) gibt.

Eine besondere Chance bietet die hebammengeleitete Geburtshilfe. Diese nutzt ein interventionsarmes geburtshilfliches Management, reduziert damit die Inanspruchnahme von Schmerzmedikamenten im Verlauf und bietet stattdessen ein breites Spektrum an alternativen Schmerzlinderungsmöglichkeiten (Dresen et al., 2023). Zudem hat sie als interventionsarme Geburtshilfe das Potenzial, Interventionskaskaden und somit den Einsatz weiterer Verbrauchsmittel und Medikamente zu verhindern (vgl. Kapitel 5.1).

Sonstige Maßnahmen

Nachhaltige Mobilität (vgl. Kapitel 4.2): Mobilität ist insbesondere bei zunehmender Zentralisierung der Geburtshilfe ein wichtiges Thema, dem sich Kliniken annehmen sollten. Neben der CO_2-Einsparung ist die Bewegung bei Fahrradfahrten und Spaziergängen zu Haltestellen für Mitarbeitende und betreute Familien gesundheitsförderlich. Das Team sollte informiert werden, welche Optionen es vor Ort gibt. Auch eine Initiative für Fahrgemeinschaften oder die Anpassung der Schichtzeiten an Busfahrpläne sind möglich.

Ein Kreißsaal kann die Teamsitzungen so planen, dass die Mitarbeitenden ihre Kinder in Schule und Kita bringen können und danach noch genügend Zeit haben, die öffentlichen Verkehrsmittel zu nutzen. Das Team kann auf der Homepage und auf einem Kreißsaal-Aushang über die aktuellen Busfahrpläne informieren.

Ernährung (vgl. Kapitel 4.1 und 6.1): Da 25–30 % der globalen Treibhausgasemissionen aus der Nahrungsmittel- und Getränkeproduktion stammen, stellt die Nachbesserung klimasensibler Ernährungsmaßnahmen einen wichtigen Bestandteil im Klimaschutz dar (Deutsche Gesellschaft für Ernährung, 2024). Neben der Sensibilisierung von Mitarbeitenden und Familien sind frei zugängliche Leitungswasserspender eine sinnvolle Maßnahme, um für eine klimaschonende und gerade bei Hitze notwendige Hydrierung von Familien und Mitarbeitenden gemäß Hitzeschutzaktionsplänen zu sorgen. Die Anregung zu oder Bereitstellung von gesunden, möglichst pflanzenbasierten Nahrungsmitteln im Kreißsaal ist ebenfalls sinnvoll.

Die Bildung themenspezifischer Arbeitsgruppen erweist sich insgesamt als ein zielführender Ansatz zur Förderung nachhaltiger Transformationsprozesse im klinischen Kontext. Durch die Zusammenarbeit in solchen Gruppen kann eine produktive Dynamik entstehen, die Veränderungsprozesse initiiert und beschleunigt. Eine zusätzliche Motivation für die Beteiligten ergibt sich insbesondere dann, wenn die erarbeiteten Ergebnisse sichtbar zur Verbesserung der Versorgung beitragen, öffentlich wahrgenommen werden und der Einsatz der beteiligten Promoter:innen wertgeschätzt wird. Eine Sichtbarmachung der Ergebnisse kann u. a. über die Homepage der Klinik, durch institutionelle Newsletter, die regelmäßige Veröffentlichung von z. B. "Klimatipps des Monats" sowie durch die Teilnahme an Förderprogrammen und Nachhaltigkeitsinitiativen erfolgen.

Initiative durch
Einzelperson
oder
teaminterne AG
oder
Vorgesetzte

**1. Identifikation der
Low-hanging Fruit**
Welche Maßnahme wird
dringend benötigt?

oder

Welche Maßnahme ist
einfach umzusetzen?

2. Bestandsaufnahme
Wie läuft der Prozess
aktuell? Wie kann man
den Prozess optimieren?
Welche ist die logischste
Lösung, welche die
optimalste?

3. Bottom-Up Prozess
Kontakt mit Leitung/Geschäftsführung
aufnehmen, Position beziehen,
Einverständnis einholen

4. Top-Down Prozess
Unterstützungsmöglichkeiten
(inhaltlich, organisatorisch, finanziell)
von Seiten der Führungsebene klären
und nutzen

5. Recherche
umfassende und
evidenzbasierte
Informationsbeschaffung
Tipp: Bei Widerständen
auch mal „ins
Kleingedruckte schauen"

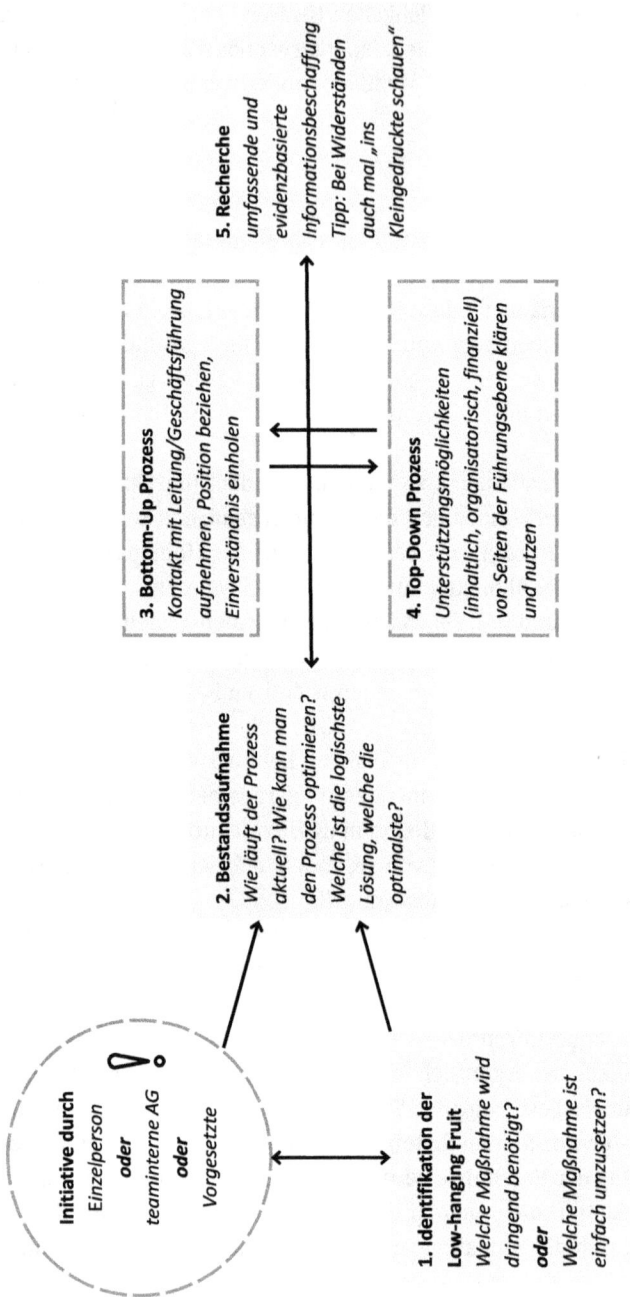

Abbildung 7: Leitfaden zur Umsetzung grüner Kreißsaal-Maßnahmen (Quelle: eigene Zusammenstellung).

5.3.3 Planung einer nachhaltigen Kreißsaal-Maßnahme – Leitfaden zum Vorgehen

Die obigen Ausführungen zeigen, dass es eine Vielzahl an Maßnahmen gibt, die in Kreißsälen umgesetzt werden können, um den Arbeitsalltag nachhaltiger und klimasensibler zu gestalten. Die Umsetzbarkeit und der messbare Effekt der einzelnen Maßnahmen variieren dabei. Eine mögliche Vorgehensweise ist in Abbildung 7 dargestellt.

Der erste Schritt zum grünen Kreißsaal

Nachhaltige Veränderungen im klinischen Alltag erfordern nicht zwingend die sofortige Umsetzung eines umfassenden Gesamtkonzepts. Vielmehr zeigt sich, dass bereits schrittweise implementierte, kleinere oder größere Einzelmaßnahmen einen messbaren Beitrag zur Verbesserung der Klimabilanz leisten können. Entscheidend ist dabei die kontinuierliche Integration solcher Maßnahmen in den Arbeitsalltag.

Es ist wichtig, den Fokus auf das Wahrnehmen positiver Veränderungen und Effekte zu legen. Das erzeugt Selbstwirksamkeit und man motiviert damit automatisch sich selbst und möglicherweise auch andere zum Weitermachen (Kodden, 2020). Durch jeden dieser kleinen und größeren Schritte kann zur gesamtgesellschaftlichen Transformation beigetragen werden.

Literatur

AWO Bundesverband e. V. (Hrsg.). (o. J.). Wassereinsparung durch Perlatoren. https://klimafreundlich-pflegen.de/projekte/wassereinsparung-durch-perlatoren/ (Abgerufen am 21.02.25).

Baumann, M., Robelski, S., Harth, V., & Mache, S. (2021). Digitalisierung im Krankenhaus. Zentralblatt für Arbeitsmedizin, Arbeitsschutz und Ergonomie, 71(5), 248–253.

Bechert, S., Holthaus-Hesse, E., Kantelhardt, E., & Hasenburg, A. (2024). „Klimakrise – was jetzt für Geburtshilfe und Frauengesundheit in Deutschland zu tun ist": Positionspapier. DGGG; BVF; DGGEF; DGPFG; DHV; DGPGM; DGPM; DGHWi; DGM; AGN. https://hebammenverband.de/wp-content/uploads/2024/03/Positionspapier-Klimakrise-und-Frauengesundheit_05.03.24.pdf (Abgerufen am 09.06.25).

BMZ (Hrsg.). (2023). Abfall und Klimawandel. Bundesministerium für wirtschaftliche Zusammenarbeit und Entwicklung. https://www.bmz.de/de/themen/kreislaufwirtschaft/klimawandel-18518, letzte Aktualisierung: 22.09.2023 (Abgerufen am 09.02.25).

Bremerich, D., Annecke, T., Chappell, D., Hanß, R., Kaufner, L., Kehl, F., ... & Wenk, M. (2020). S1-Leitlinie: Die geburtshilfliche Analgesie und Anästhesie. Anästh Intensivmed 2020; 61: S300–S339.

Bundesärztekammer (Hrsg.). (2024). Ärztestatistik zum 31. Dezember 2023: Bundesgebiet gesamt. https://www.bundesaerztekammer.de/fileadmin/user_upload/BAEK/Ueber_uns/Statistik/AErztestatistik_2023_Update_Juni_2024.pdf (Abgerufen am 09.02.25).

Destatis (Hrsg.). (2024). Pressemitteilung Nr. 073 vom 28. März 2024: KORREKTUR: Gender Care Gap 2022: Frauen leisten 44,3 % (alt: 43,8 %) mehr unbezahlte Arbeit als Männer. https://www.destatis.de/DE/Presse/Pressemitteilungen/2024/02/PD24_073_63991.html (Abgerufen am 08.01.2025).

Deutsche Gesellschaft für Ernährung (Hrsg.). (2024). 15. DGE-Ernährungsbericht.

Dresen, F., Bechert, S., Bolkenius, D., Snyder-Ramos, S., & Koch, S. (2023). Lachgas-Analgesie unter dem Aspekt: Nachhaltigkeit im Kreißsaal. Hebamme, 36(06), 53–61.

Dudenhausen, J. W. (2019). Praktische Geburtshilfe: Mit geburtshilflichen Operationen (22., erweiterte und korrigierte Auflage). De Gruyter.

Gerlach, D. (2023). Praxishandbuch Strategisches Personalmanagement: Prozesse und Instrumente für eine zukunftsfähige Personalarbeit. Haufe Group.

Grillitsch, W., & Sagmeister, M. (Hrsg.). (2021). Lehrbuch. Projektmanagement in Organisationen der Sozialwirtschaft: Eine Einführung. Springer VS.

IGES. (2019). Stationäre Hebammenversorgung: IGES-Gutachten für das Bundesministerium für Gesundheit. https://www.bundesgesundheitsministerium.de/fileadmin/Dateien/5_Publikationen/Ge sundheit/Berichte/stationaere_Hebammenversorgung_IGES-Gutachten.pdf (Abgerufen am 09.06.25).

Kaack, L., Donti, P., Strubell, E., & Rolnick, D. (2021). Künstliche Intelligenz und Klimawandel: Wie KI mit den Klimaschutzzielen vereinbart werden kann. Ökologie- Institut der Heinrich-Böll-Stiftung.

Kodden, B. (2020). The Art of Sustainable Performance. Springer International Publishing.

Schuster, M., Richter, H., Pecher, S., Bein, T., Grüßer, L., Kowark, A., & Lehmann, F. (2024). Positionspapier mit konkreten Handlungsempfehlungen der DGAI und des BDA: Ökologische Nachhaltigkeit in der Anästhesiologie und Intensivmedizin – Aktualisierung 2024. Anästh Intensivmed, 65., 541–564. <u>https://www.ai-online.info/archiv/2024/11-2024/positionspapier-mit-konkreten-handlungsempfehlungen-der-dgai-und-des-bda-oekologische-nachhaltigkeit-in-der-anaesthesiologie-und-intensivmedizin-aktualisierung-2024.html</u> (Abgerufen am 09.06.25).

Stepanek, P. (2022). Sozialwirtschaft nachhaltig managen: Eine Einführung. Lehrbuch. Springer VS.

THM (Hrsg.). (2022). Energiesparmaßnahmen: Maßnahmen zum effizienten Umgang mit Energie. Technische Hochschule Mittelhessen. https://www.thm.de/site/hochschule/profil/nachhaltigkeit/ener giesparmassnahmen.html (Abgerufen am 09.02.25).

Uzan, L. M., Brust, M., Molenaar, J. M., Leistra, E., Boor, K., & Kiefte-de Jong, J. C. (2024). A cross-sectional analysis of factors associated with the teachable moment concept and health behaviors during pregnancy. BMC pregnancy and childbirth, 24(1), 147.

WD. (2021). Überblick über Versorgungsstrukturen in der Geburtshilfe Deutschland, Dänemark, Schweden und Norwegen: WD 9 – 3000 – 012/21 vom 26. März 2021. https://www.bundestag.de/resource/blob/844764/ac656a16f259978b379e41f649f39865/WD-9-012-21-pdf-data.pdf (Abgerufen am 09.06.25).

5.4 Best-Practice-Beispiele im ambulanten Sektor

Tatjana Meyer, Sandra Lohrey, Christina Oberle

Obwohl die Geburtshilfe primär gesunde Menschen begleitet, zählt das betreute Klientel im Kontext des Klimawandels zu einer besonders vulnerablen Bevölkerungsgruppe. Dies macht auch im außerklinischen geburtshilflichen Setting differenzierte und umfassende Strategien zur Förderung von Klimasensibilität und ökologischer Nachhaltigkeit erforderlich. Geburtshäuser und Hausgeburten zeichnen sich durch eine kontinuierliche, persönliche Betreuung aus, wobei der Kontakt zwischen Hebammen und Gebärenden im Vergleich zur klinischen Geburtshilfe in der Regel intensiver und langfristiger gestaltet ist. Diese betreuungsnahe Struktur bietet spezifische Chancen, ökologische und gesundheitsförderliche Prinzipien nachhaltig zu integrieren. Voraussetzung hierfür ist eine strukturierte Analyse der beteiligten Akteur:innen, der geburtshilflichen Versorgungspraxis im außerklinischen Setting sowie der infrastrukturellen und organisatorischen Rahmenbedingungen.

5.4.1 Einleitung

Die außerklinische Geburtshilfe, die auf persönliche, individuelle und eine möglichst interventionsarme Begleitung von Schwangeren und Gebärenden setzt, bietet wichtige Ansatzpunkte für klimasensibles und verantwortungsbewusstes Handeln. In Deutschland wurden Meldezahlen zufolge 13.799 Kinder im Jahr 2023 außerklinisch geboren, damit 1,98 % aller Geburten (QUAG, 2024). Geburten im außerklinischen Setting verursachen im Schnitt deutlich weniger CO_2-Emissionen als klinische Geburten bei low-risk-Schwangeren mit gleichem Outcome (Spil et al., 2024). Bei Hausgeburten fällt rund halb so viel CO_2 an als bei vaginalen Geburten im Krankenhaus, inklusive Einsparung bei Strom, Material, Wasch- und Entsorgungsaufwand. So hat eine vaginale Geburt im klinischen Setting in Großbritannien einen CO_2 Ausstoß von 12,47 kg im Vergleich zu einer Hausgeburt in Großbritannien von 7,63 kg und eine Hausgeburt in den Niederlanden zeigt einen CO_2 Ausstoß von 6,27 kg (Spil et al., 2024). Indem auf routinemäßige Eingriffe und die hohe technische Intensität verzichtet wird, können Energieverbrauch und Müllproduktion reduziert werden. Eine geringere Interventionsrate trägt zudem dazu bei, dass mögliche Folgebehandlungen reduziert werden (QUAG, 2023).

5.4.2 Infrastruktur

Die Infrastruktur von Geburtshäusern und insbesondere bei Hausgeburten ist im Vergleich zu Kliniken ressourcenschonender. Es werden kleinere Räumlichkeiten mit einer geringeren technischen Ausstattung benötigt. Kliniken betreiben meist große Gebäudekomplexe mit hochgradig technischer Ausstattung rund um die Uhr (vgl. Kapitel 5.1 und 5.2).

Bei der Eröffnung eines Geburtshauses kann direkt von Anfang an auf eine klimafreundliche Infrastruktur und beim Neubau eines Geburtshauses auf nachhaltige Baumaterialien und gute Wärmedämmung geachtet werden. Da die Infrastruktur von Geburtshäusern kleiner ist, ist die Umsetzung oft leichter. Ebenso kann die Energieversorgung angepasst werden, indem Photovoltaik-Anlagen und Wärmepumpen sowie das Tageslicht optimal genutzt werden. Wird ein Geburtshaus in einer bestehenden Immobilie eröffnet, kann bei der Wahl des Stromanbieters darauf geachtet werden, dass es sich um „wirklichen" Ökostrom handelt, dabei helfen Vergleichsportale im Internet (https://vergleich-dich-gruen.de/). Auch Balkonkraftwerke können helfen, wenn eine Installation von Photovoltaik-Anlagen auf dem Hausdach nicht möglich ist. Mit LEDs als Lichtquelle kann der Energieverbrauch weiter gesenkt werden (vgl. Kapitel 3.4). Durch einen Wärmeschrank, der einmal geheizt wird und die Wärme dann lang speichert, sind warme Handtücher sofort verfügbar, ohne dass stundenlang die Heizung oder ein Backofen betrieben werden muss. Auch Infusionen könnten, falls nötig, so langsam der Körpertemperatur genähert werden, sodass im Falle der Notwendigkeit einer Infusion diese bereitsteht. Im

Kontext der Hausgeburt ergibt sich ein reduzierter Ressourcenverbrauch u. a. dadurch, dass die Wohnräume in der Regel bereits beheizt sind und keiner zusätzlichen Energiezufuhr bedürfen. Die Nutzung von Wärmflaschen zum Warmhalten von Handtüchern während einer Hausgeburt stellt eine energieeffiziente Alternative zum kontinuierlichen Betrieb eines Backofens dar. Für gedimmtes Licht können wiederaufladbare LED-Kerzen verwendet werden. Um die Sicht auf das krönende Köpfchen zu erleichtern, wird von der Hebamme im außerklinischen Setting im abgedunkelten Raum eine trag- und dimmbare Lampe verwendet.

Durch ein passendes Raumkonzept können die Räume flexibel genutzt werden, beispielsweise für unterschiedliche Kurse und Infoabende und mit multifunktionalen und nachhaltigen Möbeln kann die Infrastruktur klimafreundlicher umgesetzt werden (vgl. Kapitel 3.4). Eine Zusammenarbeit mit lokalen Handwerker:innen ermöglicht flexible Raumkonzepte und die Verwendung nachhaltiger, hochwertiger und damit langlebiger Materialien, die eine langfristige Nutzung ermöglichen. Um eine optimale Ausnutzung der Räume zu gewährleisten, ist eine Untervermietung oder Kooperation mit externen Hebammen und angrenzenden Berufsgruppen sinnvoll. Kurse, die einen hohen Heizaufwand haben, wie z. B. Babymassagekurse oder Eltern-Kind-Gruppen, sollten sinnvoll nacheinander geplant werden.

! Ein schuhfreies Geburtshaus bedeutet, dass weniger Fläche mit „scharfen" Reinigungsmitteln geputzt werden muss. An der Garderobe können Wollsocken oder Pantoffeln angeboten werden. Somit werden auch etwaige Plastiküberzieher für die Schuhe obsolet.

5.4.3 Reduzierte Transportwege

Durch die Zentralisierung und die Schließung von kleineren Kliniken in der Geburtshilfe in Deutschland werden die Anfahrtswege zu den Kliniken länger (Mother Hood, 2021). Eine flächendeckende Versorgung mit außerklinischer Geburtshilfe könnte die Anfahrtswege reduzieren. Bei der Standortwahl eines Geburtshauses sollte darauf geachtet werden, dass dieses gut zu Fuß, mit öffentlichen Verkehrsmitteln oder mit Fahrrädern zu erreichen ist (vgl. Kapitel 4.2). Durch ausreichend Fahrrad-Parkplätze, auch für Lastenräder und abschließbare sowie regensichere Parkplätze für die Kinderwägen können die Familien ermuntert werden, mit dem ÖPNV oder den Rädern zu kommen. Zusätzlich kann dies noch unterstützt werden, indem für die werdenden Eltern nur ein Parkplatz pro Geburtsraum als „Storchenparkplatz" zur Verfügung steht. Auf der Homepage der Einrichtung sollte auf die gute ÖPNV-Anbindung und eine ggf. schlechte Parksituation dezidiert hingewiesen werden, um den Reiz zur ÖPNV-Nutzung zu erhöhen.

Ein Transport nach der Geburt per Taxi nach Hause ist auch ohne eigene Sitz-
schale problemlos möglich, sodass Eltern sich kein Auto leihen müssen. Beim Bestellen des Taxis kann die zusätzliche Ausstattung direkt mit angefordert werden.

5.4.4 Nachhaltiger Umgang mit Verbrauchsmaterialien und Wasser

In Kliniken werden in der Geburtshilfe viele Einwegartikel genutzt, was zu einem
hohen Ressourcenverbrauch und einer hohen Müllbelastung führt (vgl. Kapitel 5.2
und 5.3). In der außerklinischen Geburtshilfe kann dies mit wenig Aufwand reduziert
werden. So können gezielt waschbare Mehrwegmaterialen genutzt werden:
- Im Bad können statt Papierhandtüchern kleine Stoffhandtücher oder Waschlappen zum Hände abtrocknen angeboten werden und vom Team entsprechend den
  gültigen Hygieneregeln gewaschen werden.
- Für die Schwangerenvorsorge können Eltern aufgefordert werden, zum Abde-
  cken der Liege während der Untersuchung ein eigenes Handtuch mitzubringen.
  So kann auf eine Papierrolle verzichtet werden.
- Bei der Geburt können waschbare Auflagen (Inkontinenzunterlagen) statt der
  klassischen Einmalunterlagen verwendet werden.
- Jede desinfizierbare Wickelfläche wird mit einem waschbaren Bezug bezogen.
  Zusätzlich werden die Eltern angehalten, aus hygienischen Gründen eigene Wi-
  ckelunterlagen mitzubringen.

Um die Waschladungen nach der Geburt zu reduzieren, ist es sinnvoll, auf robuste Materialien und ähnliche Farben zu achten. Wasserfeste, desinfizierbare Bezüge sind unabdingbar für „alles aus Stoff", wie Kopf- und Stillkissen, Bettdecken und Matratzen,
um sie so lang wie möglich nutzen zu können. Im Rahmen einer Hausgeburt wird die
bei der Geburt verwendete Wäsche in der Regel aus dem Haushalt der Gebärenden zur
Verfügung gestellt, unmittelbar vor Ort genutzt und anschließend eigenverantwortlich
durch die Familie gereinigt. Dadurch entfallen externe Reinigungsprozesse, wie sie im
klinischen Kontext üblich sind, was zur Reduktion von Transportwegen, Energieverbrauch und ressourcenintensiven Aufbereitungsverfahren beiträgt.

Fest installierte Seifenspender an den Waschbecken und in der Dusche unterstützen den nachhaltigen Umgang mit Verbrauchsmaterialien. Nach Möglichkeit sollte eine
feste Gebärbadewanne in ein Geburtshaus eingebaut werden, da bei einem Geburtspool
die hygienische Schutzfolie nach jedem Gebrauch entsorgt werden muss. Ein präparta-
les Gespräch über die Wünsche zur Geburt und das Besprechen der Option Entspan-
nungsbad und Wassergeburt hilft, die Badewanne nur bei Bedarf vorzubereiten und so
den Wasserverbrauch zu reduzieren. Ebenso wird im häuslichen Umfeld bei der Nutzung einer haushaltsüblichen Wanne in der Regel ein geringeres Wasservolumen benötigt als bei standardisierten Gebärbadewannen in Geburtshäusern. Darüber hinaus er-

folgt die Befüllung des Birthpools bei einer Hausgeburt häufig bedarfsorientiert und selektiv, was ebenfalls zur Reduktion des Wasserverbrauchs beiträgt.

Bei Hausgeburten und im Geburtshaus werden ausschließlich jene Instrumente aus der sterilen Verpackung entnommen, die im Verlauf der Geburt tatsächlich benötigt werden. Dies ermöglicht eine bedarfsgerechte Nutzung und reduziert potenziellen Materialverbrauch sowie die Menge an medizinischem Abfall im Vergleich zu standardisierten Vorbereitungsprozessen in klinischen Einrichtungen. Das Gebären zu Hause hat eine geringe Umweltbelastung, da kaum klinischer Abfall entsteht (Paxton et al., 2023).

Die genannten Maßnahmen helfen bei der Müllvermeidung. So wird beispielsweise bei Geburten im Geburtshaus oder zu Hause selten mehr als ein 30-Liter-Müllsack gefüllt.

! Da eine Sterilisation der medizinischen Instrumente bei einer zu niedrigen Geburtenzahl unter wirtschaftlichen Aspekten nicht immer umgesetzt werden kann, verwenden viele Hebammen in der außerklinischen Versorgung Einmalinstrumente. Das Mitgeben der Nabelschere an die Familie als Erinnerungsstück stellt eine einfache Form der Weiterverwendung dar.

In sog. Inhouse-Simulationstrainings im außerklinischen Setting können Notfallsituationen im professionellen Team trainiert werden. Ziel ist es, standardisierte Abläufe zu verinnerlichen, Handlungsabläufe zu routinisieren und dadurch auch materielle Ressourcen effizient einzusetzen – ein wichtiger Beitrag zur Qualitätssicherung und zur nachhaltigen Nutzung von Materialien im Alltag. Durch die Bereitstellung strukturierter Notfallboxen stehen im Ernstfall alle erforderlichen Materialien sofort zur Verfügung. Dies ermöglicht ein rasches und zielgerichtetes Handeln, reduziert den Einsatz überflüssiger Materialien und Medikamente und trägt zur Minimierung unnötiger Hektik bei. Gleichzeitig wird durch den gezielten Materialeinsatz die Entstehung vermeidbaren Mülls reduziert, was einen zusätzlichen Beitrag zur ökologischen Nachhaltigkeit leistet.

5.4.5 Medikamente, (pharmazeutische) Produkte und Produktproben

Die geringere Interventionsrate in der außerklinischen Geburtshilfe (z. B. die niedrige Episiotomie-Rate (QUAG, 2023)) trägt zudem dazu bei, Folgebehandlungen zu reduzieren und die damit verbundenen Ressourcen und Kosten im Gesundheitssystem zu verringern. Durch die 1:1-Betreuung von Gebärenden werden weniger Schmerzmittel unter Geburt verwendet (Buerengen et al.,2022). Die Vermeidung von Lachgas bietet einen zusätzlichen großen Umweltschutzaspekt (vgl. Kapitel 5.2.1). Hebammen arbeiten häufig mit alternativen Möglichkeiten der Schmerzreduzierung und -verarbeitung (vgl. Kapitel 5.2).

Eine Möglichkeit, unnötige Produkte in der außerklinischen Geburtshilfe zu vermeiden, ist die gemeinsame Überlegung, welche Produkte wirklich nötig sind. Wenn sich das Team des Geburtshauses auf ein gemeinsames Leitbild einigt, kann ein Werbeverbot von Produktlinien in den Kursen und in der Betreuung festlegt werden. In der Praxis bewährt es sich, auf Werbematerialien zu verzichten und auf Anfragen zu Produktproben, Flyern oder Visitenkarten zurückhaltend zu reagieren.

Sollten kleine Präsente an die Eltern nach der Geburt verteilt werden, können diese von regionalen, nachhaltigen Produzent:innen erworben bzw. gesponsert werden. Bio-Bauernhöfe geben oftmals Gutscheine für Obst-Gemüse-Kisten für die frischgebackene Familie heraus, wodurch auch ein Impuls zu guter Ernährung geschehen kann (vgl. Kapitel 4.1 und 6.1). Statt vieler Pröbchen in Plastikverpackungen lohnt es sich, bei ortsansässigen geeigneten Firmen gezielt nach passenden hochqualitativen Werbegeschenken nachzufragen. Sollte dies nicht möglich sein, können bedruckte Taschen eine nachhaltige Präsentalternative sein.

5.4.6 Ernährung

Ausgewogene und bedarfsgerechte Verpflegung im Geburtshaus leistet einen wichtigen Beitrag zu Wohlbefinden und Leistungsfähigkeit, sowohl für das begleitende Team als auch für die werdenden Eltern (vgl. Kapitel 4.1). Es können gesunde Snacks wie Trockenobst und Nüsse aus Großpackungen in Gläsern gelagert werden und den Familien in kleinen Schalen bei der Vorsorge oder während Geburt angeboten werden. In den Sommermonaten können ein paar Spalten aufgeschnittenes Obst die Lust an Frischem anregen. So bekommen werdende Eltern indirekt gezeigt, wie gesunde Ernährung auf Snackbasis in den Alltag eingebaut werden kann. Es kann jederzeit Leitungswasser zum Trinken angeboten werden, da die Wasserqualität in Deutschland sehr gut ist (vgl. Kapitel 4.1). Das Wasser kann dabei mit Gurken-, Zitronen- oder Orangenscheiben versetzt und das Trinken somit lustvoller werden. In den kalten Monaten kann eine Kanne Tee bereitgestellt werden, oder die werdenden Eltern werden ermutigt, sich selbst in der Teeküche zu bedienen (und ggf. ihren eigenen Lieblingstee mitzubringen). Im häuslichen Geburtssetting erfolgt die Verpflegung der Gebärenden in der Regel durch bereits vorhandene Lebensmittel aus dem eigenen Haushalt. Dadurch entfällt zusätzlicher Transport- und Verpackungsaufwand, was wiederum zu einer ressourcenschonenderen Versorgung beiträgt.

Das Team kann auch bei der eigenen Ernährung auf Nachhaltigkeit achten. Indem das Anbruchsdatum auf die Verpackungen der Nahrungsmittel im Kühlschrank geschrieben wird, können sich alle daran bedienen, die Lebensmittel werden schneller verbraucht und verderben somit nicht so leicht. Für viele Lebensmittel des täglichen Bedarfs (v. a. Kaffee, (Alternativ-) Milch, Tee, Zucker (-Alternativen), Nüsse, Trockenfrüchte, ggf. Haferflocken oder Müsli) kann sich das Team meist auf eine Produktlinie einigen. So können ressourcenschonende Großpackungen, oder große Gebinde, eingekauft werden.

> **!** Das Geburtshaus kann die Familien ermuntern, frisches regionales Obst und eine selbstgekochte (eingefrorene) Kraftbrühe mit zur Geburt zu bringen. Die Gebärende kann auf Wunsch nach der Geburt z. B. einen frischen Smoothie gemixt bekommen oder eine warme Brühe zu sich nehmen, um den Kreislauf anzuregen und Kraft für die Heimfahrt zu sammeln.

Nach der Geburt ist das Stillen die beste Ernährung für die Neugeborenen und Säuglinge (WHO, o. J.) und auch die umweltfreundlichste Art der Ernährung (vgl. Kapitel 6.1). Eine Untersuchung aus Berlin zeigte, dass das erste Stillen in Geburtshäusern innerhalb der ersten Lebensstunde im Vergleich zum klinischen Setting signifikant häufiger ist. Und auch die Gesamt- sowie die ausschließlichen Stillraten bei Entlassung waren dort höher als in Kliniken (Weissenborn, 2006). Ebenso ist die Stillrate nach einer Hausgeburt höher als nach einer Geburt im klinischen Setting (de Cock et al., 2015). Ein Hebammen-Team kann das Stillen nicht nur durch die Beratung und Begleitung in der Schwangerschaft und im Wochenbett unterstützen. Zum Beispiel können auch Stillgruppen angeboten und so die partizipative Elternarbeit aktiv gefördert werden. Peers können sich in Stillgruppen auf Augenhöhe austauschen und unterstützen. Vergleichbare Ergebnisse zeigen sich bei Hausgeburten, bei denen sowohl die Initiierung als auch die längerfristige Aufrechterhaltung des Stillens signifikant positiv mit dem Setting der Hausgeburt assoziiert waren (Quigley et al., 2016).

5.4.7 Fazit

Die außerklinische Geburtshilfe bietet ein bemerkenswertes Potenzial für klimasensibles Handeln im Gesundheitswesen. Durch geringeren Energieverbrauch, reduzierte (technische) Interventionen, einen bewussten Einsatz von Materialien sowie kürzere Transportwege weist sie im Vergleich zur klinischen Geburtshilfe eine deutlich niedrigere CO_2-Bilanz auf. Gleichzeitig bleibt bei Beachtung geburtshilflicher Leitlinien die Versorgungsqualität bei gesunden Schwangeren auf hohem Niveau erhalten. Aufgrund der hohen Individualität der Arbeitsbedingungen im ambulanten Setting bietet sich enormer Handlungs- und Gestaltungsspielraum der einzelnen Hebamme und der Teams. Dieser Verantwortung dürfen sich die Akteur:innen gern bewusst sein und ihre Konzepte stetig überdenken. Die hier vorgestellten Erkenntnisse unterstreichen erneut die Bedeutung der außerklinischen Geburtshilfe nicht nur als individuelle Wahlmöglichkeit, sondern auch als zukunftsweisendes Versorgungsmodell i. S. von klimasensibler und gesundheitlicher Nachhaltigkeit.

Literatur

Buerengen, T., Bernitz, S., Øian, P., & Dalbye, R. (2022) Association between one-to-one midwifery care in the active phase of labour and use of pain relief and birth outcomes: A cohort of nulliparous women. Midwifery 110 (2022) 103341.

de Cock, T. P., Manniën, J., Geerts, C., Klomp, T., & de Jonge, A. (2015). Exclusive breastfeeding after home versus hospital birth in primary midwifery care in the Netherlands. BMC Pregnancy and Childbirth, 15, 262.

Mother Hood (2021) Zur aktuellen Situation in der Geburtshilfe. https://mother-hood.de/informieren/situation-geburtshilfe/ (Abgerufen am 20.03.25).

Paxton, T. K., Donnellan-Fernandez, R., & Hastie, C. (2023). An exploratory study of women and midwives' perceptions of environmental waste management – Homebirth as climate action. Midwifery, 127, 103844.

QUAG (2023) Qualitätsbericht im Auftrag der „Gesellschaft für Qualität in der außerklinischen Geburtshilfe e.V." Außerklinische Geburtshilfe in Deutschland 2023. https://www.quag.de/downloads/QUAG_Bericht2023.pdf (Abgerufen am 15.06.25).

QUAG (2024) Geburtenzahlen in Deutschland https://www.quag.de/quag/geburtenzahlen.htm, (Abgerufen am 15.06.25).

Quigley, C., Taut, C., Zigman, T., Gallagher, L., Campbell, H., & Zgaga, L. (2016). Association between home birth and breast feeding outcomes: A cross-sectional study in 28 125 mother–infant pairs from Ireland and the UK. BMJ Open, 6, e010551.

Spil, N., van Nieuwenhuizen, E., Rowe, R., Thornton J., Murphy, E.; Verheijen, E., ... & Heazell A. (2024) The carbon footprint of different modes of birth in the UK and the Netherlands: An exploratory study using life cycle assessment. BJOG: An International Journal of Obstetrics and Gynaecology, 131:568–578.

Weissenborn, A., Martin, A., Bergmann, R., Dudenhausen, J. W., & Przyrembel, H. (2006). Untersuchung in Berliner Geburtskliniken und Geburtshäusern über den Stillbeginn und mögliche Einflussfaktoren Geburtshilfe und Frauenheilkunde, 66(11), 1037–1044.

WHO (o. J.) Breastfeeding – Overview. https://www.who.int/health-topics/breastfeeding#tab=tab_1, (Abgerufen am 20.06.25).

6 Klimasensible Elternschaft begleiten

6.1 Säuglingsernährung

Carolin Wiedmann

Die menschliche Ernährung trägt weltweit zu 25–30 % der Treibhausgasemissionen bei (Crippa et al., 2021). Gleichzeitig gibt es wenig Dinge im Leben eines Menschen, die essenzieller sind als Essen. Wir essen etwa dreimal täglich und kommen in einem ca. 80-jährigen Leben auf knapp 90.000 Mahlzeiten. Somit ergeben sich für Einzelne viele potenzielle Optionen, die Größe des eigenen ökologischen Fußabdrucks zu beeinflussen. Wenngleich beim Thema Nahrungsmittelproduktion und Klimawirkung auch Faktoren wie Regionalität und Saisonalität eine wichtige Rolle spielen, so hat doch ein Aspekt die höchste Relevanz: Die Produktion tierischer Nahrungsmittel, vor allem von Wiederkäuern (Rind, Schaf, Ziege), hat deutlich gewichtigere ökologische Konsequenzen als die Produktion pflanzlicher Lebensmittel (Gemüse, Obst, Getreide, Hülsenfrüchte, Nüsse, Samen). Neben dem viel höheren Anteil an den Treibhausgasemissionen schneiden die tierischen Nahrungsmittel auch bei weiteren Umweltauswirkungen wie Landnutzung und Eutrophierung im Schnitt schlechter ab (Poore et al., 2018). Da Ernährungsverhalten bereits früh geprägt wird, kann durch eine bewusste Gestaltung der frühkindlichen Ernährung langfristig die Gesundheit gefördert und Treibhausgasemissionen durch eine klimasensible Säuglingsernährung und Beikost reduziert werden.

6.1.1 Planetary Health-Diet

Mit dem Wissen um die direkten Konsequenzen des Klimawandels für die menschliche Gesundheit ist klar, dass es unzureichend ist, Ernährungsempfehlungen ausschließlich an individuellen gesundheitlichen Aspekten auszurichten. Ökologische Aspekte müssen in die Ernährungsempfehlungen mit eingehen, da nachhaltige Ernährung unmittelbar zu geringeren Umweltauswirkungen, Ressourcenschonung, globaler Lebensmittelsicherheit und damit zu gesünderen Lebensbedingungen für derzeitige und künftige Generationen beiträgt.

Dabei ergänzen sich gesundheitlich und ökologisch ausgerichtete Ernährungsempfehlungen: Eine vollwertige Ernährung mit einem hohen Anteil an pflanzlichen Lebensmitteln, Ballaststoffen und ungesättigten Fettsäuren und einem geringen Anteil an rotem und verarbeitetem Fleisch, gesättigten Fettsäuren, Salz und Zucker ist nicht nur nachhaltig, sondern darüber hinaus mit einem niedrigeren Risiko für eine Reihe an ernährungs(mit)bedingten Erkrankungen wie Herzkreislauferkrankungen, Diabetes Typ 2 und einigen Krebserkrankungen assoziiert, welche die häufigsten Ursachen für vorzeitige Todesfälle in westlichen Industrieländern darstellen.

https://doi.org/10.1515/9783111547923-006

Die von der Eat-Lancet-Kommission entwickelte Planetary Health-Diet gibt einen Rahmen vor, um die zukünftige Weltbevölkerung innerhalb der ökologischen Belastungsgrenzen mit einer gesundheitsfördernden Ernährung zu versorgen. Im Fokus muss eine Reduktion des weltweiten Fleisch- und Zuckerverzehrs um 50 % und gleichzeitig eine Erhöhung des Konsums von Gemüse, Obst, Hülsenfrüchten und Nüssen um etwa 50 % stehen. Mit der Planetary Health-Diet ist es möglich, im Jahr 2050 etwa 10 Milliarden Menschen gesund zu ernähren, ohne die planetaren Belastungsgrenzen zu überschreiten. Gleichzeitig schätzen die Forscher:innen, dass mit diesem Ernährungskonzept ca. 11 Millionen vorzeitige Todesfälle durch ernährungs(mit)bedingte Erkrankungen verhindert werden könnten (Willet et al., 2019).

Die Planetary Health-Diet sieht eine vorwiegend pflanzenbasierte Ernährungsweise vor, die größtenteils aus Gemüse, Obst, Vollkorngetreide, Hülsenfrüchten und Nüssen besteht. Ergänzt werden kann der Speiseplan optional durch moderate Mengen an Fisch und Geflügel, während rotes Fleisch, Milch/Milchprodukte und Zucker nur eine untergeordnete Rolle spielen sollen. Zu bedenken ist, dass die Planetary Health-Diet zum einen länderspezifische Adaptationen erfordert (etwa aufgrund von geographischen, ökonomischen, soziokulturellen Faktoren), zum anderen nicht für alle Altersgruppen und Lebensumstände ohne weiteres umzusetzen ist. Im Kern zeigt die Planetary Health-Diet viele Gemeinsamkeiten mit den Ernährungsempfehlungen der DGE für eine vollwertige Ernährung (vgl. Kapitel 4.1).

6.1.2 Ernährung im ersten Lebenshalbjahr: Milchnahrung

Menschliche Geschmackspräferenzen werden sehr früh, nämlich bereits im Mutterleib und dann im Säuglings- und Kleinkindalter geprägt. Das in diesem Zeitraum etablierte Ernährungsmuster wird meist ein Leben lang beibehalten (Mazzocchi et al., 2021). Eine pflanzenzentrierte Ernährung bereits in Schwangerschaft und in der Stillzeit kann somit ein lebenslang gesundheitsförderndes Ernährungsmuster prägen, welches präventiv hinsichtlich einer ganzen Reihe von ernährungs(mit)bedingten Erkrankungen wirkt und die Anforderungen an eine nachhaltige, ressourcenschonende Ernährungsweise erfüllt. Die Elternberatung durch Hebammen, welche oftmals erste Ansprechpartner:innen bei Ernährungsfragen sind, kann die Weichen stellen für eine nachhaltigere und gleichzeitig gesundheitsfördernde Ernährung von Anfang an.

Im ersten Lebenshalbjahr besteht die Säuglingsnahrung ausschließlich aus Milch. Sowohl aus gesundheitlicher als auch aus ökologischer Perspektive ist Muttermilch die optimale Milchnahrung für den Säugling. Wichtige Hinweise zur Ernährung stillender Frauen finden sich in Kapitel 4.1.

Die zweitbeste Option, falls es Hindernisse für die Gabe der eigenen Muttermilch gibt, ist die Fütterung von humaner Spenderinnenmilch, welche über Frauenmilchbanken bezogen werden kann. Da derzeit die Verfügbarkeit von Spenderinnenmilch nur sehr begrenzt ist, ist diese aber primär kranken und frühgeborenen Säuglingen vorenthalten.

Säuglingsformula ist, wenn Muttermilch nicht verfügbar ist, die einzig adäquate Alternative für die Säuglingsernährung. Es stehen Säuglingsformula auf Basis von Kuhmilch, Ziegenmilch und Soja zur Verfügung.

Hinweis für Familien, die sich überwiegend pflanzlich oder vegan ernähren: Bei Verwendung einer Formulanahrung kann, wenn von den Eltern gewünscht (z. B. bei veganer Ernährung), eine sojabasierte Säuglingsformula verwendet werden. In der Regel wird für Säuglinge ab Geburt sog. Pre-Nahrung verwendet, welche in ihrer Zusammensetzung der Frauenmilch am ähnlichsten ist. Da Pre-Nahrung per definitionem Laktose als Zuckerart enthalten muss, gibt es keine vegane Pre-Nahrung auf Sojabasis. Stattdessen gibt es sojabasierte 1-er-Nahrung, welche genau wie Pre-Nahrung eine Anfangsnahrung darstellt und von Geburt an gefüttert werden kann.

6.1.3 Ernährung ab dem zweiten Lebenshalbjahr: Milchnahrung und Beikost

Etwa zwischen dem 5. und 7. Lebensmonat sollten dem Säugling ergänzend zur Muttermilch/Säuglingsformula feste Nahrungsmittel angeboten werden. In Deutschland wird für die Beikosteinführung seit mehreren Jahrzehnten der sog. „Ernährungsplan für das erste Lebensjahr" (auch als „Breifahrplan" bekannt) empfohlen, der vom Forschungsdepartement Kinderernährung (FKE) entworfen wurde (Kersting et al., 2021). Dieser sieht unter der Fortführung des Stillens/Gabe der Formulanahrung die schrittweise Einführung von drei Breien vor: der Gemüse-Kartoffel-Fleisch-Brei, der Milch-Getreide-Brei und der Getreide-Obst-Brei. Die Gabe von Fleisch wird primär mit dem in Fleisch enthaltenen gut bioverfügbarem Eisen begründet, die Kuhmilch soll vor allem der Protein- und Calciumversorgung dienen.

Wenn die Tageszufuhr an Nährstoffen exemplarisch für einen acht Monate alten Säugling berechnet wird, der gemäß den Empfehlungen des FKE die genannten drei Breimahlzeiten plus 200 ml Muttermilch zu sich nimmt, ergibt sich folgendes Bild:

Die Nährstoffzufuhr für die meisten essenziellen Nährstoffe entspricht den D-A-CH- (Deutschland-Österreich-Schweiz) Referenzwerten. Allerdings werden ausgerechnet für den kritischen Nährstoff Eisen sowie auch für Jod die Zufuhrempfehlungen nicht erreicht: Die Eisenzufuhr entspricht nur 34 % der empfohlenen Zufuhr (3,7 mg vs. 11 mg), die Jodzufuhr entspricht 63 % der empfohlenen Zufuhr (50 µg vs. 80 µg). Die Calciumzufuhr liegt dagegen 23 % über den Zufuhrempfehlungen (368 mg vs. 330 mg) (Kersting et al., 2021).

Säuglinge, die gemäß den Empfehlungen des „Ernährungsplan für das erste Lebensjahr" ernährt wurden, zeigten im Alter von zehn Monaten in einer vom FKE initiierten Studie in über 34 % entleerte Eisenspeicher (definiert als Serumferritin < 12ng/ml) (Libuda et al., 2018). Die deutlich unter den Zufuhrempfehlungen liegende Eisenzufuhr und die entsprechend niedrigen Eisenspeicher trotz fast täglicher Fleischzufuhr bei einem relevanten Teil der Säuglinge mag überraschen, insbesondere, da die große Bedeutung von Fleisch für die Eisenversorgung regelmäßig betont wird. Das in Fleisch enthaltene Hämeisen weist zwar eine hohe Bioverfügbarkeit auf, allerdings werden die absoluten Eisenmengen in Fleisch oftmals überschätzt: So enthalten 30 g Rinderfilet lediglich ca. 0,7 mg Eisen und 30 g Schweinefilet bzw. 30 g Putenbrust jeweils nur etwa 0,3 mg. Der Fleischanteil im Breifahrplan trägt somit vergleichsweise wenig zur Eisenversorgung bei.

Gleichzeitig ist die Produktion von Fleisch, insbesondere Rindfleisch, mit hohen CO_2-Emissionen verbunden und es ist somit nicht i. S. der Bestrebungen hinsichtlich einer nachhaltigeren Ernährung, den Fleischanteil in der Säuglingsernährung weiter zu erhöhen, um die Eisenzufuhr zu verbessern. Dies wäre auch mit Blick auf die Prägung von lebenslangen Geschmackspräferenzen nicht wünschenswert. Bereits mit dem derzeitigen Ernährungsplan für das erste Lebensjahr ist anzunehmen, dass die fast täglichen fleischhaltigen Mahlzeiten eine Präferenz für den Fleischgeschmack prägen können. Schon jetzt liegen die aktuellen Verzehrmengen an Fleisch von Erwachsenen in Deutschland mit ca. 850 g/Woche deutlich über den empfohlenen Höchstmengen der DGE (300–600 g/Woche je nach körperlicher Aktivität) und sehr deutlich über den gemäß des Planetary Health-Diet-Konzepts akzeptablen wöchentlichen Fleisch-Verzehrmengen. Ein Anheben der Fleischmenge in der Beikost erscheint unter diesen Gesichtspunkten nicht sinnvoll. Vielmehr sollte der Fokus auf einer Vielzahl von eisenreichen pflanzlichen Lebensmitteln und der Optimierung der Bioverfügbarkeit pflanzlichen Eisens sein.

6.1.4 Pflanzliches Eisen

Pflanzliche Lebensmittel stellen eine bedeutende Eisenquelle in der Beikost dar, wobei gezielte Maßnahmen die Aufnahmefähigkeit des enthaltenen Eisens noch verbessern können.

Pflanzliche Eisenquellen für die Beikost:
- Hülsenfrüchte (Linsen, Bohnen, Kichererbsen, Gartenerbsen) inklusive Soja und Sojaprodukte (Tofu, Tempeh, Sojadrink/Sojajoghurt, Edamame),
- (Vollkorn-)Getreide und daraus hergestellte Flocken: besonders eisenreich sind Hafer und Hirse,
- Gemüse: eisenreicher sind Kohlgemüse und dunkelgrünes Blattgemüse wie Brokkoli, Grünkohl, Palmkohl, Spinat,
- Nüsse und Samen gemahlen bzw. daraus hergestellte Muse: eisenreich sind Samen wie Kürbiskerne, Sesam, Sonnenblumenkerne, aber auch Cashewnüsse, Pistazien.

Optimierung der Bioverfügbarkeit des pflanzlichen Eisens:
- Empfehlenswert ist es, von einer Kombination eisenreicher Lebensmittel mit Lebensmitteln, die die Eisenresorption hemmen, abzusehen: Kuhmilch hemmt die Ei-

senresorption; somit ist es für die Eisenversorgung vorteilhafter, den Milch-Getreide-Brei mit Muttermilch oder, falls Muttermilch nicht zur Verfügung steht, Säuglingsformula (diese enthält zugesetztes Eisen) zuzubereiten. Die Verwendung von Muttermilch statt Kuhmilch für den Milch-Getreide-Brei verbessert nicht nur die Eisen-Bioverfügbarkeit, sondern ist auch aus ökologischen Aspekten sinnvoll. Muttermilch enthält zwar weniger Calcium als Kuhmilch, allerdings ist die Bioverfügbarkeit aus Muttermilch höher. Zudem liegt die Calciumzufuhr, wie oben erwähnt, mit dem sog. kuhmilchhaltigen Breifahrplan ohnehin über den Zufuhrempfehlungen.

- Eine Kombination eisenreicher Mahlzeiten mit Vitamin C erhöht die Bioverfügbarkeit pflanzlichen Eisens signifikant. Praktisch wird dies umgesetzt, indem alle Mahlzeiten Obst oder Gemüse als Vitamin C-Quellen enthalten. Besonders reich an Vitamin C sind: Kohlgemüse, Spinat, Paprika, Zitrusfrüchte, Kiwi und Beeren.
- Reduktion der Phytinsäure: Eisenreiche pflanzliche Lebensmittel wie Hülsenfrüchte, Getreide und Nüsse/Samen enthalten Phytinsäure, welche mit Mineralien wie Eisen, Zink u. a. Komplexe bildet und damit deren Resorption hemmt. Durch Küchenmethoden wie Einweichen, Keimen und Fermentieren (Sauerteiggärung) kann der Gehalt an Phytinsäure gesenkt und damit die Bioverfügbarkeit von Mineralien erhöht werden.

Weitere Lebensmittel in der Beikost:
- Getreide, vor allem in der Vollkornvariante, ist eine der wichtigsten Eisen-, aber auch Zinkquellen. Besonders Hafer und Hirse sind eisenreich. Um die Bioverfügbarkeit von pflanzlichem Eisen und Zink zu verbessern, sollte Getreide/Getreideflocken idealerweise ein paar Stunden eingeweicht sowie mit Obst oder Gemüse kombiniert werden.
- Hülsenfrüchte (Linsen, Bohnen, Kichererbsen, grüne Erbsen, Lupinen sowie Soja und die Sojaprodukte Tofu, Tempeh usw.) sind gemeinsam mit dem Getreide die wichtigsten pflanzlichen Eisenquellen. Darüber hinaus sind Hülsenfrüchte Lieferanten von hochwertigem pflanzlichem Protein. Die Aminosäurezusammensetzung ist insbesondere bei der Lupine und der Sojabohne (und den daraus hergestellten Produkten) mit der von tierischen Nahrungsmitteln am ehesten vergleichbar. Insbesondere sind sie gute Lieferanten für die essenzielle Aminosäure Lysin, welche besonders in Wachstumsphasen hohe Bedeutung hat. Wie auch beim Getreide sollten Hülsenfrüchte wie Linsen, Bohnen und Kichererbsen vor dem Kochen mehrere Stunden eingeweicht werden, um die Verträglichkeit zu verbessern und die Bioverfügbarkeit von Mineralien zu erhöhen.
- Nüsse/Samen, bzw. daraus hergestellte Muse sind, ergänzend zu Getreide und Hülsenfrüchten, zusätzliche Eisen- und Zinkquellen sowie Lieferanten einfach und mehrfach ungesättigter Fettsäuren.
- Pflanzenöle tragen zur adäquaten Energieversorgung bei, liefern essenzielle Fettsäuren und erhöhen die Resorption der fettlöslichen Vitamine A (bzw. Betakarotin), D, E und K. Für die Beikost eignen sich hochwertige Pflanzenöle wie kaltgepresstes Olivenöl, Lein- oder Rapsöl (die zwei letzteren sollten nicht erhitzt werden).

- Fisch steht auch einmal wöchentlich auf dem Breifahrplan. Diese Mahlzeit soll vor allem der Zufuhr der langkettigen Omega-3-Fettsäuren DHA und EPA (Eicosapentaensäure) dienen. Statt Seefisch (z. B. Lachs), der empfohlen wird, bietet auch heimischer, mittelfetter Fisch (z. B. Forelle) nennenswerte Mengen an DHA und EPA und ist im Hinblick auf Nachhaltigkeitsaspekte zu bevorzugen. Bei einer fischarmen bzw. fischfreien Ernährung kann die Verwendung eines DHA/EPA-angereicherten Speiseöls oder eines Mikroalgenöls die Versorgung mit den langkettigen Omega-3-Fettsäuren sicherstellen.
- Fleisch und dessen Produktion sind mit hohen CO_2-Emissionen verbunden, v. a. rotes Fleisch von Wiederkäuern wie Rind und Lamm. Die Produktion von Geflügelfleisch ist mit weniger CO_2-Emissionen verbunden, allerdings liefert Geflügelfleisch im Schnitt nur die Hälfte an Eisen im Vergleich zu Rind/Lamm. Wenn Fleisch in die Beikost integriert wird, wäre ein Kompromiss i. S. der Nachhaltigkeit, im Schnitt zweimal wöchentlich Rind oder Lamm anzubieten.

! Hinweis: Je höher der Anteil an pflanzlichen Lebensmitteln ist, desto höher ist auch die Ballaststoffzufuhr. Diese sollte in der Säuglingsernährung nicht zu hoch sein, um eine vorzeitige Sättigung (mit potenziell unzureichender Nährstoffaufnahme) zu vermeiden. Das Schälen von Obst/Gemüse, die teilweise Verwendung von raffiniertem Getreide sowie die Nutzung von ballaststoffarmen, proteinreichen Lebensmitteln wie Tofu und Sojaquark können hier hilfreich sein.

6.1.5 Nahrungsergänzungsmittel

Im ersten Lebenshalbjahr erhält der Säugling (mit Ausnahme von Vitamin D) alle essenziellen Nährstoffe über Muttermilch (Voraussetzung ist die gute Nährstoffversorgung der Mutter) bzw. Formulanahrung. Alle Säuglinge bekommen, unabhängig von der Ernährungsform, 400–500 I. E./Tag Vitamin D ab dem siebten Lebenstag mindestens bis zum zweiten erlebten Frühjahr (Bührer et al, 2014).

Ab Beikoststart ist auf eine ausreichende Jodversorgung zu achten, wenn der Anteil der Muttermilch an der Nährstoffversorgung rückläufig ist und noch kein Jodsalz eingesetzt wird bzw. wenig/keine Kuhmilchprodukte verwendet werden (diese stellen neben jodiertem Speisesalz die wichtigste Jodquelle in Deutschland dar). Gemäß der Ernährungskommission der DGKJ ist für gestillte Säuglinge, unabhängig von der Ernährungsweise, bei Gabe von selbst hergestellter Beikost die Verwendung eines Jodsupplements mit einer Dosierung von ca. 50 µg ratsam (dies gilt auch bei Gläschenkost, wenn diese nicht mit Jod angereichert ist) (Bührer et al, 2014).

Die Zufuhrempfehlung für die langkettige Omega-3-Fettsäure DHA liegt für Säuglinge und Kleinkinder < 2 Jahre gemäß der EFSA bei 100 mg DHA/Tag (EFSA, 2013). Ergänzend zur Muttermilch/Formulanahrung kann bei fischfreier Ernährung ein DHA-angereichertes Öl etwa 50–100 mg DHA täglich zusätzlich liefern.

Neben Muttermilch/Formulanahrung benötigt der Säugling bei rein pflanzlicher Ernährung mit Beginn **!**
der Beikost eine zusätzliche Vitamin B12-Quelle in Form eines Nahrungsergänzungsmittels: etwa 1 (–2) µg
zweimal täglich oder 5 mcg einmal täglich (Baroni et al., 2018). Auch bei vegetarischer Ernährung ist ggf.
die Verwendung eines Vitamin B12-Supplements zu erwägen.

6.1.6 Praxisbeispiele für nachhaltige Ernährungspläne im 1. Lebensjahr

Im 1. Lebensjahr nach dem Beikoststart kann nachhaltige Ernährung mittels folgender Vorschläge für Wochenpläne bei mischköstlicher, vegetarischer und rein pflanzlicher Ernährung umgesetzt werden. Zusätzlich zu den drei Breimahlzeiten bekommt
der Säugling Muttermilch oder Säuglingsformula nach Bedarf.

Mischköstliche Ernährung:
– 2–3-mal/Woche: Gemüse-Kartoffel-Hülsenfrüchte-Samen-Brei
– 2–3-mal/Woche: Gemüse-Kartoffel-Fleisch-Brei
– 1–2-mal/Woche: Gemüse-Kartoffel-Fisch-Brei
– 1–2-mal/Woche: Gemüse-Kartoffel-Ei-Brei
– 7-mal/Woche Milch-Getreide-Brei mit abgepumpter Muttermilch, Formulanahrung oder Kuhmilch
– 7-mal/Woche Getreide-Obst-Brei.

Vegetarische Ernährung:
– 4–5-mal//Woche Gemüse-Kartoffel-Hülsenfrüchte-Samen-Brei
– 2–3-mal/Woche Gemüse-Kartoffel-Ei-Brei
– 7-mal/Woche Milch-Getreide-Brei mit abgepumpter Muttermilch, Formulanahrung oder Kuhmilch
– 7-mal/Woche Getreide-Obst-Brei.

Vegane/pflanzenbasierte Ernährung:
– 7-mal/Woche Gemüse-Kartoffel-Hülsenfrüchte-Samen-Brei
– 7-mal/Woche Milch-Getreide-Brei mit abgepumpter Muttermilch, sojabasierter
 Formulanahrung oder calciumangereichertem Sojadrink
– 7-mal/Woche Getreide-Obst-Brei, optional Getreide-Gemüse-Hülsenfrüchte-Brei.

Konzept des Baby Led Weaning (BLW):
Statt (ausschließlich) Brei zu füttern, steht im Fokus des BLW das selbstbestimmte
(„vom Baby geführte") Essen. Offizielle Speisepläne wie beim „Ernährungsplan für
das erste Lebensjahr" gibt es bisher für das BLW-Konzept nicht.
 Umso wichtiger ist es, dass Eltern, wenn sie sich für diese Form der Beikosteinführung entscheiden, folgende wichtige Aspekte beachten (Williams et al., 2018):

– Bei der Nahrungsmittelauswahl muss unbedingt beachtet werden, dass keine Lebensmittel mit erhöhtem Aspirationsrisiko gegeben werden (ganze Nüsse, hartes Gemüse/Obst, prall-elastische Lebensmittel wie z. B. ganze Heidelbeeren etc.).
– Wie auch bei der breiförmigen Beikost stehen beim BLW eisenreiche Lebensmittel im Fokus und sollten zusammen mit Obst und Gemüse zu jeder Mahlzeit angeboten werden. Zudem ist auf eine ausreichende Energiedichte (Nutzung hochwertiger Fettquellen wie Nussmuse, Pflanzenöl etc.) zu achten.

Praktisch sollten auch beim Baby Led Weaning bei den verschiedenen Mahlzeiten die im Breifahrplan verwendeten Lebensmittel Verwendung finden (und ggf. in eine Form gebracht werden, die dem Baby das Selbst-Füttern erleichtern): Aus den Zutaten der Breie können z. B. Pfannkuchen, Waffeln, Bratlinge u. ä. zubereitet werden.

Literatur

Baroni, L., Goggi, S., Battaglino, R., Berveglieri, M., Fasan, I., Filippin, D., ... & Battino, M. (2018). Vegan Nutrition for Mothers and Children: Practical Tools for Healthcare Providers. Nutrients; 11(1): 5.

Bührer, C., Genzel-Boroviczény, O., Jochum, F., Kauth, T., Kersting, M., Koletzko, B., ... & Zimmer, P. (2014). Ernährung gesunder Säuglinge. Empfehlungen der Ernährungskommission der Deutschen Gesellschaft für Kinder- und Jugendmedizin (DGKJ). Monatsschrift Kinderheilkunde, 527–538.

Crippa, M., Solazzo, E., Guizzardi, D., Monforti-Ferrario, F., Tubiello, F. N., & Leip, A. J. N. F. (2021). Food systems are responsible for a third of global anthropogenic GHG emissions. Nature food, 2(3), 198–209.

EFSA Panel on Dietetic Products, Nutrition and Allergies (NDA). (2013). Scientific Opinion on nutrient requirements and dietary intakes of infants and young children in the European Union; EFSA Journal 2013; Volume 11, Issue 10.

Kersting, M., Kalhoff, H., Voss, S., Jansen, K., & Lücke, T. (2021). Guidelines for infant nutrition in Germany. The updated dietary scheme for the first year of life. Ernährungs-Umschau, 68(6), 110–116.

Libuda, L., Hilbig, A., Berber-Al-Tawil, S., Kalhoff, H., & Kersting, M. (2018). Association between full breastfeeding, timing of complementary food introduction, and iron status in infancy in Germany: results of a secondary analysis of a randomized trial. European journal of nutrition, 57, 523–531.

Mazzocchi, A., De Cosmi, V., Scaglioni, S., & Agostoni, C. (2021). Towards a more sustainable nutrition: complementary feeding and early taste experiences as a basis for future food choices. Nutrients, 13(8), 2695.

Poore, J., & Nemecek, T. (2018). Reducing food's environmental impacts through producers and consumers. Science, 360(6392), 987–992.

Willett, W., Rockström, J., Loken, B., Springmann, M., Lang, T., Vermeulen, S., ... & Murray, C. J. (2019). Food in the Anthropocene: the EAT–Lancet Commission on healthy diets from sustainable food systems. The lancet, 393(10170), 447–492.

Williams Erickson, L., Taylor, R. W., Haszard, J. J., Fleming, E. A., Daniels, L., Morison, B. J., ... & Heath, A. L. M. (2018). Impact of a modified version of baby-led weaning on infant food and nutrient intakes: the BLISS randomized controlled trial. Nutrients, 10(6), 740.

6.2 Best-Practice-Beispiele interdisziplinär sich ergänzender Elternbegleitung

Vera Dreher, Anja Lehnertz-Hemberger

Die Auswirkungen des Klimawandels auf Familien wurden in den vorherigen Kapiteln ausführlich beleuchtet. Dieses Kapitel widmet sich den positiven Effekten einer interdisziplinär sich ergänzenden Betreuung in den ersten 365 Tagen des Kindes durch Hebammen und Kinderärzt:innen. Folgende Frage steht im Mittelpunkt: Wie können Eltern dabei unterstützt werden, ihre Selbstwirksamkeit als Eltern auch i. S. von Nachhaltigkeit und Klimaschutz zu entfalten?

Elternschaft ist eine transformative Erfahrung (Feeney et al., 2001; Hemmi et al., 2011), die nicht nur das persönliche Leben grundlegend verändert, sondern auch die Perspektive auf die Zukunft beeinflusst (Zoch & Kapelle, 2025). Der Übergang zur Elternschaft bringt erhebliche Anpassungen des Lebensstils mit sich (Feeney et al., 2001; Hemmi et al., 2011). Im Hinblick auf Umweltbewusstsein spielt die wahrgenommene Verantwortung gegenüber zukünftigen Generationen eine entscheidende Rolle (Zoch & Kapelle, 2025). Elternschaft kann somit auch dazu führen, dass Umweltbelange aufgrund größerer Besorgnis stärker berücksichtigt werden und folglich auch Maßnahmen zum Schutz natürlicher Ressourcen umgesetzt werden. Allerdings gibt es bislang nur begrenzt empirische Daten dazu, inwieweit Elternschaft tatsächlich nachhaltiges Verhalten fördert und langfristig verändert (Milfont et al., 2020; Zoch & Kapelle, 2025). Gleichzeitig führt ein Kind jedoch zu einem höheren Pro-Kopf-Umweltfußabdruck innerhalb der Familie und steigert materielle Kosten des Haushalts (Nordström et al., 2020; Poortinga et al., 2004). Vor allem der erhöhte Verbrauch an Energie, Wasser und Konsumgütern steht in einem Spannungsverhältnis zur Nachhaltigkeit (Zoch & Kapelle, 2025). Langfristig betrachtet kann sich das Umweltbewusstsein von Eltern dynamisch entwickeln: Während es in den ersten Jahren nach der Geburt im Kontext mit der neuen Familiensituation zu einem Rückgang kommen kann, steigt es mit zunehmendem Alter des Kindes wieder an. Dies geschieht insbesondere dann, wenn Eltern beginnen, ihren Kindern nachhaltige Verhaltensweisen zu vermitteln – beispielsweise durch Mülltrennung oder einen bewussteren Umgang mit Konsumgütern. Solche Entwicklungen zeigen, dass Umweltbewusstsein im familiären Kontext nicht statisch ist, sondern durch soziale und strukturelle Faktoren geformt wird (Shrum et al., 2023; Zoch & Kapelle, 2025).

Der Versuch, Elternschaft und Umweltbewusstsein in Einklang zu bringen wird mit dem Begriff Green Parenting oder Green Parenthood bezeichnet. Dieses Konzept beschreibt Strategien, mit denen Eltern nachhaltige Entscheidungen in ihren Familienalltag integrieren können – ein Ansatz, der insbesondere rund um die Geburt eine zentrale Rolle spielt.

6.2.1 Elternbegleitung

Um Eltern in dieser Zeit des Umbruchs umfassend begleiten zu können, bedarf es einer sich ergänzenden Zusammenarbeit der Disziplinen unter Achtung von Datenschutz-Aspekten und Wahrung des Vertrauensverhältnisses zu Familien. Hebammen stehen hierbei als Berufsgruppe grundsätzlich während Schwangerschaft und Geburt und in der Zeit nach der Geburt bis zum Ende der Stillzeit in direktem Kontakt mit den begleiteten Familien. Durch ihre aufsuchende Tätigkeit können sie Handlungsempfehlungen individuell an den Gesundheitszustand, den sozioökonomischen Status, die Wohnsituation und das soziale Umfeld der Familien anpassen. Ab der Geburt des Kindes übernehmen Kinderärzt:innen eine zentrale Rolle. Vorsorgeuntersuchungen, Impfungen und zusätzliche Beratungen zu speziellen Themen führen zu regelmäßigen Kontakten mit den Eltern und ihrem Kind bis weit ins Jugendalter hinein.

Durch diese kontinuierliche Begleitung entsteht ein tiefes Vertrauensverhältnis zu beiden Berufsgruppen. Gemeinsam unterstützen sie Familien in einem neuen Lebensabschnitt und damit auch in ihren nachhaltigen Entscheidungen. Notwendig ist hier auch die Abstimmung von Empfehlungen, um Eltern nicht zu verunsichern. Denn Klimaschutz ist immer auch Kinderschutz. Die Auswirkungen des Klimawandels auf die Gesundheit von Kindern sind enorm und lebensverändernd (vgl. Kapitel 2). Indem im Austausch gezielt alltagstaugliche Strategien vermittelt werden, können Familien nicht nur ihr individuelles Wohlbefinden stärken, sondern mindern auch negativen Druck im Hinblick auf umweltbewusstes Handeln. Nachhaltigkeit darf keine zusätzliche Belastung sein. Vielmehr geht es darum, Eltern niedrigschwellig und praxisnah zu unterstützen. Hebammen und Kinderärzt:innen sind damit Fürsprecher:innen für ein gesundes und geschütztes Aufwachsen von Kindern. Hinweise zum Schutz von Kindern vor den Auswirkungen der Klimakrise finden sich auch im Positionspapier der KLUG-Arbeitsgruppe Pädiatrie (https://www.klimawandel-gesundheit.de/wp-content/uploads/2023/11/Positionspapier-Kinder-vor-den-Folgen-der-Klimakrise-schuetzen.pdf).

6.2.2 Best-Practice – Fallbeispiele

Bei jedem Hebammenkontakt, jeder Vorsorge-Untersuchung oder Besuchen in der kinderärztlichen Praxis ergibt sich eine Gelegenheit, auf Vorteile (Co-Benefits, vgl. Kapitel 1.1) eines gesunden und klimafreundlichen Lebenswandels hinzuweisen und (werdende) Eltern zu motivieren. Themen der klimasensiblen Gesundheitsberatung (vgl. Kapitel 3.2) sind bereits standardmäßig Teil der täglichen Arbeit beider Berufsgruppen und es werden Aufmerksamkeit und Bewusstsein darauf gelenkt.

Für das vorliegende Kapitel haben die Autorinnen zwei fiktive Familien erschaffen, um die Begleitung werdender Eltern mit Blick auf klimasensible Gesundheitsberatung anschaulich darzustellen. Viele der vorgestellten Themen können von beiden Berufsgruppen aufgegriffen werden.

In den Best-Practice-Beispielen beginnt die Hebammenbegleitung in den Familien vor der Geburt und geht dann in die Betreuung nach der Geburt über. Die begleiteten Familien besuchen die kinderärztliche Praxis im Fallbeispiel zur U3, U4, U5 und zur U6.

- **Familie 1** erwartet ihr erstes Kind, wohnhaft in der Stadt im Hochhaus, die Großeltern wohnen weiter weg, es existiert ein guter Zugang zu Hebamme und Kinderarzt, die Familie möchte in der Elternzeit zudem gerne eine Fernreise machen.
- **Familie 2** erwartet ihr zweites Kind, das erste Kind ist drei Jahre alt, wohnhaft auf dem Land in einem alten Haus mit eigenem Garten, baut saisonales Gemüse an, viel Bewegung. Der ÖPNV ist schwierig, Schwierigkeiten gibt es auch beim Finden von Gesundheitsfachpersonal. Bewusstsein für klimarelevante Themen und dem Zusammenhang zur Gesundheit ist vorhanden.

Hebamme

Der Kennenlerntermin mit Familie 1 findet in der vor Kurzem bezogenen Wohnung in einem Hochhaus in einem städtischen Wohnblock statt. Im Gespräch wird deutlich, dass die Familie keine direkte Unterstützung im Wochenbett erhält, da beide Großeltern weiter weg wohnen. Sie sind auch die ersten in der Familie und dem sozialen Umfeld, die ein Kind erwarten. Tabelle 12 zeigt die klimasensiblen Beratungsthemen mit Health Co-Benefits, die in der Beratung grundsätzlich möglich sind.

Einige Themen werden darüber hinaus erst im Laufe der Betreuung vertieft:

Hitze

Familie 1 lebt im Hochhaus. Die Geburt wird Anfang des Sommers sein. Da Hitze für Schwangere und ihre Familien ein ernstzunehmendes Gesundheitsrisiko darstellt (vgl. Kapitel 2), ist eine Checkliste zur Einschätzung des Hitzerisikos sinnvoll. So können rechtzeitig Maßnahmen zur Reduzierung von Hitzestress ergriffen und die Sicherheit der Betroffenen kann gewährleistet werden, z. B. basierend auf Empfehlungen aus dem Katastrophenschutz der USA (Center for Disease Control and Prevention – CDC). Bei der Beratung ist der Wechsel zwischen der Suche nach vorhandenen Ressourcen und dem Aussprechen eindeutiger Empfehlungen sinnvoll und hilfreich.

Kinderärzt:in

Familie 1 kommt im Hochsommer zur U3 mit ihrem vier Wochen alten Sohn. Die Anamnese zu Schwangerschaft, Geburt und Wochenbett ist unauffällig, im Gespräch kommt die Mutter schnell auf die Hitze als aktuelle Sorge zu sprechen. Die Wohnung liegt in einem städtischen Wohnblock, es gibt in der näheren Umgebung kaum Grünflächen. Was gibt es zu beachten für den Alltag in der Hitze mit einem Neugeborenen?

Tabelle 12: Klimasensible Beratungsthemen – beispielhafte Auswahl für Familie 1 (Quelle: eigene Darstellung).

Klimasensible Beratungsthemen – Angesprochene Optionen und Health Co-Benefits	
Erstlingsausstattung	Flohmärkte in den Stadtteilen **Co-Benefit Umweltschutz**
Unterwegs mit dem Kind	Tragen versus Kinderwagen gebraucht versus neu Nutzen des ÖPNV/Fahrrad mit Anhänger/Carsharing/eigenes Auto **Co-Benefits Gesundheit und Ressourcen-Schonung**
Ernährung des Kindes	Stillen versus Formula **Co-Benefits Gesundheit und Ressourcen-Schonung**
Pflege des Kindes	Stoff- versus Wegwerfwindeln Hinweis auf den Windelservice der Stadt und Stoffwindelzuschuss der Stadt Abhalten als Thema **Co-Benefit Ressourcen-Schonung**
Umgebung	
Hochhaus obere Wohnung	Sensiblisierung für Hitzestressgefahr und Hitzeschutz **Co-Benefit Gesundheit**
Soziale Unterstützung	
Fehlende soziale Unterstützung	Fahrgemeinschaften zu Kursen Informationen über Stadtteilangebote **Co-Benefits Gesundheit und Förderung soziales Netz**

„Ja, das ist gar nicht so einfach, der Hitze zu entkommen! Und in Zukunft wird das immer wieder ein Thema für Ihre Familie sein. Neugeborene können noch nicht auf die gleiche Art und Weise Hitze abgeben wie ältere Kinder und Erwachsene. Sie schwitzen weniger, können keinen Durst angeben und nicht selbstständig Getränke zu sich nehmen. Ihr Sohn ist auf Sie als Eltern angewiesen!

Ziehen Sie ihn an heißen Tagen locker an, leichte Baumwollstoffe oder Leinen sind gut, fragen Sie gerne nach solcher Kleidung in den Kinder-Secondhand-Läden in der Stadt. Lüften Sie außerdem gleich früh am Tag, bevor es richtig heiß wird und abends nochmal, wenn es abgekühlt hat. Vielleicht können Sie im Moment zum Schlafen in den kühlsten Raum der Wohnung wechseln, damit Sie nachts gut schlafen können.

Und meiden Sie die größte Mittagshitze! Gehen Sie morgens oder abends spazieren, wenn es noch kühl ist. Gibt es in der Nähe vielleicht einen Park, in dem man im Schatten spazierengehen und sich aufhalten kann und den man auch mit dem öffentlichen Nahverkehr erreichen kann?

Im Auto entsteht sehr schnell große Hitze, grade in den Babyschalen staut sich die Wärme an. Lassen Sie das Kind nie allein im Auto, auch nicht für kurze Zeit, die schnell zunehmende Hitze in Autos ist eine große Gefahr!

Oft sind Tragesysteme beim Spazierengehen besser als der Kinderwagen.

Und ganz wichtig: Stillen Sie regelmäßig und bei Bedarf auch öfter, so erhält Ihr Sohn ausreichend Flüssigkeit. Wasser oder Formula-Nahrung müssen Sie im Moment nicht zusätzlich anbieten."

Materialen für die Elternberatung bei Hitze
- Infobroschüre der Klimadocs: https://issuu.com/klimadocs/docs/p_diatriebrosch_re_mit_hitze-infos_klimadocs
- Für Hebammen und Ärzt:innen alle Empfehlungen im Hitzemanual: https://www.kinderaerzte-im-netz.de/media/666f3c03b49d387fb08680d3/source/hitzemanual.pdf, https://hebammenverband.de/wp-content/uploads/2024/10/DHV-Hitzeschutz-Mutter-A5-DRUCK-20241014.pdf
- Hitzecheckliste Hebammen: https://staudeverlag.de/hitzetool-fuer-hebammen/

UV-Schutz

Familie 2 kommt an einem sonnigen Tag zur U3 mit der fünf Wochen alten Tochter, auch das ältere Geschwisterkind wird in der Praxis betreut. Die Familie lebt auf dem Land, die Mutter ist auf die Nutzung eines PKWs angewiesen. Allerdings besitzt die Familie nur ein Auto und das ist heute anderweitig in Benutzung. Die U3 konnte so terminiert werden, dass die Mutter mit dem Bus anreisen konnte.

Die Anamnese ist unauffällig, das Mädchen gesund. Die Mutter berichtet, dass die Familie einen großen Gemüse- und Obstgarten angelegt hat und sie damit eine größere Nachhaltigkeit erreichen möchten. Bei der Pflege des Gartens sind auch die Kinder viel draußen und die Mutter fragt nun nach UV-Schutz für das Neugeborene und das Geschwisterkind (vgl. Kapitel 4.3.1).

Kinderärzt:in

„Wenn Sie draußen sind, versuchen Sie, direkte Sonne zu meiden. Denn bei Kindern in den ersten Lebensmonaten lassen sich schon nach drei Minuten Veränderungen in der Haut nachweisen, die auf einen Sonnenbrand hinweisen, auch wenn Sie diesen noch gar nicht sehen. Benutzen Sie also bei jedem Verlassen des Hauses einen Sonnenschutz.

Neben dem Bedecken der Haut mit dünnen, luftigen Kleidern und einem Sonnenhut mit Nackenschutz ist Sonnencreme nötig. Nehmen Sie zunächst ausschließlich mineralische Sonnencremes. Diese schaden dem Kind nicht und Sie können wegen der weißen Pigmente auf der Haut immer sehen, ob noch alles geschützt ist. Chemische Sonnencremes enthalten in sehr vielen Fällen hormonell aktive Substanzen, die bislang nicht näher untersuchte Auswirkungen auf Ihre Tochter haben können.

Ein hoher Lichtschutzfaktor ist zudem sinnvoll, allerdings gibt es LSF 50 nicht als physikalischen Sonnenschutz. Durch einen hohen LSF erhöht sich einerseits die Zeit, die an der Sonne verbracht werden darf, denn Sonnenbrände müssen bei Kindern unbedingt vermieden werden. Sonnenschäden, die im Kindesalter passieren, können später im Leben zu Hautkrebs führen. Andererseits sollten Säuglinge nicht der direkten Sonne ausgesetzt werden.

In diesem Zusammenhang noch ein wichtiger Hinweis: denken Sie regelmäßig an die Vitamin D-Prophylaxe. Da Säuglinge vor dem Sonnenlicht geschützt werden, reicht die körpereigen gebildete Vitamin D-Menge nicht aus." (vgl. Kapitel 4.3.1)

Ernährung

Familie 2 hat einen eigenen Garten und gestaltet die Ernährung bereits gesund und nachhaltig (vgl. Kapitel 4.1 und 6.1). Bei einem Hausbesuch werden der Hebamme frische Kirschen vom Baum angeboten, da die Familie einige im Überfluss hat.

Hebamme

„Wenn du dich für nachhaltige Alternativen interessierst – kennst du schon die Food-sharing-Station hier in deiner Nähe?"

„Foodsharing? Ist das sowas wie eine Tafel?"

„Nicht ganz. Dort kann jeder Mensch überschüssige Lebensmittel abgeben, bevor sie verderben, und wer sie braucht, kann sich etwas mitnehmen. Vielleicht wäre das für euch interessant? Und wenn du abends einen kleinen Spaziergang dorthin machst, habt ihr gleich noch etwas Bewegung an der frischen Luft."

Kinderärzt:in

Familie 2 kommt zur U4 mit ihrer nun vier Monate alten Tochter. Die Mutter erzählt, ihre Tochter sei schon sehr neugierig und schaue interessiert am Esstisch zu. Sie wolle nun bald mit der Beikost anfangen, das habe beim ersten Kind gut geklappt. Die Familie denkt weiter viel über Klimaschutz und Nachhaltigkeit nach, die Eltern ernähren sich vegan. Die Mutter fragt nach der Möglichkeit, auch die Kinder vegan zu ernähren.

„Toll, dass Ihre Familie sich so viele Gedanken macht, wie man Dinge im Alltag für den Klimaschutz verbessern kann. Das finde ich richtig gut – was gut fürs Klima ist, ist auch gut für die Gesundheit der Kinder! Und gerade mit einer fleischfreien Ernährung tragen wir viel zur CO_2-Einsparung bei, Fleisch ist ein großer CO_2-Verursacher! Pflanzenbasierte Ernährung kann vegetarisch oder vegan sein. Die Deutsche Gesellschaft für Ernährung empfiehlt im Moment eine hauptsächlich pflanzenbasierte Ernährung mit einmal pro Woche Fleisch oder Fisch.

Vegane Ernährung bis zum Vorschulalter ist nicht explizit empfohlen, aber es wird auch nicht mehr abgeraten davon. In anderen Ländern wird vegane Ernährung für Kinder bereits als gleichwertig zu vegetarischer und fleischhaltiger Kost gesehen. Sie sind in der Familie ja bereits gut informiert über vegane Ernährung und was es zu beachten gibt. Wenn die Kinder nun mitmachen, ist es zusätzlich auch noch notwendig, eine auf Kinderernährung spezialisierte Ernährungsberatung wahrzunehmen – gerne vermitteln wir Sie an eine entsprechende Stelle. Wir führen zu Beginn einer veganen Ernährung zunächst halbjährlich und dann jährlich eine Kontrolle der Blutwerte durch, um sicher zu sein, dass alle Nährstoffe optimal abgedeckt sind. Mit den eigenen Produkten aus Ihrem Garten, Hülsenfrüchten, Vollkornprodukten und mit wenig oder ganz ohne tierische Produkte werden Sie Ihre Kinder gesund ernähren und tun eine Menge fürs Klima."

Mikroplastik

Hebamme
Nach dem erfolgreichen Besuch des Stadtteilflohmarkts kommt die Frage nach einem speziellen Waschmittel für die Second-Hand-Babykleidung auf.

„Toll, dass ihr so viele Dinge gebraucht erstehen konntet. Viele Eltern fragen mich nach angemessenen Waschmitteln. Tatsächlich gibt es sanfte, umweltfreundliche Waschmittel ohne Duftstoffe und ohne Mikroplastik, die gut für empfindliche Babyhaut sind und gleichzeitig die Umwelt schonen. Achte beim Kauf auf das Blaue Engel-Siegel oder das Ecocert-Siegel, dann erhältst du entsprechende Produkte."

Co-Benefits für Eltern und Kinder bei Mikroplastik-Vermeidung in Gebrauchsgegenständen
- Gesundheit: Weniger Schadstoffe bedeuten ein geringeres Allergie- und Hormonrisiko.
- Kostenersparnis: Wiederverwendbare Produkte sparen langfristig Geld.
- Hautfreundlichkeit: Natürliche Materialien sind sanfter für empfindliche Säuglingshaut.
- Umweltschutz: Weniger Plastikmüll und Mikroplastik gerät in Gewässer.
- Bessere Luftqualität: Weniger Mikroplastik-Staub verbessert die Luft in der Wohnung.
- Vorbildfunktion: Kinder lernen nachhaltiges Verhalten von Anfang an.

Kinderärzt:in
Familie 1 kommt zur U4 mit ihrem nun vier Monate alten Sohn. Beim Thema Beikost fragt die Mutter nach Produkten speziell für Babys, zum Beispiel Obst in pürierter Form aus einem Saugbehälter (bekannt als "Quetschie"). Zudem hat sie bereits eine Plastikbabytrinkflasche dabei und fragt, ab wann die zusätzliche Gabe von Wasser sinnvoll ist.

„Bei der Einführung der Beikost gibt es viele Möglichkeiten für Ihre Familie. Es wird viel Werbung gemacht für spezielle Babyprodukte. Am wichtigsten ist immer eine gesunde, ausgewogene Kost mit wenig Fleisch, Zucker und weißem Mehl, das alles ist nicht gut für die Gesundheit Ihres Sohnes. Kochen Sie möglichst selbst, kaufen Sie regionales Gemüse, am besten Bioprodukte. Achten Sie darauf, dass die Produkte so gut es geht nicht in Plastik eingepackt sind. Es gibt mittlerweile ein großes Gesundheitsrisiko durch Mikroplastik, also kleinste Plastikteile, die wir mit der Nahrung aufnehmen und die sich in unseren Organen festsetzen und dort Schaden anrichten. Daher empfehle ich, auf die Reduktion von Verpackungsmaterialien zu achten. Denn Kinder sind davon besonders betroffen. Versuchen Sie auch, wenn Ihr Sohn nun auch vermehrt Wasser trinken wird, Leitungswasser in Glas- oder Metallflaschen abzufüllen und mitzunehmen, Sie brauchen kein spezielles Wasser in Plastikflaschen zu kaufen.

Damit tun Sie eine Menge für die Gesundheit Ihres Sohnes und gleichzeitig auch für den Klimaschutz!"

⚡ Elternberatung zu Mikroplastik über die Nahrungsaufnahme und den Konsequenzen
- Nachgewiesene Aufnahme von 5 g Mikroplastik pro Woche (Gewicht einer Kreditkarte) erfordert Umdenken und Aufmerksamkeit.
- Die hohe Belastung des kindlichen Organismus besteht aus der langen Lebenszeit von Mikroplastik und der noch unreifen Organe.
- Möglichkeiten der Reduktion sind, Plastikverpackungen und Feuchttücher zu vermeiden, stattdessen plastikfreie Pflegeprodukte und feste Seifen/Shampoos zu benutzen, ebenso Getränken und Nahrungsmittel aus Plastikverpackungen wo immer möglich zu vermeiden.
- Co-Benefits für die Gesundheit und für die Umweltbelastung durch die Vermeidung großer Mengen an Plastikmüll.

Mobilität (vgl. Kapitel 4.2)

Hebamme

Da Familie 2 auf dem Land wohnt, ergibt sich ein Problem, wenn das Auto kaputt ist und die Schwangere nicht weiß, wie sie zum Geburtsvorbereitungs-Kurs kommen kann.

„Oh, das ist ärgerlich! Aber vielleicht finden wir eine Alternative. Gibt es einen Bus oder eine Bahnverbindung in deiner Nähe?"

„Leider fährt der Bus hier nur selten, und die nächste Haltestelle ist fast einen Kilometer entfernt. Mit dem Bauch und dem Wetter gerade nicht ideal."

„Verstehe. Aber ich habe gesehen, dass es hier in der Nähe eine Carsharing-Station gibt. Hast du das schon einmal ausprobiert?"

„Nein, ehrlich gesagt nicht. Ich habe es zwar schon mal gesehen, aber noch nie genutzt. Wäre vielleicht einen Versuch wert."

„Oder frag doch mal in der WhatsApp-Gruppe des Kurses nach? Vielleicht kommt eine andere Schwangere aus der Richtung und kann dich mitnehmen."

„Gute Idee! Ich schreibe gleich mal in die Gruppe. Und das mit dem Carsharing schaue ich mir auch an, vielleicht ist das ja eine praktische Lösung für zukünftige Fahrten."

Kinderärzt:in

Familie 1 kommt zur U5 in die Kinderarztpraxis. Der sechs Monate alte Sohn ist gesund und gut entwickelt. Die Mutter berichtet begeistert, sie sei in einer Krabbelgruppe untergekommen, leider sei diese nicht ganz in der Nähe und sie müsse mit dem Auto dorthin fahren.

„Wie schön, dass Sie in einer Krabbelgruppe Anschluss gefunden haben und dort gemeinsam Spaß haben. Schade, dass die Gruppe so weit weg ist und Sie das Auto nehmen müssen. Vielleicht ergibt sich im Sommer die Gelegenheit, mal das Fahrrad zu nehmen. Oder Sie nehmen den Bus. Je älter Ihr Sohn wird, desto neugieriger wird er, an solchen Ausflügen teilnehmen und Freude haben, im Fahrradsitz oder im Anhänger mit dabei zu sein. Und wieder haben Sie dann was für Ihre eigene Gesundheit getan und auch das Klima geschont, das ist doch toll. Sie sind mit allem, was Sie tun, Vorbild für Ihren Sohn – er wird so selbst Lust auf Laufrad-, Fahrrad-, Rollerfahren und eigene Bewegung an der frischen Luft bekommen.

Wenn Sie bald nach einem Kindergarten suchen, denken Sie daran, dass es praktisch, zeitsparend, gesund und auch noch klimaschützend ist, wenn sie dorthin zu Fuß laufen oder mit dem Rad fahren können."

Zudem hat die Mutter konkrete Fragen zu nötigen Impfungen für eine Fernreise nach Asien, die für die Elternzeit gemeinsam geplant wird.

„Da haben Sie sich ja etwas Besonderes vorgenommen. Wenn Sie genau wissen, welche Länder Sie bereisen werden, setzen wir uns für eine ausgiebige Impfberatung zusammen. Wenn Sie mich direkt nach Tipps für lange Reisen fragen, dann überlege ich gerne mit Ihnen, was Kinder in diesem Alter besonders lieben. Gleichbleibende Abläufe z. B. und bekannte Orte, da fühlen sie sich wohl. Große Hitze ist aus den bekannten Gründen anstrengend für Säuglinge. Tropenkrankheiten wünscht man seinem Baby natürlich auf keinen Fall. Krank werden in der Fremde macht Eltern oft Sorgen. Wenn ich so drüber nachdenke, stellt sich mir die Frage, ob sich diese Reise in dem jungen Alter wirklich lohnt – Ihr Kind kann sich später nicht mal an die weite Reise erinnern. Und Urlaub wünschen wir uns ja alle entspannt."

Insektenschutz (vgl. Kapitel 4.3.1)

Kinderärzt:in

Familie 2 kommt mit der sechs Monate alten Tochter zur U5. Das Kind entwickelt sich prima. Die Mutter erzählt, es gäbe zuhause gerade ein großes Problem mit Insekten, beide Kinder haben oft viele Mückenstiche. Sie erkundigt sich nach entsprechenden Schutzmaßnahmen.

„Es ist wichtig, die Kinder vor Stichen zu schützen. Es gibt durch das sich verändernde Klima und den deutlichen Anstieg heißer Tage mittlerweile auch neue, tropische Erkrankungen in Mitteleuropa. Die Krankheitserreger werden durch Mücken übertragen, die früher in den hiesigen Temperaturen gar nicht überleben konnten.

Wenn Sie also an warmen, feuchten Tagen mit Ihren Kindern draußen unterwegs sind, meiden Sie Spaziergänge in der Nähe von Feuchtgebieten, wo sich viele Insekten aufhalten. Achten Sie auf das Bedecken der Haut mit langer, heller Kleidung, auch damit können Stiche verhindert werden. Erkundigen Sie sich nach spezieller Babykleidung, die keine Stiche durchlässt. Zuhause sollten Sie Mückennetze und Insektenschutzgitter an Fenstern und Türen anbringen.

Ab dem Alter von einem Jahr können Sie auch Insektenschutzmittel benutzen. Achten Sie darauf, dass es den natürlichen Wirkstoff Citridiol beinhaltet, der ist schon für Kleinkinder zugelassen. Für Ihr älteres Kind sind auch Präparate mit Icaridin möglich, nur achten Sie bitte darauf, dass Mittel mit Diethyltoluamid (DEET) erst für Schulkinder und Erwachsene geeignet sind."

Wasser (vgl. Kapitel 4.1)

Hebamme
Die Hebammenpraxis ist zu den Öffnungszeiten eine eingetragene Refill-Station (https://refill-deutschland.de/). Die werdenden Eltern werden somit während der Nutzung der Räume an das Trinken von Leitungswasser herangeführt. Gleichzeitig wird ihnen die Möglichkeit der Nutzung von Refill-Stationen bekannt.

Kinderärzt:in
Familie 1 kommt zur U6. Der einjährige Sohn ist altersentsprechend entwickelt. Die Mutter fragt im Laufe der Untersuchung nach Trinkwasser für den Jungen – sie habe gerade in der Zeitung gelesen, es hätte in Deutschland mit Polio-Viren verseuchtes Wasser gegeben, was ja sehr gefährlich sei. Aber in der Beratung sei doch Leitungswasser ganz besonders empfohlen worden.

„Ja, das Polio-verseuchte Wasser zeigt uns, dass auch seltene Keime immer wieder auftreten können, auch bei uns in Deutschland. Zum Glück waren diese Polio-Keime nicht im Trinkwasser, sondern im Abwasser! Unser Trinkwasser wird in Deutschland regelmäßig sehr gut untersucht, ein besser kontrolliertes Lebensmittel gibt es bei uns nicht. Leitungswasser ist das Gesündeste, was Sie ihrem Sohn anbieten können

„Aber ist denn das Leitungswasser wirklich genauso gesund wie Mineralwasser?"

„Ja, das ist es, alles in allem sind wir da in Deutschland gut dran und können uns auf unser sauberes Wasser verlassen. Reines Wasser enthält im Gegensatz zu gesüßten und mit Saft gemischten Getränken keinen Zucker und hat alle wichtigen Mineralien, die er braucht. Und es ist viel günstiger als gekauftes Wasser."

Psychische Veränderungen durch die Klimakrise (vgl. Kapitel 2)

Kinderärzt:in

Familie 2 kommt mit der nun einjährigen Tochter zur U6. Die Familie war schon immer engagiert und interessiert an Klimaschutz und Möglichkeiten eines nachhaltigeren Familienalltags. Nun berichtet die Mutter von der angespannten Situation zuhause. Ihr Mann sei stark belastet durch die immer deutlicher werdenden Probleme und Gefahren durch die Klimakrise. Er zweifelt die Wirksamkeit der familiären Anstrengungen bezüglich Ernährungsumstellung, Überdenken der Mobilität im Alltag und im Urlaub, Vermeidung von Müll und noch weitere an. Das sei alles ein Tropfen auf den heißen Stein. Die Klimakatastrophe sei nicht mehr aufzuhalten. Er ziehe sich immer mehr zurück, habe auch bereits erwähnt, dass er sich frage, ob es überhaupt richtig gewesen sei, Kinder zu bekommen, wenn die Zukunft so düster aussieht.

„Da haben Sie gerade eine schwierige Zeit zuhause. Das tut mir leid. Die Symptome, die Sie bei Ihrem Mann beschreiben, hören sich für mich nach einer depressiven Verstimmung an. Damit sind Sie nicht allein. Viele Menschen sind mittlerweile sehr besorgt und betroffen wegen der Bedrohung durch die Klimakrise und eine unsichere Zukunft, vor allem für unsere Kinder. Das hat man auch in großen Studien nachweisen können. Und diese Klimaangst ist ja auch tatsächlich berechtigt. Zu ignorieren und einfach weiterzumachen, als sei alles wie immer, das ist sicher der falsche Weg. Allerdings kann diese Belastung tatsächlich zu Niedergeschlagenheit, Angst und einer Depression führen. Sie sollten dringend professionelle Hilfe für Ihren Mann suchen!

Haben Sie denn im Bekanntenkreis auch Menschen, mit denen Sie sich darüber austauschen können? Die ähnlich leben und denken wie Sie? Der Austausch von Ängsten und Zweifeln, aber auch Ideen, was man tun könnte, ist oft sehr hilfreich und auch motivierend. Fragen Sie doch mal nach einer Gruppe der Parents for Future zum Beispiel oder des BUNDs in ihrer Region und gehen Sie gemeinsam als Familie zu einem Treffen."

Elternberatung Psychische Belastungen   **!**
- Hinweise auf Klimaangst, Zweifel, Rückzug, Depression ernst nehmen (Hickmann et al., 2021)
- 80% der Jugendlichen und jungen Erwachsenen haben Klimaangst, auch junge Eltern (https://allianz foundation.org/study/movers-of-tomorrow/)
- Unterstützung anbieten
- Therapeutische Hilfe empfehlen
- Info über Gruppenengagement wie Parents for Future, BUND, lokale Projekte usw.
- Hinweis auf die Möglichkeit der Beratung durch Psychologists for Future

---

Literatur

Feeney, J. A. (2001). Becoming parents: exploring the bonds between mothers, fathers, and their infants. New York: Cambridge University Press; 2001.

Hemmi, M. H., Wolke, D., Schneider, S. (2011). Associations between problems with crying, sleeping and/or feeding in infancy and long-term behavioural outcomes in childhood: a meta-analysis. Arch Dis Child, 96(7):622–9.

Hickman, C., Marks, E., Pihkala, P., Clayton, S., Lewandowski, R. E., Mayall, E. E., ... & Van Susteren, L. (2021). Climate anxiety in children and young people and their beliefs about government responses to climate change: a global survey. The Lancet Planetary Health, 5(12), e863–e873.

Milfont, T. L., Poortinga, W., & Sibley, C. G. (2020). Does having children increase environmental concern? Testing parenthood effects with longitudinal data from the New Zealand Attitudes and Values Study. PloS one, 15(3), e0230361.

Nordström J., Shogren J. F., & Thunström L. (2020). Do parents counter-balance the carbon emissions of their children? PLoS ONE 15(4): e0231105.

Poortinga, W., Steg, L., & Vlek, C. (2004). Values, Environmental Concern, and Environmental Behavior: A Study into Household Energy Use. Environment and Behavior, 36, 70–93.

Shrum, T. R., Platt, N. S., Markowitz, E., & Syropoulos, S. (2023). A scoping review of the green parenthood effect on environmental and climate engagement. Wiley Interdisciplinary Reviews: Climate Change, 14(2), e818.

Zoch, G., & Kapelle, N. (2025). From Parenthood to Planet Care? The Evolution of Environmental and Climate Concerns during Family Formation. Population and Environment, 47(2).

7 Anforderungen an die Profession als Gesundheitsfachberuf

7.1 Auswirkungen des Klimawandels auf den Beruf der Hebamme

Dorothee Eisenhardt, Ulrike Geppert-Orthofer

Der Klimawandel stellt nicht nur die Gesundheitsversorgung, sondern auch die Gesundheitsberufe selbst vor neue Anforderungen. Dieses Kapitel beleuchtet, wie sich die Profession der Hebamme im Kontext globaler Gesundheitskrisen weiterentwickeln muss, insbesondere mit Blick auf ethische und gesellschaftliche Verantwortung und praktische und strukturelle Herausforderungen.

7.1.1 Ethische Grundlagen

Hebammen übernehmen Verantwortung für Frauen und Familien und sind in ihrer Arbeit ethischen Grundprinzipien verpflichtet. Die „Ethik für Hebammen" legt fest, dass Hebammen die Gesundheit und das Wohlbefinden von Schwangeren und Neugeborenen schützen (DHV, 2024 a) und führt weiter aus: „Hebammen sind sich der nachteiligen Folgen bewusst, die Verstöße gegen ethische Grundsätze und Menschenrechte auf die Gesundheit von Frauen und Säuglingen haben und setzen sich für die Beseitigung dieser Verstöße ein." (o.S.). Dies schließt auch die Auswirkungen des Klimawandels bewusst ein. Der Schutz und die Förderung der Gesundheit von Müttern und Neugeborenen in einer sich wandelnden Umwelt macht die Aufgaben von Hebammen besonders bedeutsam, denn sie sind oft erste Ansprechpartner:innen für Familien in Krisensituationen (ICM, 2014).

Die Auswirkungen des Klimawandels und der Klimakatastrophen werden auch in Deutschland immer sichtbarer und betreffen genauso die Profession der Hebamme. Die Flutwelle, die im Juli 2021 im Ahrtal in der nördlichen Rheinland-Pfalz Menschenleben forderte, Häuser und Infrastruktur zerstörte, stellte auch die Versorgung von schwangeren Frauen, Gebärenden und jungen Familien vor große Herausforderungen.

https://doi.org/10.1515/9783111547923-007

⚡ Nach der Flutkatastrophe im Ahrtal zeigte sich, wie gut die föderale Organisationsform des Deutschen Hebammenverbands (DHV) funktioniert. Schnell verständigten sich Landes- und Kreisverbände sowie Kreisgruppen untereinander. Wo immer Hebammen Kapazitäten hatten, meldeten sie sich vor Ort bei den Einsatzleitungen und in den Krisenzentren und boten an, einen Teil der Versorgung der Frauen und Familien zu übernehmen. Damit sie sich ausweisen konnten, benötigten sie einen entsprechenden Ausweis, der seither Funktionsträger:innen vom DHV ausgestellt wird. Kolleg:innen, die Autos oder Praxisräume verloren hatten, bekamen über die Hebammengemeinschaftshilfe e. V. (HGH) unkompliziert ein zinsloses Darlehen. Darüber hinaus wurde durch den DHV, die Landesverbände und die HGH sehr schnell ein Spendenkonto eingerichtet, das bald einen mittleren fünfstelligen Betrag auswies, mit dem die Kolleg:innen ihre Darlehen zurückzahlen konnten. Die Krankenkassen willigten ein, Rechnungen über Hebammenleistungen unkompliziert zu begleichen, wenn die dazugehörigen Quittierungsbögen in den Fluten verloren gegangen waren.

Das Beispiel Ahrtal macht deutlich, dass die geburtshilfliche Versorgung berücksichtigt werden muss, wenn es um die Klimakrise und deren Auswirkungen sowie den Katastrophenschutz geht. Klimawandel und veränderte Umweltbedingungen beeinflussen damit den Hebammenberuf massiv. In vielen Bereichen werden schwangere Frauen und ihre Familien nicht ausreichend beachtet. So findet sich zum jetzigen Zeitpunkt auf der Internetseite „Klima Mensch Gesundheit" des Bundesinstituts für Öffentliche Gesundheit des Bundesgesundheitsministeriums kein Hinweis darauf, dass Schwangere durch Hitze besonders gefährdet sind (BIöG, o. J.) Daher ist es Aufgabe einer berufspolitischen Vertretung, über die zahlreichen Herausforderungen durch den Klimawandel zu informieren und sich für deren Beachtung und weitere Forschung einzusetzen.

Hebammen tragen dazu bei, soziale Gerechtigkeit zu fördern, indem sie sich für die Bedürfnisse von sozial benachteiligten Gruppen einsetzen. Der Klimawandel verstärkt Ungleichheiten, da benachteiligte Familien oft weniger Ressourcen haben, um sich anzupassen. Gleichzeitig tragen sie im Vergleich zu wohlhabenderen Bevölkerungsgruppen deutlich weniger zum Klimawandel bei, da ihr Energieverbrauch und CO_2-Ausstoß in der Regel geringer sind (Oxfam, 2024). Hebammen in den Frühen Hilfen leisten dazu ebenfalls eine wichtige Arbeit (NZFH, 2023) und sollten sich auch für gesundheitspolitische Maßnahmen stark machen, die diese Ungleichheiten adressieren und eine nachhaltige Gesundheitsversorgung sicherstellen (DHV, 2024 a).

7.1.2 Anforderungen durch den Klimawandel

Es ist Aufgabe der berufspolitischen Vertretung, die Profession auf dem Weg zu einer nachhaltigen Berufspraxis zu begleiten und Veränderungen im Arbeitsumfeld voranzubringen. So setzt sich beispielsweise der DHV für das Erreichen der Nachhaltigkeitsziele ein. Besondere Bedeutung für Hebammen haben hierbei Gesundheit und Wohlergehen, die Gleichstellung der Geschlechter und die Reduzierung von Ungleichheiten (vgl. Kapitel 1.3.1). Zum Erreichen dieser Ziele geht der DHV Partnerschaften mit anderen Verbänden ein.

Engagement des DHV für Nachhaltigkeitsziele

- Mitgliedschaften: Der DHV ist in internationalen Hebammenverbänden und Initiativen wie dem Bündnis Gute Geburt, Aktionsbündnis Patientensicherheit, Bündnis Gesundheit unteilbar und dem Deutschen Frauenrat aktiv.
- Zusammenarbeit: Diese Mitgliedschaften fördern die Kooperation zwischen verschiedenen Institutionen und zeigen, wie gemeinsames Engagement für ein Thema gelingen kann.
- Gesellschaftliches Engagement: Teilnahme und Unterstützung beim Kongress „Armut und Gesundheit" zur Förderung sozialer Teilhabe und Schutzmaßnahmen.

Frauen sind einerseits überproportional von Auswirkungen des Klimawandels betroffen (van Daalen et al., 2020), übernehmen andererseits in der Transformation der Gesellschaft eine wichtige Rolle. Hebammen fördern und unterstützen Frauen in ihrer Handlungskompetenz als Akteur:innen für eine nachhaltige Zukunft. Gendergerechtigkeit ist dabei ein wesentlicher Schlüssel für wirksame und gerechte Klimaanpassungsstrategien. Sie sind sich der aktuellen Situation von Frauen hinsichtlich Gender Pay Gap, Gender Care Gap und damit verbunden der Gender Pension Gap bewusst. Die finanzielle Unabhängigkeit von Frauen ist jedoch ein wichtiges Element in der nachhaltigen Entwicklung der Gesellschaft (vgl. Kapitel 1.3), damit das Risiko von Frauen, in Armut zu leben, sinkt. Jede Schwangere hat das Recht auf neutrale Informationen über mutterschutzrechtliche Möglichkeiten und Aufklärung, wie sie z. B. stillend in den Beruf wieder einsteigen kann.

Angesichts extremer Wetterereignisse wie Hitze und Überschwemmungen müssen Hebammen Strategien entwickeln, um die Sicherheit und Gesundheit ihrer Klient:innen zu gewährleisten. Dies erfordert eine proaktive Aufklärung. Die hauptsächliche Verantwortung dabei ist die Bereitstellung von Informationen und die Beratung über klimabedingte Gesundheitsrisiken und Anpassungsstrategien (vgl. Kapitel 3.2.1). Dazu hat z. B. der DHV im Jahr 2024 mithilfe der Vorarbeit von „Midwives for Future" zwei Flyer entwickelt, die in einfacher Sprache Familien kurz und übersichtlich informieren. Diese Flyer sind als Download auf der Internetseite des Deutschen Hebammenverbands zu finden (DHV, 2024 b; DHV, 2024 c). Nachrichtenkanäle wie die Warn-App NINA oder der Newsletter des Deutschen Wetterdienstes sollten als Informationsquelle von Hebammen und Familien einbezogen werden (vgl. Kapitel 4.3.3).

Beispiel für Gesundheitsförderung durch Stillförderung in NRW:
Seit dem Jahr 2019 gibt es die Auszeichnung „Stillfreundliche Kommune des Landesverbands der Hebammen NRW". 36 nordrhein-westfälische Kommunen stellen Räume zum Stillen zur Verfügung.

7.1.3 Auswirkungen auf die Arbeitswelt

Der Einfluss der Klimaveränderungen auf den Hebammenberuf ist spürbar. Hebammen arbeiten mit Schwangeren, Neugeborenen und Familien – also mit besonders vulnerablen Gruppen.

Der Klimawandel stellt auch an den Arbeitsschutz und Gesundheitsschutz von Hebammen selbst neue Anforderungen. Themen wie Hitzeschutz spielen auch für die eigene Arbeitsweise und Leistungsfähigkeit eine immer größere Rolle. Gerade die eigene Anpassungsfähigkeit und Ressourcen dafür haben enorme Auswirkungen auf die eigene Gesundheit, Leistungsfähigkeit und den notwendigen Eigenschutz. Das spiegelt sich in der Tagesplanung, allgemeinen Kursplanung, in Pausen und Erholungszeiten, der Standortauswahl für die eigene Hebammenpraxis und Planung der Arbeitswege wider. Aspekte wie Energieverbrauch, Anbindung an den Nahverkehr und weitere Nachhaltigkeitskriterien spielen eine wachsende Rolle (vgl. Kapitel 3.4 und Kapitel 4.2). Auch im klinischen Setting finden sich häufig unzureichende klimatische Bedingungen und machen bauliche Maßnahmen erforderlich.

Der DHV bietet mit den Landesverbänden seinen Mitgliedern Unterstützung an. So hat der Verband die hebammengeleiteten Einrichtungen dahingehend geschult, wie sie nicht nur ihre Räume, sondern auch ihre Arbeitsweise an die kommenden Hitzesommer anpassen können. Der Eigenschutz und der Schutz der Kolleg:innen im Team spielen neben dem Schutz der betreuten Risikogruppen eine wichtige Rolle.

7.1.4 Weiterentwicklung der Profession

Die Weiterentwicklung der Hebammenprofession erfordert eine bewusste Auseinandersetzung mit ökologischen, sozialen und ökonomischen Herausforderungen. Hebammen übernehmen neben ihren originären Tätigkeiten auch gesellschaftliche Verantwortung (vgl. Kapitel 3.1). Eine nachhaltigkeitsorientierte Professionsentwicklung umfasst daher die Integration ökologischer Prinzipien in die Ausbildung, Praxis und ethische Leitlinien. Durch interdisziplinäre Kooperation, evidenzbasierte Handlungskonzepte und die Förderung nachhaltiger Lebensweisen können Hebammen aktiv zur Transformation hin zu einer zukunftsfähigen Gesellschaft beitragen. Dies schließt sowohl strukturelle Veränderungen als auch individuelle Handlungskompetenz mit ein. In einer nachhaltigen Gesundheitsversorgung können Hebammen in der Primärversorgung eine wichtige Rolle übernehmen. Ihr Zugang ist wohnortnah und niederschwellig.

Für Hebammen ergibt sich die Pflicht, sich über die Zusammenhänge der Luft- und Umweltverschmutzung, des Klimawandels, die damit verbundenen Extremwetterlagen und deren Folgen wie Dürren, Waldbrände, Hitze und Überflutungen und Auswirkungen auf Schwangere fortzubilden (vgl. Kapitel 7.3). Derzeit bestehen noch große Forschungslücken, etwa der Zusammenhang zwischen Hitze und Diabetes und anderen Stoffwechselstörungen. Weitere Forschungslücken zu identifizieren ist Teil der Weiterentwicklung des Berufes, ebenso wie eine internationale Vernetzung.

Auf dem Hebammen-Kongress im Jahr 2025 waren Themen zur nachhaltigen und klimasensiblen Hebammenversorgung ebenso vertreten wie die Themen Demokratie, Rassismus und Stigmatisierung im Gesundheitssystem. Sie alle spielen eine wachsende Rolle und haben Bezug zu den 17 Nachhaltigkeitszielen.

Dass die Prävention beim Katastrophenschutz wichtig ist und die Berufsgruppe der Hebammen dafür vorbereitet sein sollte, ist allen Akteur:innen bewusst. Denn Klimaschutz, Klimaveränderung und die dringend erforderliche Anpassung betrifft alle. Jede Hebamme kann sich vor Ort in ihrem Wirken aktiv dafür einsetzen.

Literatur

Bundesinstitut für öffentliche Gesundheit (BIöG). (o. J.) Welche Auswirkungen hat der Klimawandel auf uns? https://www.klima-mensch-gesundheit.de/ (Abgerufen am 10.06.25).

DHV (2024 a). Eine Ethik für Hebammen. DHV_Ethik_fuer_Hebammen2022.pdf (Abgerufen am 10.06.25).

DHV (2024 b). Kühler Kopf trotz Hitze. DHV-Hitzeschutz-Mutter-A5-WEB-20241014.pdf (Abgerufen am 10.06.25).

DHV (2024 c). Hitzeschutz für Neugeborene, Babys und Kinder. DHV Hitzeschutz A5 rz 20241014.indd (Abgerufen am 10.06.25).

ICM (2014). Position Statement – The Impact of Climate Change. https://internationalmidwives.org/wp-content/uploads/EN_The-Impact-of-Climate-Change_approved.pdf (Abgerufen am 06.06.25).

NZFH (2023). Monitoring Frühe Hilfen. Monitoring Frühe Hilfen – Wissenschaftlicher Bericht 2023 zur Bundesstiftung Frühe Hilfen (Abgerufen am 10.06.2025).

Oxfam (2024). Jahresbericht Deutschland. Oxfam Deutschland Jahresbericht 2023/2024 (Abgerufen am 10.06.25).

van Daalen, K., Jung, L., Dhatt, R., & Phelan, A. L. (2020). Climate change and gender-based health disparities. Lancet Planetary Health, 4(2), e44–e45.

7.2 Hebammenarbeit auf kommunaler Ebene – eine Chance für nachhaltige Veränderung

Anja Lehnertz-Hemberger

Hebammen sind ein wichtiger Bestandteil der kommunalen Gesundheitsversorgung. Durch ein gut ausgebildetes berufliches Netzwerk können sie Bürgerschaft und Verwaltung miteinander in Austausch und Beziehung bringen. Im Kontext des kommunalen Klimaschutzes werden sie jedoch bislang nicht immer als relevante Akteur:innen wahrgenommen. Dabei liegt gerade hier eine große Chance: Aufgrund ihrer engen und vertrauensvollen Beziehung zu Familien können Hebammen für nachhaltige Lebensweisen sensibilisieren, ressourcenschonende Alternativen aufzeigen und sich aktiv in kommunale Klimaschutzprojekte einbringen. So tragen sie zur Vermittlung und Transformation in Richtung einer nachhaltigeren Gesellschaft bei.

7.2.1 Kommunen als Schlüsselakteurinnen im Klimaschutz

Mittlerweile ist Klimaschutz kein Thema mehr, das nur auf globaler Ebene diskutiert wird – er beginnt in der individuellen Lebenssituation. Lebenswelten wie Gemeinden, Städte und Landkreise sind auf kommunaler Ebene entscheidend, wenn es darum geht, notwendige Transformationsprozesse umzusetzen und die Lebensqualität vor Ort zu verbessern. Deutschland will bis zum Jahr 2045 klimaneutral werden und muss sich bereits jetzt an die Folgen des Klimawandels anpassen (UBA, 2024). Dabei spielen Städte, Landkreise und Gemeinden eine entscheidende Rolle, denn sie setzen Klimaschutzmaßnahmen vor Ort um und gestalten ihre Regionen zukunftsfähig (UBA, 2022).

Die Eindämmung und Anpassung an den Klimawandel ist eine gesamtgesellschaftliche Herausforderung mit existenzieller Bedeutung für die Zivilgesellschaft. Dabei ist es wichtig, nicht nur auf technische und überregionale Lösungen wie die Mobilitätswende oder die Förderung von Digitalisierung zu setzen. Sich ausschließlich auf politische Weichenstellungen des Bundes zu verlassen, reicht nicht aus. Vielmehr bedarf es eines breiten Engagements auf lokaler Ebene mit einer stärkeren Einbindung von Bürger:innen (Klöckner et al., 2024).

Das vorliegende Kapitel beleuchtet die Verbindung zwischen kommunalem Klimaschutz und Hebammenarbeit. Trotz oft angespannter Arbeitssituation leisten Hebammen einen wertvollen Beitrag zur Umsetzung der Nachhaltigkeitsziele (vgl. Kapitel 1.3). Am Beispiel der Gemeinde Waldbronn werden konkrete Ansätze aufgezeigt, wie Hebammen auf kommunaler Ebene nachhaltige Impulse setzen können – als Modell für andere Gemeinden.

Waldbronn ist eine Gemeinde in Baden-Württemberg (13.600 Einwohner:innen) und strebt an, bereits bis zum Jahr 2035 klimaneutral („zeozweifrei") zu werden. Im Jahr 2023 erhielt Waldbronn zum zweiten Mal den European Energy Award. Obwohl nicht gesetzlich verpflichtet, hat Waldbronn einen kommunalen Wärmeplan entwickelt, der Maßnahmen wie den Ausbau von Nahwärmenetzen, eine Wärmepumpen-Offensive und die energetische Sanierung kommunaler Gebäude umfasst. In Kooperation mit Agilent Technologies und EnBW betreibt Waldbronn einen Energieverbund, der Abwärme effizient nutzt. Eine Großwärmepumpe versorgt ein Wohngebiet und spart jährlich bis zu 1.560 Tonnen CO_2 ein. Die Gemeinde betreibt Photovoltaik (PV) Anlagen auf neun kommunalen Dächern. Weitere Anlagen sind in Planung, was eine jährliche CO_2-Einsparung von etwa 87 Tonnen bedeutet. Seit dem Jahr 2023 unterstützt Waldbronn Bürger:innen finanziell bei Maßnahmen wie der Anschaffung von Lastenrädern, Dachbegrünungen oder dem Rückbau versiegelter Flächen. Waldbronn pflegt eine Klimapartnerschaft mit der brasilianischen Stadt Rafaela, um gemeinsam Strategien für nachhaltige Entwicklung zu entwickeln. Weitere Projekte sind seit 2021 der jährliche Nachhaltigkeitsmarkt und seit 2023 die Klimaschutzpatenschaft über das Projekt „Klikks", sowie seit 2024 das Mobilitätskonzept „Waldbronn bewegt Alle". Hier werden nachhaltige Verkehrsmittel gefördert für eine höhere Lebensqualität durch verbesserte Verkehrssicherheit und Lärmminderung (https://waldbronn.gremien.info/).

7.2.2 Herausforderungen der Kommunen

Kommunen sind Begegnungsorte und Bezugspunkte für Bürger:innen, lokale Wirtschaft, kulturelle und soziale Vereine sowie weitere Organisationen (Hemmati & Schmidt, 2020). Kommunen können für Verbraucher:innen vorbildhaft handeln, über ihre Planungs- und Entscheidungshoheit Impulse setzen und mit Informations- und Beratungsangeboten zentrale Akteur:innen zur Mitgestaltung motivieren. Rollen und Handlungsbereiche von Kommunen sind in Abbildung 8 dargestellt. Damit Klimaschutzpolitik vor Ort wirksam ist, bedarf es der Beteiligung möglichst unterschiedlicher gesellschaftlicher Gruppen.

Zugleich stehen viele Kommunen vor großen Herausforderungen. Die jährlich zunehmenden Extremwetterereignisse an den unterschiedlichsten Orten in Deutschland (LUBW, 2025) verdeutlichen, dass Klimarisiken längst Realität sind und unmittelbare Auswirkungen auf die Gesundheit und das tägliche Leben der Bevölkerung haben. Gleichzeitig erschweren immer knapper werdende kommunale Haushalte, konkurrierende politische Prioritäten und strukturelle Hürden die Umsetzung notwendiger Maßnahmen (Sieck, 2024). Vor diesem Hintergrund sind innovative Wege nötig, um nachhaltige Entwicklung trotz begrenzter Ressourcen voranzubringen und dabei lokale Kompetenzen, Netzwerke und Alltagswissen stärker zu nutzen.

Studien zeigen, dass eine stärkere Einbindung der Zivilgesellschaft in Klimaschutzprojekte viele Vorteile mit sich bringt (Holmgren et al., 2019; Lenzholzer et al., 2020). Ebenso erhöht starker sozialer Zusammenhalt die Bereitschaft zur aktiven Teilnahme an Klimaschutzmaßnahmen. Wenn Menschen in ihren sozialen Netzwerken Vertrauen, Zusammenarbeit und eine inklusive Identität erleben, steigt die Wahrscheinlichkeit, dass sie nachhaltige Lebensweisen übernehmen und unterstützen.

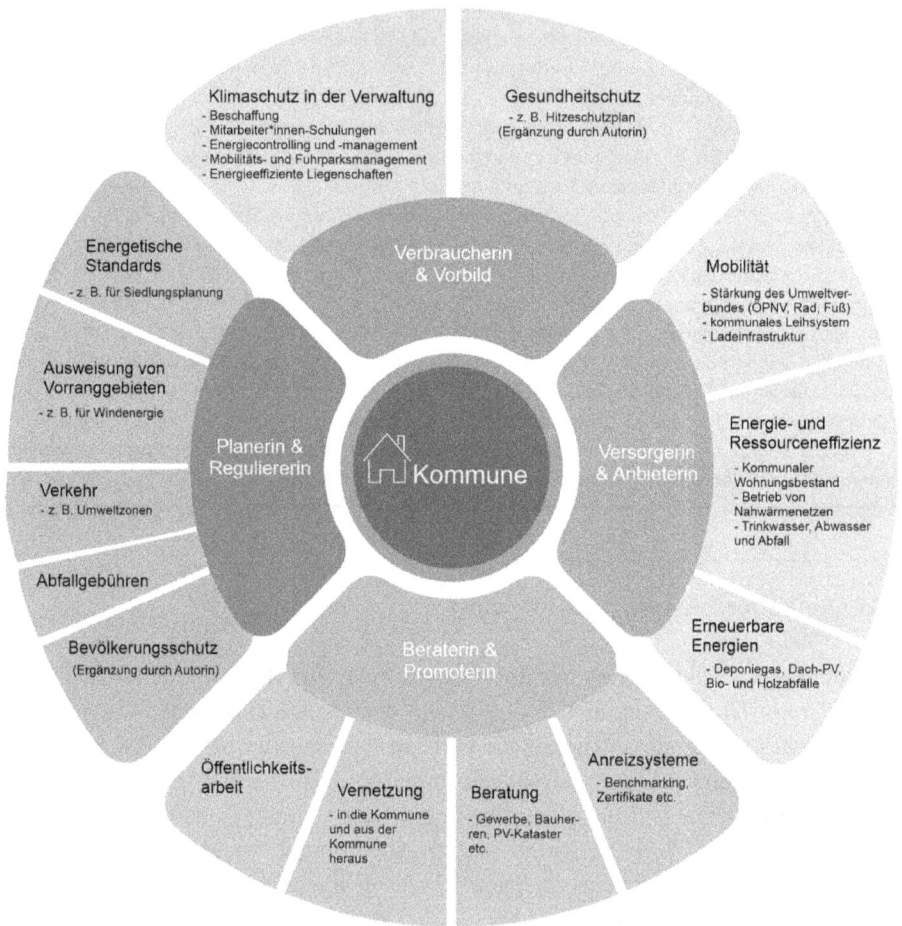

Abbildung 8: Rollen und Handlungsbereiche von Kommunen im Klimaschutz (Quelle: eigene Darstellung in Anlehnung an das Deutsche Institut für Urbanistik – Difu, 2023).

Gleichzeitig sind Gemeinden mit einer starken sozialen Absicherung und funktionierenden Netzwerken erfolgreicher in der Bewältigung von Klimarisiken und weisen eine höhere Akzeptanz für Klimaschutzmaßnahmen auf (Tamasiga et al., 2024).

Diese Umstände wurden bereits von verschiedenen Organisationen erkannt: Politisch geförderte Programme wie z. B. „Finep" oder „klimafit" bieten Workshops an, die Menschen befähigen, sich aktiv für Klimaschutz in ihrer Kommune einzusetzen. Solche Initiativen zeigen, dass kommunale Veränderungsprozesse nicht allein von der

Politik oder Verwaltung ausgehen müssen, denn sie leben von der Beteiligung der Menschen vor Ort.

Im Jahr 2021 nahm die Autorin am Volkshochschul-Kurs „klimafit – Klimawandel vor der Haustür! Was kann ich tun?" teil, einem bundesweiten Fortbildungsangebot in Kooperation mit dem WWF Deutschland, Regionale Klimaänderungen und Mensch (REKLIM) und der Universität Hamburg. Der mehrteilige Präsenzkurs vermittelte wissenschaftlich fundiertes Wissen zu den regionalen Folgen des Klimawandels im Raum Karlsruhe und zeigte konkrete Handlungsoptionen auf kommunaler Ebene auf. Besonders wertvoll war der Austausch mit regionalen Expert:innen, Non-Governmental Organizations (NGOs) und Vertreter: innen der Kommunalverwaltung. Die Einblicke in lokale Klimaschutzstrukturen vertieften das Verständnis für kommunale Prozesse und stärkten die Motivation, die eigene Gemeinde aktiv und klimagerecht mitzugestalten.

7.2.3 Hebammen als klimasensible Akteur:innen in der Kommune

In den vorangegangenen Kapiteln des Buches wurde deutlich, wie der Klimawandel die reproduktive Gesundheit beeinflusst und welche Ansätze für mehr Nachhaltigkeit in der Hebammenarbeit bereits vorhanden sind. Doch wie genau können Hebammen in der Gemeinde nachhaltige Veränderung bewirken? Im Folgenden werden Ansätze und Ideen vorgestellt, die auf die Spezifika des Hebammenwesens eingehen und häufig niederschwellig umgesetzt werden können.

Nachhaltigkeit als traditionelles Hebammenwissen

Traditionell waren Hebammen nicht nur Geburtshelfer:innen, sondern auch Hüter: innen natürlicher Ressourcen. Ihre Arbeit war stets von Nachhaltigkeit geprägt: Der Einsatz pflanzenbasierter Heilmittel, wiederverwendbarer Materialien und minimaler Interventionen war über Jahrhunderte hinweg selbstverständlich (Barnawi et al., 2013). Durch die Medikalisierung der Geburt (vgl. Kapitel 5.1) und mikro-soziokulturelle Faktoren ging jedoch ein Großteil dieses Wissens verloren. In Zeiten des Klimawandels scheint es besonders notwendig, diese Ansätze wiederzubeleben und mit modernen Erkenntnissen zu kombinieren (Talib & Mohamed, 2020).

Hebammen haben in ihrer täglichen Arbeit zahlreiche Berührungspunkte mit Themen der Nachhaltigkeit – sei es durch die Empfehlung umweltfreundlicher Materialien, die Sensibilisierung für klimabewusste Ernährung oder die Unterstützung bei der Wahl nachhaltiger Produkte wie Stoffwindeln oder Second-Hand-Babyausstattung (vgl. Kapitel 5.4 und 6.2). Ihre enge Bindung an Familien macht sie zu wichtigen Multiplikator:innen für nachhaltiges Handeln und einen bewussteren Umgang mit Ressourcen (s. Kapitel 3.1).

Community-Based Midwifery und Leadership

Ein vielversprechender Ansatz zur Verbindung von nachhaltiger Gesundheitsversorgung und Klimaschutz ist die gemeindenahe Hebammenarbeit (Community-Based Midwifery). Studien zeigen, dass Hebammen, die in ihrem direkten Umfeld tätig sind, nicht nur die Gesundheitsergebnisse verbessern, sondern auch das Umweltbewusstsein von Familien stärken können (Teysseire et al. 2019; Paxton et al., 2023). Hierfür braucht es jedoch eine aktive Rolle von Hebammen als Gestalter:innen des Wandels.

Hebammen sind durch ihre enge Verbindung zu verschiedenen Elementen der Gesellschaft prädestiniert, lokale Ressourcen zu identifizieren und Gemeinden langfristig in nachhaltige Strukturen einzubinden. Sie haben oft einen guten Überblick über NGOs, Vereine und Organisationen mit Fokus auf Klimaschutz und können wertvolle Netzwerke schaffen. Ihre Arbeit ermöglicht es, gezielt Fragen zu stellen wie: Welche lokalen Ressourcen stehen zur Verfügung? Wie können Bürger:innen langfristig eingebunden werden? Im Sinne einer Vorbildfunktion tragen Hebammen zur kollektiven Identität und zum sozialen Zusammenhalt bei (Nässén et al., 2024). Indem Hebammen nachhaltige Gesundheitspraktiken vorleben, können Familien dazu inspiriert werden, bewusste Entscheidungen für eine gesündere und klimafreundlichere Zukunft zu treffen.

Seit dem Jahr 2022 ist die Autorin regelmäßig mit einem Informationsstand unter dem Motto Gesundheitsschutz ist Klimaschutz – in ihrer Funktion als Mitglied der Organisation „Health for Future" – auf dem Nachhaltigkeitsmarkt in der Gemeinde vertreten. Der Markt bietet Bürger:innen die Möglichkeit, konkrete Handlungsansätze in den Bereichen Klima-, Arten- und Umweltschutz auf lokaler Ebene kennenzulernen. Gleichzeitig fungiert der Markt als Plattform für Austausch, Vernetzung und gemeinsames Engagement. Ziel ist es, dass jede:r Besucher:in mit einer Anregung oder einem neuen Impuls für den eigenen Alltag nach Hause geht. Im Jahr 2024 hat sie gemeinsam mit weiteren engagierten Bürger:innen die Organisation des Marktes übernommen. Der gemeinsame Fokus liegt darauf, die 17 Ziele für nachhaltige Entwicklung sichtbarer zu machen. Es gelang, 15 der 17 Ziele durch lokale Initiativen, Projekte und Ausstellungen konkret abzubilden. Der Nachhaltigkeitsmarkt zeigte eindrucksvoll, wie sich kommunales Engagement mit nationalen und internationalen Zielsetzungen im Klimaschutz verknüpfen lässt. Regionale Unternehmen, zivilgesellschaftliche Gruppen und NGOs präsentierten ihre Ansätze, wodurch deutlich wurde: Nachhaltigkeit ist kein abstraktes globales Konzept, sondern beginnt mit konkreten Maßnahmen vor Ort – i. S. des Leitprinzips „Think global, act local".

Hebammenarbeit und kollektives Empowerment

Hebammenarbeit findet immer in der individuellen Lebenswelt von Familien statt und damit auch unter den spezifischen Bedingungen der jeweiligen Kommune. Gemeinsam mit anderen Akteur:innen können Hebammen dazu beitragen, Wissen zu teilen, Netzwerke zu stärken und nachhaltige Strukturen aufzubauen. Ein zentraler Aspekt dabei ist die soziale Mobilisierung: Durch gemeinschaftsorientierte Projekte, Informationsveranstaltungen oder Kooperationen mit Umwelt- und Gesundheitsorganisationen kann nachhaltige Entwicklung aktiv mitgestaltet werden. Der Zugang von Hebammen zu verschiedenen sozialen Gruppen macht diese Berufsgruppe zu Schlüsselpersonen im Klimaschutz, denn Hebammen bringen Menschen zusammen, bauen Kapazitäten auf und soziale Ungleichheiten ab und stärken damit die Resilienz der Gemeinschaft.

Auf dem wöchentlich stattfindenden „Startpunkt-Café" – einem offenen Treff für Eltern mit Neugeborenen in der Gemeinde thematisierte die Autorin wiederholt den Umgang mit Lebensmittelverschwendung und gab Anregungen zur Reduzierung. Eine Teilnehmerin zeigte dabei besonderes Interesse und engagierte sich in der Folge für die Gründung einer lokalen Foodsharing-Gruppe. Diese besteht bis heute. Bekannt wird das Angebot insbesondere durch die Hebammen-Hausbesuche bei Familien. Häufig äußern Eltern dabei zunächst Vorbehalte hinsichtlich der Qualität geretteter Lebensmittel. Um den Zugang zu erleichtern, bringt die Autorin gelegentlich beispielhaft Lebensmittel mit, die über Foodsharing bezogen wurden und demonstriert deren Unbedenklichkeit und Wert. Auf diese Weise lassen sich Hemmschwellen abbauen und zugleich ein alltagsnahes Bewusstsein für einen nachhaltigen Umgang mit Lebensmitteln fördern.

Hebammen haben das Potenzial, nicht nur individuelle Familien zu begleiten, sondern auch auf kommunaler Ebene transformative Prozesse anzustoßen. Hebammen sind bei Krisenereignissen in der Gemeinde häufig als Gesundheitsfachkräfte einbezogen und unterstützen. Hebammen verbinden Gesundheitsversorgung mit Klimaschutz – und genau das macht Hebammen zu wichtigen Akteur:innen für eine nachhaltige Zukunft.

Kommunen haben die Aufgabe, Maßnahmen zum Schutz der Bevölkerung vor Hitze zu entwickeln. Wegen des regelmäßigen Kontakts der Autorin zur Verwaltung wurde sie von der Gemeinde gebeten, bei der Erstellung des Hitzeschutzplans mitzuwirken. Dabei konnte die Expertise als Hebamme einfließen, sodass Schwangere und junge Familien gezielt mitgedacht wurden. Ein wichtiger Punkt war die bessere Kennzeichnung kühler Orte, damit sie im Alltag leicht auffindbar sind. Außerdem wurden schattige Spielplätze in der Gemeindekarte hervorgehoben. Eine kleine, aber wirkungsvolle Maßnahme, um Familien an heißen Tagen eine Orientierungshilfe zu bieten.

Diese aufgezeigten Beispiele sind nur einige Impulse, wie in einer einzelnen Kommune Veränderungen angestoßen wurden. Sie zeigen, wie Hebammen durch ihr Wissen und ihre Position in der Gemeinde nicht nur die Gesundheitsversorgung verbessern, sondern auch einen nachhaltigen Lebensstil von Bürger:innen fördern und damit die Gemeinde in der Erreichung der Klimaschutzziele unterstützen können.

Es lohnt sich, aktiv zu werden! Hebammen, die Mitglied in einer Umweltschutzorganisation, Ansprechpartner:in in der Gemeinde oder der/die Klimaschutzbeauftragte in der Gemeinde sind, können eigene Ideen vor Ort einbringen. Durch eine klare Kommunikation der Rolle als Multiplikator:in und Schnittstelle zu den Familien wird die Verbindung in die Verwaltung der Gemeinde gestärkt und Transformationsprozesse können unterstützt werden. Der Austausch mit politischen Gremien vor Ort ist dabei ebenso wichtig, um mit der Expertise von Hebammen nachhaltig Veränderungen zu ermöglichen.

7.2.4 Fazit

Im Idealfall wirken Hebammen in der Gemeinde als Multiplikator:innen, welche Bürger:innen und zivilgesellschaftliche Gruppen befähigen, sich aktiv in kommunale Nachhaltigkeitsprozesse einzubringen. Hebammen können als Professionsangehörige und Individualpersonen auf lokaler Ebene Bottom-Up-Impulse setzen, Beteiligung fördern und damit den Einfluss einzelner Personen auf klimapolitische Entscheidungen vor Ort stärken. Gleichzeitig schärfen Hebammen ihr eigenes berufliches Profil innerhalb der Kommune – als Fachpersonen, die Gesundheit, soziale Teilhabe und ökologische Verantwortung miteinander verbinden.

Die Integration von Planetary Health in die Hebammenarbeit ist dabei nicht nur eine Möglichkeit, sondern eine Notwendigkeit angesichts der zunehmenden Klima- und Gesundheitskrisen. Als Schnittstelle zwischen Individuum, Familie und Gesellschaft können Hebammen dazu beitragen, Klimaschutz in der Gesundheitsversorgung konkret und alltagsnah zu verankern. Durch klimasensible Beratung, partizipative Projekte und kommunale Netzwerkarbeit fördern sie nicht nur nachhaltige Lebensweisen, sondern stärken auch die Resilienz ihrer eigenen Kommune. Um diese Potenziale wirksam zu entfalten, ist strukturelle Unterstützung nötig: Kommunen sollten Hebammen als Partner:innen in ihren Nachhaltigkeitsstrategien mitdenken und in entsprechende Prozesse einbinden.

Literatur

Barnawi, N., Richter, S., & Habib, F. (2013). Midwifery and Midwives: A Historical Analysis. J. Res. Nurs. Midwifery 2(8):114–121.

Deutsches Institut für Urbanistik (Difu). (2023). Praxisleitfaden – Klimaschutz in Kommunen. 4. Auflage; ISBN 978-3-88118-683-4.

Hemmati, M., & Schmidt, C. (2020). Beteiligung und Mitwirkung im kommunalen Klimaschutz. Erkenntnisse und Ergebnisse aus dem Vorhaben Klima-KomPakt. https://www.ifeu.de/publikation/beteiligung-und-mitwirkung-im-kommunalen-klimaschutz (Abgerufen am 09.06.25).

Holmgren, M., Kabanshi, A., Langeborg, L., Barthel, S., Colding, J., Eriksson, O., & Sörqvist, P. (2019). Deceptive sustainability: Cognitive bias in people's judgment of the benefits of CO_2 emission cuts. Journal of Environmental Psychology, 64, 48–55.

Klöckner, C. A., Brenner-Fliesser, M., Carrus, G., De Gregorio, E., Erica, L., Luketina, R., ... & Sokka, L. (2024). Climate actions on the neighbourhood level—Individual, collective, cultural, and socio-structural factors. PLOS Climate, 3(11), e0000424.

Landesamt für Umwelt Baden-Württemberg (LUBW). (2025). Land unter: Hochwasser und Starkregen prägten das Jahr, https://pudi.lubw.de/detailseite/-/publication/10731 (Abgerufen am 01.06.25).

Lenzholzer, S., Carsjens, G. J., Brown, R. D., Tavares, S., Vanos, J., Kim, Y., & Lee, K. (2020). Urban climate awareness and urgency to adapt: An international overview. Urban Climate, 33, 100667.

Nässén, N., Lilja, M., Sjöberg, S., & Colding, J. (2025). Community climate commons for collective climate action. Sustainable Development, 33(2), 2078–2095. https://doi.org/10.1002/sd.3227

Paxton, T. K., Donnellan-Fernandez, R., & Hastie, C. (2023). An exploratory study of women and midwives' perceptions of environmental waste management – homebirth as climate action. Midwifery, 127, 103844.

Sieck, L. (2024). Wo steht Deutschland im kommunalen Klimaschutz? Auswertung der UBA-Kommunalbefragung „Klimaschutz in Kommunen 2023", Umweltbundesamt Climate Change 41/2024, ISSN 1862-4359

Talib, K., & Mohamed, M. (2020). Midwives and herbal remedies: The sustainable ethnoscience. Kajian Malaysia 38 (Supp.1): 109–131.

Tamasiga, P., Mogomotsi, P. K., Onyeaka, H., & Mogomotsi, G. E. J. (2024). Amplifying climate resilience: The impact of social protection, social cohesion, and social capital on public support for climate change action. Sustainable Environment, 10(1).

Teysseire, R., Lecourt, M., Canet, J., Manangama, G., Sentilhes, L., & Delva, F. (2019). Perception of environmental risks and behavioral changes during pregnancy: A cross-sectional study of French postpartum women. International Journal of Environmental Research and Public Health, 16(4), 565.

Umweltbundesamt (2022). Factsheet: Klimaschutzpotenziale in Kommunen. htps://www.umweltbundes amt.de/sites/default/files/medien/479/publikationen/factsheet_klimaschutzpotenziale_in_kommu nen.pdf. (Abgerufen am 09.06.25).

7.3 Status quo zu Aus-, Fort- und Weiterbildung in der D-A-CH-Region

Barbara Schildberger, Karolina Luegmair, Sylvie Genier, Sonja Wangler, Christina Oberle, Susanne Grylka

Der Klimawandel gilt als eine der größten Herausforderungen unserer Zeit, hat weltweit tiefgreifende Folgen für die Gesundheit der Menschen und stellt eine Bedrohung für die Stabilität der Gesundheitssysteme dar. Vulnerable Bevölkerungsgruppen wie Schwangere, Neugeborene und Kinder sind klimabedingten Gesundheitsrisiken besonders ausgesetzt. In diesem Zusammenhang gewinnt die gesundheitsorientierte Klimakompetenz von Hebammen zunehmend an Bedeutung. Dieses Kapitel setzt sich mit der Relevanz von Klimakompetenz als integrativem Bestandteil der Aus-, Fortund Weiterbildung von Hebammen in der D-A-CH-Region auseinander.

7.3.1 Förderung der Klimakompetenz in Aus-, Fort- und Weiterbildung

Klimakompetenz – eine Begriffsdefinition
Brugger et al. zufolge umfasst gesundheitsbezogene Klimakompetenz „das Wissen und den Umgang mit diesem Wissen, (i) um die Wechselwirkungen zwischen Klima und Gesundheit zu verstehen, (ii) um Handlungsoptionen im Klimaschutz sowie in der Klimawandelanpassung anzuwenden und (iii) um die Synergien zwischen Klimaschutz, Klimawandelanpassung und Gesundheitsförderung zu nutzen" (Brugger et al., 2024 b, S. 3).

Das Global Consortium on Climate and Health Education (GCCHE) hat ein fünf Kernbereiche umfassendes Konzept zur Entwicklung und Förderung von Klimakompetenz für Gesundheitsberufe veröffentlicht. Das Hauptziel dieses Konzepts ist es, Gesundheitspersonal in die Lage zu versetzen, den gesundheitlichen Auswirkungen des Klimawandels vorzubeugen, diese abzuschwächen und angemessen darauf zu reagieren. Im ersten Kernbereich sind ausreichende Grundkenntnisse und analytische Fähigkeiten notwendig, um die Dynamik des Klimawandels auf die Gesundheit und mögliche Minderungs- und Anpassungsstrategien zu verstehen. Im zweiten Kernpunkt sind Kommunikations- und Kooperationsfähigkeiten erforderlich, um die Gesundheit von Einzelnen und der Gemeinschaft durch interdisziplinäre Zusammenarbeit und effektive Kommunikation mit einer Vielzahl von Interessengruppen zu schützen. Der dritte Kernbereich konzentriert sich auf den politischen Diskurs und erfordert, dass die Gesundheitsberufe den aktuellen politischen Diskurs verstehen. Sie müssen in der Lage sein, die Auswirkungen aktueller und vorgeschlagener Maßnahmen auf die Gesundheit, insbesondere auf die am stärksten gefährdeten Patient: innen und Bevölkerungsgruppen, kritisch zu hinterfragen. Nur so können sie effektiv am politischen Diskurs teilnehmen. Als vierter Kernbereich wird Public Health Practice definiert, der von allen Gesundheitsberufen verstanden, unterstützt und umgesetzt werden muss, um den Auswirkungen des Klimawandels aus der Perspektive der Primär-, Sekundär- und Tertiärprävention zu begegnen. Der fünfte Kernbereich betrifft die klinische Praxis und zielt darauf ab, das Gesundheitspersonal in die Lage zu versetzen, die Klimaresilienz von Gesundheitseinrichtungen zu fördern, sich auf Notfälle vorzubereiten und ihr praktisches Wissen anzuwenden, um die Medikation anzupassen und die Anfälligkeit von Patient:innen für Klimaauswirkungen zu verringern (Brugger et al., 2024 a; Sorensen et al., 2023).

Klimakompetenz für Gesundheitsfachkräfte – ein weltweites Bekenntnis
Der Bericht des Weltklimarats aus dem Jahr 2022 erkennt in der Stärkung der Klimaresilienz von Gesundheitssystemen einen wesentlichen Faktor zur Protektion der Gesundheit der Menschen (IPCC, 2022).

Im Rahmen der UN-Klimakonferenz im Jahr 2023 wurden einerseits die negativen Konsequenzen des Klimawandels auf die Gesundheit thematisiert, andererseits wurde eine richtungsweisende politische Erklärung dazu verabschiedet. Eines der vereinbarten Ziele ist es, die Fähigkeit der Gesundheitssysteme zu verbessern, klimabedingte Gesundheits- und Krankheitsrisiken vorherzusehen und Anpassungsmaßnahmen zu treffen, u. a. durch die Stärkung von klimabezogenen Gesundheitsinformationsdiensten, Überwachungs-, Frühwarn- und Reaktionssystemen und klimabewusstem Gesundheitspersonal (COP 28, 2024).

Auf europäischer Ebene wurden im Zuge der 7. Ministerkonferenz zu Umwelt und Gesundheit der WHO unterschiedliche Maßnahmen zur Bewältigung gesundheitlicher Herausforderungen im Zusammenhang mit der dreifachen Bedrohung durch Klimawandel, Umweltverschmutzung und Verlust der biologischen Vielfalt vorgeschlagen. Eine der Maßnahmen adressiert die Förderung der Klimakompetenz von Gesundheitsfachkräften und schlägt vor „to empower them to respond to climate health impacts and engage meaningfully on climate change policy development in the health sector" (WHO, 2023, S. 9). Dahingehend wird betont, dass Strukturen geschaffen werden sollen, die nachhaltiges Arbeiten im Gesundheitswesen ermöglichen. Die Lehrpläne der Gesundheitsfachkräfte sind insofern zu adaptieren, dass klimakompetentes und nachhaltiges Handeln gefördert und als grundlegender Wert des Gesundheitssystems implementiert wird. Die Stärkung der Gesundheitskompetenz der Bevölkerung durch Gesundheitsfachkräfte kann ein wesentlicher Beitrag sein, die Krankheitslast zu senken. Eine so umgesetzte Gesundheitsförderung und Krankheitsprävention kann Gesundheitssysteme wesentlich entlasten (WHO, 2023).

7.3.2 Klimakompetenz für Gesundheitsfachkräfte – Pläne in Deutschland

Der Deutsche Bundestag hat erst im Juli 2024 ein Klimaanpassungsgesetz verabschiedet, das mehrheitlich auf die künftige Klimaanpassung in Bund, Ländern und Kommunen abzielt (BMUV, 2024, Klimaanpassungsgesetz (KAnG)). Als Begründung dafür wird u. a. die verheerende Flutkatastrophe im Ahrtal im Jahr 2021 genannt und als alarmierendes Beispiel für das Heranrücken der Klimakatastrophe an Deutschland beschrieben. An diesem Vorgang ist zu erkennen, dass die Gesetzgebung in Deutschland die Konsequenzen und Bedrohungen durch den Klimawandel und das Überschreiten planetarer Grenzen bisher nicht vollumfänglich und nicht in angemessener Geschwindigkeit berücksichtigt. Allerdings gibt es Bestrebungen, auch das Gesundheitssystem in seiner Rolle als Emittenten in die Pflicht zu nehmen – der im Jahr 2022 vereinbarte „Klimapakt Gesundheit" kann als Auftakt einer Reihe von Selbstverpflichtungen gesehen werden (BMG, 2022). Zur Aus-, Fort- und Weiterbildung von Gesundheitsfachpersonen enthält dieses Dokument keine Aussagen. Allerdings enthält der im Jahr 2023 veröffentlichte „Sachstandsbericht Klimawandel und Gesundheit" des Robert Koch-Instituts (RKI) folgenden Hinweis: „In jedem Fall sollten die Ausbildungsinhalte der Pflege- und therapeutischen Berufe sowie der Curricula im Rahmen des Medizinstudiums sowie Weiterbildungsordnungen der Ärztekammern im Hinblick auf den Themenkreis Klimawandel und Gesundheit angepasst werden. Auch die Gegenstandskataloge des Instituts für medizinische und pharmazeutische Prüfungsfragen (IMPP) sollten entsprechende Lernziele beinhalten." (Mlinaric et al., 2023, S. 75). Er folgt damit den bereits im Jahr 2019 im Lancet Policy Brief für Deutschland formulierten Empfehlungen, Planetary Health und die Auswirkungen der Klimakrise in die Curricula der Gesundheitsfachberufe zu integrieren. Es wird darüber hinaus empfohlen, das Thema nicht nur als zusätzliches und freiwilliges Wahlfach im Studium zu integrieren, sondern ins Kerncurriculum verpflichtend für alle Studierenden zu implementieren (Kötter et al., 2023).

Konkrete Aufträge, Ressourcen zur Finanzierung dieser umfänglichen Maßnahmen oder Best-Practice-Beispiele der staatlichen Förderung hoch- und fachschulischer Initiativen sind aktuell nicht bekannt.

Aus-, Fort- und Weiterbildung in Deutschland – Status quo

Im Nationalen Kompetenzbasierten Lernzielkatalog Medizin (NLKM), der die Kompetenzen des Berufsbildes von Ärzt:innen definiert, wird der Bereich Planetary Health als unzureichend angesehen und auch Studierende selbst beklagen ein mangelndes Lehrangebot in diesem Themenbereich (Kruse et al., 2025). Im Gesetz über das Studium und den Beruf von Hebammen (Hebammengesetz – HebG) finden sich keine auf den Klimawandel bezogenen Kompetenzbeschreibungen. Aktuelle Beispiele der Aufnahme des Themenkomplexes in die Curricula sind vielmehr der Initiative von Einzelpersonen oder umweltpolitischen Playern zuzuschreiben. So fördert die Deutsche

Bundes Stiftung Umwelt (DBU) diverse Projekte zum Kontext von Planetary Health in Gesundheitseinrichtungen und Curriculums-Entwicklung, darunter auch ein Projekt, das die Anpassung des Curriculums im Hebammen-Studium zum Ziel hat (DBU, 2024). Auch an einzelnen der über 47 Hochschulstandorte in Deutschland, die das Hebammen-Studium anbieten, werden Klimakrise, das Überschreiten planetarer Grenzen und hebammenspezifische Lehrinhalte dazu systematisch im Curriculum integriert. So bietet aktuell die Duale Hochschule Baden-Württemberg (DHBW) Stuttgart und Heidenheim ein komplettes Wahl-Modul im Bachelorstudium an, die Katholische Stiftungshochschule (KSH) München ein Modul im Masterstudium.

Die Planetary Health-Academy von KLUG bietet für Gesundheitsberufe vielfältige Bildungsformate zum Wissenserwerb im Bereich Planetary Health an. Berufsspezifische Fortbildungsangebote für Hebammen werden durch den Deutschen Hebammenverband angeboten. Auch nationale und internationale Fachgesellschaften tragen zur Fortbildung der Profession bei, indem einzelne Kongresse und Konferenzen die Nachhaltigkeit als thematischen Schwerpunkt setzen. Ebenso haben einzelne Fortbildungsanbieter das Thema der Nachhaltigkeit im Hebammenberuf als einen Aspekt in ihren Fortbildungskatalog aufgenommen.

Die Aktualität des Themas spiegelt sich auch in den Fachzeitschriften wider. So stellen diese inzwischen das Thema der Nachhaltigkeit in der Hebammentätigkeit dar und es ist damit niederschwellig zugänglich.

7.3.3 Klimakompetenz für Gesundheitsfachkräfte – ein Blick nach Österreich

Das Kompetenzzentrum Klima und Gesundheit der Gesundheit Österreich GmbH entwickelte und publizierte im Auftrag des Bundesministeriums für Soziales, Gesundheit, Pflege und Konsumentenschutz (BMSGPK) im Jahr 2024 die „Strategie klimaneutrales Gesundheitswesen". So sollte die Basis geschaffen werden, Leistungen der gesundheitlichen Versorgung klimafreundlich zu gestalten und den Wandel hin zu einem klimaneutralen Gesundheitssystem zu beschleunigen. Als klimarelevante Handlungsfelder wurden die Bereiche (1) Energie, Gebäude, Grünräume; (2) Arzneimittel und Medizinprodukte; (3) Abfall und Ressourcen; (4) Transport und Mobilität sowie (5) Ernährungssysteme definiert. Für eine erfolgreiche Umsetzung der Strategie wurden neben finanziellen und rechtlichen Rahmenbedingungen vor allem die relevanten Stakeholder:innen sowie Akteur:innen auf den unterschiedlichen Ebenen genannt (Lichtenecker et al., 2024).

Im Jahr 2024 wurden ebenfalls im Auftrag des BMSGPK das „Handbuch zur Stärkung der Klimakompetenz in den Gesundheitsberufen" sowie die Publikation „Klimaresilienz des Gesundheitssystems: Zielkatalog" veröffentlicht. Als eine Voraussetzung für die Bewältigung des Ausmaßes der gesundheitlichen Folgen des Klimawandels wurde ein klimaresilientes Gesundheitssystem erkannt. Insofern wird den Mitarbeiter:innen der unterschiedlichen Berufsgruppen des Gesundheitssystems eine Schlüsselrolle zugeschrieben, für welche die Entwicklung und Förderung einer gesundheits-bezogenen Klimakompetenz unabdingbar ist. Der Wandel zu einem klimaresilienten Gesundheitssystem kann nur mit klimakompetenten Mitarbeiter:innnen gewährleistet werden (Brugger et al., 2024 a). So wurde als kurzfristiges Ziel der Kategorie „Aus-, Weiter- und Fortbildung der Gesundheitsberufe" die niederschwellige Bereitstellung von Informationen und Schulungen genannt, „um klimabedingte Gesundheitsprobleme erkennen, behandeln und lindern sowie diese möglichst verhindern zu können" (BMSGPK, 2024, S. 18). Ein langfristiges Ziel (ab 2030) ist die Entwicklung und Implementierung entsprechender Curricula und Lehrpläne in der Aus-, Fort- und Weiterbildung für Gesundheitsberufe (BMSGPK, 2024).

Aus-, Fort- und Weiterbildung in Österreich – Status quo
Das Studium zur Hebamme wird in Österreich an acht Fachhochschul (FH)-Bachelorstudiengängen als dreijährige Ausbildung angeboten. Im Fachhochschul-Entwicklungs- und Finanzierungsplan 2023/24 – 2025/26 wird den Fachhochschulen dezidiert „in all ihren Leistungsbereichen eine richtungsweisende und sichtbare Rolle in der ökologischen Wende und dem Aufbau einer nachhaltigeren Gesellschaft" (BMBWF 2023, S. 17) zugeschrieben. Aus dieser Forderung folgt, dass alle Kern- und Managementprozesse der Hochschulen nachhaltig auszurichten sind:
–   Nachhaltige Hochschulen
    Fachhochschulen in Österreich bekennen sich zu ihrer Verantwortung und erkennen Nachhaltigkeit in allen Leistungsbereichen der Institution. Ein festgeschriebenes Bekenntnis dazu findet sich je nach Organisation der Fachhochschulen z. B. in den Handlungsleitenden Grundsätzen, der Mission, der Strategie oder im Ethikkodex. Konkrete Maßnahmen betreffen nachhaltige Initiativen zum Umgang mit Ressourcen, Mobilität und Müll wie z. B. Energieversorgung, Energieverbrauch, Heizleistung, Wasserversorgung und -entsorgung oder die Bereitstellung von Leihfahrrädern.
–   Nachhaltigkeits- und Umweltbeauftragte
    Die Implementierung von Nachhaltigkeits- und/oder Umweltbeauftragten an den Fachhochschulen gewährleistet eine gezielte und koordinierte Steuerung und Beschleunigung der Agenden eines ökologischen Hochschulwesens.
–   Nachhaltigkeit in der Lehre der Bachelorstudiengänge Hebamme
    Die Themen Nachhaltigkeit, Planetary Health oder gesundheitsbezogene Klimakompetenz sind in allen Hebammen-Studiengängen verankert, entweder als eigenständig ausgewiesene Lehrveranstaltungen (z. B. die Lehrveranstaltungen Planetary Health, Klimakompetenz für Health Professionals, Climate Change Resilience) oder als Lehrinhalte i. S. einer Querschnittsmaterie, die im Studium immer wieder thematisiert wird. Klimasensible nachhaltige Hebammenarbeit soll damit als ressourcen- und umweltschonende Handlungsmaxime und angestrebte Wertvorstellung vermittelt werden. Maßnahmen der Gesundheitsförderung und Krankheitspräven-

tion sollen um klimabedingte gesundheitliche Auswirkungen für Mutter und Kind erweitert werden. Die Komplexität und der Bedeutungsgehalt der Thematik werden in Form von Vorlesungen, blended learning-Konzepten, Projekten oder Seminaren gelehrt und bei Exkursionen oder praktischen Übungen veranschaulicht. Im Rahmen der Erstellung von Seminar- oder Bachelorarbeiten erfolgt eine wissenschaftliche Vertiefung der Materie.

– Nachhaltigkeit in der Forschung
  In allen Fachhochschulen finden sich Themen der Nachhaltigkeit in interdisziplinären Forschungsprojekten (z. B. nachhaltige Innovationen, Gesundheitsförderungs- und Präventionskonzepte, Klimawandel und Gesundheit) wieder. Für Hebammen ergeben sich neben dem Umweltaspekt wichtige Forschungsfelder, z. B. im Bereich Stärkung der Gesundheitskompetenz oder Effektivität von Versorgungsmodellen.

Fort- und Weiterbildungsangebote zum Thema gesundheitsbezogene Klimakompetenz explizit für Hebammen haben bislang nicht stattgefunden. Sehr wohl sind aber die im klinischen Bereich tätigen Hebammen in die Personalentwicklungsmaßnahmen involviert und profitieren von den Fortbildungsmaßnahmen der Gesundheitseinrichtungen. Seit Herbst 2024 wird jährlich für Lehrende der Gesundheitsberufe an einer österreichischen Universität, Fachhochschule oder Schule für Aus-, Fort- und Weiterbildung ein Train-the-Trainer-Lehrgang Klimakompetenz angeboten (Agenda Gesundheitsförderung, 2025).

7.3.4 Klimakompetenz für Gesundheitsfachkräfte in der Schweiz

Gemäß dem schweizerischen Bundesamt für Gesundheit ist die Schweiz besonders stark vom Klimawandel betroffen (NCC, o.J.). Der Temperaturanstieg von rund 2° Celcius seit der vorindustriellen Zeit ist doppelt so hoch wie der mittlere globale Anstieg (BAFU – Bundesamt für Umwelt, 2020). Der Bericht des Bundesamtes für Umwelt beschreibt u. a. die gesundheitlichen Auswirkungen des Klimawandels sowie die gehäuften Todesfälle während der Hitzewellen in den Sommern 2003, 2015 und 2018 (BAFU, 2020). Die gesundheitlichen Risiken für Personen mit chronischen Erkrankungen, ältere Menschen sowie Säuglinge werden betont, Schwangere werden jedoch nicht explizit genannt.

Seit dem Jahr 2019 anerkennen Ärzt:innen, Pflegefachpersonen und weitere Gesundheitsberufe wie Hebammen, Physiotherapeut:innen oder Psycholog:innen mit dem Zusammenschluss „Allianz Gesundheitsberufe fürs Klima Schweiz" die akute Bedrohung der Gesundheit durch die Klimaveränderungen (Meier, 2019). Die Allianz setzt sich zum Ziel, die Bevölkerung zu informieren und zu sensibilisieren und fordert die Politik sowie weitere Entscheidungsträger auf, Maßnahmen zu entwickeln. Während der Covid 19-Pandemie geriet der Klimawandel in den Hintergrund, um in den letzten Jahren wieder deutlich aktueller zu werden. Die Verbände der Gesundheitsberufe griffen das Thema unterschiedlich auf. Während die Swiss Medical Association (FMH) Planetary Health in die Fort- und Weiterbildung integriert und auf einer Website verschiedene Aktivitäten publiziert (Rieser et al., 2023), nahm der Schweizerische Hebammenverband im Jahr 2025 den Klimawandel als eines der Hauptthemen in den jährlichen Kongress auf (Schweizerischer Hebammenverband, 2025).

Aus-, Fort- und Weiterbildung in der Schweiz – Status quo

Der Klimawandel fließt sehr unterschiedlich in die Curricula der Gesundheitsberufe ein, die Lehre dazu ist nicht national einheitlich geregelt. Nachhaltigkeit und Planetary Health werden bisher nicht explizit in die Abschlusskompetenzen des Studiengangs BSc Hebamme integriert (Fachkonferenz Gesundheit der Schweizerischen Fachhochschulen, 2021). Im Bachelorstudium Hebamme, das an vier Fachhochschulen angeboten wird, wird das Thema sehr unterschiedlich aufgegriffen. Im persönlichen Kontakt mit der Studiengangleitung des BSc Hebamme an der Zürcher Hochschule für Angewandte Wissenschaften ist der Klimawandel zwar kein explizites Thema, die Sustainable Development Goals werden jedoch in mehreren Modulen diskutiert (persönliche Kommunikation).

An der Berner Fachhochschule (BFH) gehört die Nachhaltige Entwicklung zu einem der strategischen Themenfelder der Hochschule.

- Projekt Students4Sustainability: Ein Zusammenschluss der pädagogischen Hochschule Bern, der Universität Bern und der BFH unterstützt und fördert Studierende in ihren Nachhaltigkeitsprojekten. Weiter können sich diese durch den Besuch bestimmter Module ein „Certificate of Engagement in Sustainability" erarbeiten. Dies ist allerdings nur bedingt möglich für die Gesundheitsfachberufe.
- Departements-übergreifendes Pilotprojekt „2Slides4Future" (adaptiert aus einem Projekt in Deutschland: https://2slides4future.com/#top): Lehrpersonen sind angehalten, in ihre Lehrveranstaltungen jeweils zwei Folien zur Nachhaltigkeit zu integrieren. Ziel ist es, die Bildung für nachhaltige Entwicklung in der Aus- und Weiterbildung zu stärken, gemäß Leistungsauftrag des kantonalen Regierungsrates. Die entsprechenden Folien werden mit dem eigens generierten Label „2Slides4Future" sichtbar gemacht, wodurch auch der Wiedererkennungswert sichergestellt werden kann. Die kürzlich veröffentliche Studierendenbefragung zeigte eine erhöhte Sichtbarkeit der Nachhaltigkeit innerhalb der letzten Jahre, aber nach wie vor auch Handlungsbedarf. Es ist anzunehmen, dass das Projekt 2Slides4Future dazu beigetragen hat.
- Wahlfachmodul „Born Green Generation Course, Sustainability and Circular Strategies in Healthcare": Dieses Modul entstand aus einer Zusammenarbeit der BFH und der Universität von Malta im Auftrag der Vereinigung Health Care Without Harm Europe, wurde im Jahr 2025 erstmals angeboten und ist Teil des Born Green Generation Projects (https://borngreengeneration.org/). Teilnehmende lernen Konzepte, Herausforderungen und mögliche Lösungsansätze kennen, die mit Nachhaltigkeit im Gesundheitswesen im Zusammenhang stehen. Unter anderem wird der zirkulare Kreislauf und der Plastikverbrauch thematisiert. Die Evaluation des Moduls steht zum Zeitpunkt der Veröffentlichung dieses Buches noch aus.

Im Bachelor-Curriculum der Fachhochschule der Westschweiz mit den Standorten in Lausanne und Genf ist die Nachhaltigkeit ein wichtiges Thema im Curriculum, wobei das Klima nur einer von mehreren Bereichen ist (HES SO, 2022).

Im Weiterbildungsangebot beider Fachhochschulen in der Deutschschweiz wird der Klimaschutz im Gesundheitsbereich bisher nicht adressiert. Die Nachhaltigkeit und die Sustainable Development Goals sind in den Forschungsteams der Fachhochschulen ein Thema für die Relevanz der Projekte, explizite Forschung zum Klimawandel im Zusammenhang mit dem Gesundheitswesen gibt es jedoch bisher kaum.

7.3.5 Resümee

Die Förderung von Klimakompetenz in der Hebammenausbildung ist von zentraler Bedeutung, um den Herausforderungen des Klimawandels in der Gesundheitsversorgung zu begegnen. Durch gezielte curriculare Integration, praxisorientierte Lehrmethoden und interdisziplinäre Zusammenarbeit können Hebammen zu Schlüsselakteur:innen einer nachhaltigen Gesundheitsversorgung werden. Langfristig kann dies nicht nur den ökologischen Fußabdruck des Gesundheitssektors verringern, sondern auch die Gesundheit von Schwangeren und Neugeborenen in einer sich verändernden Umwelt schützen.

Literatur

Agenda Gesundheitsförderung (2025). Train-the-Trainer-Lehrgang Klimakompetenz 2025. https://agenda-gesundheitsfoerderung.at/kokug/trainthetrainer (Abgerufen am 27.05.25).

BMBWF – Bundesministerium für Bildung, Wissenschaft und Forschung (Hg) (2023). Fachhochschul-Entwicklungs- und Finanzierungsplan 2023/24 – 2025/26 https://pubshop.bmbwf.gv.at/index.php?rex_media_type=pubshop_download&rex_media_file=fh_entwicklungsplan_23_26.pdf (Abgerufen am 27.05.25).

BMG – Bundesministerium für Gesundheit (2022). Klimapakt Gesundheit. https://www.bundesgesundheitsministerium.de/fileadmin/Dateien/3_Downloads/G/Gesundheit/Erklaerung_Klimapakt_Gesundheit_A4_barrierefrei.pdf (Abgerufen am 27.05.25).

BMSGPK – Bundesministerium für Soziales, Gesundheit, Pflege und Konsumentenschutz (Hg.) (2024). Klimaresilienz des Gesundheitssystems: Zielkatalog 2024,. https://broschuerenservice.sozialministerium.at/Home/Download?publicationId=828&attachmentName=Klimaresilienz_des_Gesundheitssystems_Zielkatalog.pdf (Abgerufen am 27.05.25).

Brugger, K., Horváth, I., Schmidt, A. E., & Marent, J. (2024a). Nationale Aktivitäten zur Stärkung der Klimakompetenz in den Gesundheitsberufen in Österreich. Prävention und Gesundheitsförderung, 1–7.

Brugger, K., Horváth, I., Marent, J., & Schmidt, A. (2024b). Handbuch zur Stärkung der Klimakompetenz in den Gesundheitsberufen. Gesundheit Österreich, Wien https://jasmin.goeg.at/id/eprint/3362/1/Handbuch_Klimakompetenz_bf.pdf (Abgerufen am 27.05.25).

BMUV – Bundesministerium für Umwelt, Naturschutz, nukleare Sicherheit und Verbraucherschutz (2024). Bundes-Klimaanpassungsgesetz (KAnG). https://www.bundesumweltministerium.de/themen/klimaanpassung/das-klimaanpassungsgesetz-kang (Abgerufen am 27.05.25).

BAFU – Bundesamt für Umwelt. (2020): Klimawandel in der Schweiz. https://www.rgblick.ch/aktuell/neben bei/Klimawandel_in_der_Schweiz.pdf (Abgerufen am 27.05.25).

COP28. (2024) Declaration on climate and health. https://cdn.who.int/media/docs/default-source/climate-change/cop28/cop28-uae-climate-and-health-declaration.pdf?sfvrsn=2c6eed5a_3&download=true (Abgerufen am 27.05.25).

DBU-Projektdatenbank (2024). Entwicklung, Implementierung und Evaluation eines praxisorientierten Planetary Health-Modell-Curriculums für eine nachhaltige Gesundheitsversorgung durch Hebammen – DBU (Abgerufen am 09.06.25).

Fachkonferenz Gesundheit der Schweizerischen Fachhochschulen (2021). Professionsspezifische Kompetenzen, https://www.hebamme.ch/wp-content/uploads/2021/08/Professionsspezifische_Kom petenzen_D_2021.pdf (Abgerufen am: 27.05.25).

HES SO (2022): Plan d´études cadre https://hesav.ch/wp-content/uploads/2022/09/PEC_2022_Fil_BSc_ Sage-femme.pdf (Abgerufen am 09.06.25).

IPPC. (2022). Climate Change 2022: Impacts, Adaptation, and Vulnerability. Sixth Assessment Report of the Intergovernmental Panel on Climate Change. https://www.ipcc.ch/report/ar6/wg2/about/how-to-cite-this-report/ (Abgerufen am 27.05.25)

Kötter T., Hoscheka M., Pohontsch, N.J., & Steinhäuser, J. (2023). Planetary Health in the mandatory undergraduate medical curriculum – A qualitative study to evaluate a teaching/learning intervention, Zeitschrift für Evidenz, Fortbildung und Qualität im Gesundheitswesen, Volume 179, 70–79.

Kruse, P., Coburn, M., Windler, F., Bette, B., Bode, C., Kim, S. C., ... & Massoth, G. (2025). Systemische Barrieren verhindern eine kompetenzbasierte Lehre im Bereich Planetary Health. Die Anaesthesiologie, 74(5), 275–282.

Lancet (2019). The Lancet Countdown for Health and Climate Change – Policy Brief für Deutschland. https://klimagesund.de/wp-content/uploads/2021/05/Policy-Brief-2019.pdf (Abgerufen am 06.06.25).

Lichtenecker, R., Schanes, K., Durstmüller, F., Lichtblau, C., Truppe, M., & Lampl, C. (2024). Strategie Klimaneutrales Gesundheitswesen. Bundesministerium für Soziales, Gesundheit, Pflege und Konsumentenschutz (BMSGPK), Wien. https://broschuerenservice.sozialministerium.at/Home/Down load?publicationId=781&attachmentName=Strategie_klimaneutrales_Gesundheitswesen.pdf (Abgerufen am 27.05.25).

Meier, C. (2019). https://www.medinside.ch/post/jetzt-kaempfen-auch-prominente-gesundheitsfachleute-gegen-den-klimawandel (Abgerufen am 27.05.25).

Mlinarić, M., Moebus, S., Betsch, C., Hertig, E., Schröder, J., Loss, J., ... & Niemann, H. (2023). Klimawandel und Public Health in Deutschland–Eine Synthese der Handlungsoptionen des Sachstandsberichts Klimawandel und Gesundheit 2023. Journal of Health Monitoring 2023 8(S6).

NCCS – National Centre for Climate Services (o.J.). https://www.nccs.admin.ch/nccs/de/home/klimawan del-und-auswirkungen/grundlagen-zum-klima.html (Abgerufen am 27.05.25).

Rieser, R., Weil, B., Jenni, N., & Maeder, M. B. (2023). Initiative for the implementation of planetary health in postgraduate medical training and continuing medical education in Switzerland. GMS Journal for Medical Education, 40(3), Doc26.

Schweizerischer Hebammenverband (2025). https://www.hebamme.ch/veranstaltungen/schweizerischer-hebammenkongress-2025/ (Abgerufen am 06.06.25).

Sorensen, C., Campbell, H., Depoux, A., Finkel, M., Gilden, R., Hadley, K., ... & Wellbery, C. (2023). Core competencies to prepare health professionals to respond to the climate crisis. PLOS Clim 2(6): e0000230.

WHO (2023): Declaration of the seventh ministerial conference on environment and health. Accelerating action for healthier people, a thriving planet, a sustainable future Budapest Declaration. https://iris. who.int/bitstream/handle/10665/371461/Budapest-decl-2023-eng.pdf?sequence=5 (Abgerufen am 27.05.25).

Abkürzungsverzeichnis

AOK	Allgemeine Ortskrankenkassen
ACOG	American College of Obstetricians and Gynaecologists
ASB	Arbeiter-Samariter-Bund
BLW	Baby Led Weaning
BFH	Berner Fachhochschule
BIA	Bioelektrische Impedanzmessung
BMI	Body Mass Index
BfS	Bundesamt für Strahlenschutz
BAFU	Bundesamt für Umwelt
BIöG	Bundesinstitut für öffentliche Gesundheit
BMG	Bundesministerium für Gesundheit
BMUV	Bundesministerium für Umwelt, Naturschutz, nukleare Sicherheit und Verbraucherschutz
BMBWF	Bundesministerium für Bildung, Wissenschaft und Forschung
BMSGPK	Bundesministerium für Soziales, Gesundheit, Pflege und Konsumentenschutz
BZgA	Bundeszentrale für gesundheitliche Aufklärung
BVKJ	Berufsverband der Kinder- und Jugendärzte
CAM	Canadian Association of Midwives
CTG	Cardiotocography
CDC	Center for Disease Control and Prevention
CSRD	Corporate Sustainability Reporting Directive
CMV	Cytomegalie Virus
DNA	Deoxyribonucleic Acid
D-A-CH	Deutschland – Österreich – Schweiz
DALYs	disability-adjusted life years
DDG	Deutsche Dermatologische Gesellschaft
DEGAM	Deutsche Gesellschaft für Allgemeinmedizin
DGAI	Deutsche Gesellschaft für Anästhesiologie und Intensivmedizin
DGGG	Deutsche Gesellschaft für Geburtshilfe und Gynäkologie
DGE	Deutsche Gesellschaft für Ernährung
DGHWi	Deutsche Gesellschaft für Hebammenwissenschaft
DGKJ	Deutsche Gesellschaft für Kinder- und Jugendmedizin
DHV	Deutscher Hebammenverband
DVGW	Deutscher Verein des Gas- und Wasserfaches
DWD	Deutscher Wetterdienst
DEET	Diethyltoluamid
DHA	Docosahexaenoic acid
DHBW	Duale Hochschule Baden-Württemberg
EPA	Eicosapentaensäure
ESG	Environmental, Social and Governance
EFSA	European Food Safety Authority
FH	Fachhochschule
FAO	Food and Agriculture Organisation
FKE	Forschungsdepartement Kinderernährung
IWKS	Fraunhofer-Einrichtung für Wertstoffkreisläufe und Ressourcenstrategie
ISI	Fraunhofer-Institut für System- und Innovationsforschung
FCKW	Flourchlorkohlenwasserstoff
GABA	Gamma-Aminobuttersäure

https://doi.org/10.1515/9783111547923-008

GBA	Gemeinsamer Bundesausschuss
GCCHE	Global Consortium on Climate and Health Education
GWP	Global Warming Potential
HCWH	Health Care Without Harm
HiAP	Health in All Policies
HGH	Hebammengemeinschaftshilfe
HebG	Hebammengesetz
HCG	humanes Choriongonadotropin
IGES	Institut für Gesundheits- und Sozialforschung
IGeL	Individuelle Gesundheitsleistungen
IT	Informationstechnik
ICM	International Confederation of Midwives
ICN	International Council of Nurses
IPCC	Intergovernmental Panel on Climate Change
IMPP	Institut für medizinische und pharmazeutische Prüfungsfragen
IQTiG	Institut für Qualitätssicherung und Transparenz im Gesundheitswesen
KLUG	Deutsche Allianz Klimawandel und Gesundheit
KSH	Katholische Stiftungshochschule
KSGB	Klimasensible Gesundheitsberatung
LGA	Large for Gestational Age
MFA	Medizinische Fachangestellte
NHS	National Health System
NLKM	Nationaler Kompetenzbasierter Lernzielkatalog Medizin
NZFH	Nationales Zentrum Frühe Hilfen
NMDA	N-Methyl-D-Aspartat
NGO	Non-Governmental Organization
OECD	Organisation for Economic Co-operation and Development
ÖPNV	Öffentlicher Personen Nahverkehr
QMNC	Quality maternal and newborn care
PROMs	Patient-Reported Outcome Measures
PREMs	Patient-Reported Experience Measures
P4P	Pay for Performance
P4PHP	Pay for Planetary Health Performance
PDA	Periduralanästhesie
PSA	Persönliche Schutzausrüstung
PKW	Personenkraftwagen
PV	Photovoltaik
PAL	Physical activity level
REKLIM	Regionale Klimaänderungen und Mensch
RKI	Robert Koch Institut
RCOG	Royal College of Obstetricians and Gynaecologists
SRU	Sachverständigenrat für Umweltfragen
SIDS	Sudden Infant Death Syndrome
SDGs	Sustainable Development Goals
STIKO	Ständige Impfkommission
SWOT	Strengths/Weaknesses/Opportunities/Threats
THM	Technische Hochschule Mittelhessen
TENS	Transkutane elektrische Nervenstimulation
THG	Treibhausgas

UBA	Umweltbundesamt
UN	United Nations
UNICEF	United Nations Children's Fund
UNEP	United Nations Environment Programme
UNFCCC	United Nations Framework Convention on Climate Change
VU	Vaginale Untersuchung
VBHC	Value-Based Healthcare
WBGU	Wissenschaftlicher Beirat der Bundesregierung Globale Umweltveränderungen
WD	Wissenschaftlicher Dienst
WHO	World Health Organisation
WMA	World Medical Association
WOAH	World Organisation for Animal Health
WWF	World Wide Fund For Nature

Glossar

Adaptation
Adaptation (Klimaanpassung) bezeichnet Strategien und Handlungen, mit denen Gesellschaften auf bereits spürbare sowie künftig erwartete Folgen des Klimawandels reagieren und sich darauf vorbereiten (UNDP, 2023).

Anthropozän
Anthropozän bedeutet das Zeitalter des Menschen und lehnt sich namentlich an geologische Zeitalter (etwa das Paläozän oder das Holozän) an. Der Begriff wurde von Nobelpreisträger Paul Crutzen gemeinsam mit Eugene Stoermer im Jahr 2000 geprägt und bezeichnet das jetzige Erdzeitalter, in dem die Einwirkungen menschlicher Aktivitäten auf die Umwelt eine globale Dimension erreicht haben (Crutzen & Stoermer, 2000). Dies führt zu teilweise erheblichen Veränderungen der Ökosysteme bis hin zu deren Zerstörung. Zu den wichtigen Veränderungen durch den Menschen zählen der Klimawandel, der Verlust der Biodiversität, Veränderungen in der Landnutzung oder auch das antarktische Ozonloch (WBGU, Hauptgutachten 2023).

Change Agents
Als Change Agents oder „Pioniere" des Wandels werden Akteur:innen bezeichnet, denen bei der Initiierung und Gestaltung von Veränderungsprozessen zentrale Bedeutung zukommt (WBGU, 2011). Meistens handelt es sich dabei zunächst um einzelne Personen und kleine Gruppen, die in Transformationsprozessen verschiedene Aufgaben oder Funktionen erfüllen. Dazu zählen die Identifikation von Alternativen, deren Entwicklung, Investitionen, Optimierung, Synthese, Verbreitung, Kommunikation und Mediation (WBGU, Hauptgutachten 2023). Dabei werden Change Agents nicht nur in gesellschaftlichen Führungspositionen wirksam, sondern häufig auch lokal in ihren jeweiligen Lebenswelten (Herrmann & Eichinger, 2022).

Drei-Säulen-Modell des Brundtland-Berichts
Der Brundtland-Bericht von 1987, veröffentlicht von der UN-Weltkommission für Umwelt und Entwicklung, prägte entscheidend den Begriff der Nachhaltigkeit und machte ihn international bekannt. Unter dem Titel "Unsere gemeinsame Zukunft" definierte der Bericht nachhaltige Entwicklung als die Befriedigung der Bedürfnisse der heutigen Generationen, ohne die Fähigkeit zukünftiger Generationen zu gefährden, ihre eigenen Bedürfnisse zu befriedigen. Das Konzept der drei Säulen – Ökonomie, Ökologie und Soziales – stellte diese Dimensionen als gleichberechtigt dar, umfasste somit nicht nur Umwelt, sondern auch wirtschaftliche und gesellschaftliche Aspekte. Obwohl das Drei-Säulen-Modell als wegweisend gilt, wird es zunehmend kritisch betrachtet (Landeszentrale für politische Bildung Baden-Württemberg, 2023).

Gesunde Erde
Eine gesunde Erde steht sinnbildlich für eine Erde mit funktionierenden, resilienten und leistungsfähigen Ökosystemen und einem stabilen Klima. Zusammengenommen bilden diese Faktoren die natürlichen Lebensgrundlagen der Menschheit (WBGU, Hauptgutachten 2023).

Gesundheitsbezogene Klimakompetenz
Die gesundheitsbezogene Klimakompetenz beschreibt die Fähigkeiten einer Person, die wesentlichen Prinzipien des Klimasystems der Erde zu verstehen, um den Einfluss des eigenen Verhaltens auf das Klima bzw. den Einfluss des Klimas auf einen selbst zu wissen und die direkten und indirekten Zusammenhänge zwischen Klimawandel und Gesundheit zu erkennen, sowie Informationen zu diesem Thema zu finden, zu bewerten und informierte Entscheidungen zu treffen.

https://doi.org/10.1515/9783111547923-009

Eine Person, die über ausreichende gesundheitsbezogene Klimakompetenz verfügt, weiß und versteht demnach, welchen Einfluss das eigene Verhalten oder Gesundheitseinrichtungen auf das Klima haben und welchen Einfluss das Klima auf einen selbst, auf Gesundheitseinrichtungen, das Ökosystem und in weiterer Folge auf die Gesellschaft hat – insbesondere im Bereich der physischen, psychischen und sozialen Gesundheit.

Gesundheitsdeterminanten

Die gesundheitliche Lage von Individuen wird ebenso wie die ganzer Regionen und Länder durch unterschiedliche Einflussfaktoren bestimmt und geformt. Diese Determinanten der Gesundheit umfassen sowohl biologische Faktoren als auch umfangreiche Aspekte, die außerhalb des Körpers liegen. Sie sind im Sinne sich gegenseitig beeinflussender Faktorengruppen zu verstehen. Zu nennen sind hier vor allem das Gesundheits- oder Risikoverhalten, die Lebens- und Arbeitsbedingungen sowie soziale, politische und ökonomische Determinanten der Gesundheit. Gemeinsam bestimmen sie das Ausmaß der Möglichkeiten für Gesundheit und die Wahrscheinlichkeit für Krankheit und vorzeitigen Tod. Aufgabe von Prävention und Gesundheitsförderung ist es, gesundheitliche Risiken, die sich aus diesen Faktoren ergeben zu minimieren und Chancen für Gesundheit zu schaffen. Dabei ist es unerlässlich, dass sowohl die Lebensweise als auch die Lebensbedingungen adressiert werden (BZgA, 2022).

Global Health

Global Health ist ein Wissenschafts- und Forschungsbereich, der die Gesundheitsversorgung weltweit verbessern möchte. Interdisziplinär und in Zusammenarbeit auf Augenhöhe sollen globale Lösungen für eine bessere Gesundheit aller Menschen gefunden werden. Unter Einbeziehung wissenschaftlicher, sozialer, kultureller, ökonomischer und politischer Determinanten werden Gesundheitsförderung und Prävention sowohl auf individueller Ebene als auch auf Bevölkerungsebene angestrebt. Als Ziel verfolgt Global Health insbesondere die Umsetzung von Gesundheit als Menschenrecht und die Reduktion gesundheitlicher Ungleichheit innerhalb von und zwischen verschiedenen Bevölkerungen (Gräser, 2023).

Health in all Policies

Health in all Policies (HiAP) verfolgt die Strategie, Gesundheit in allen Politikfeldern zu verankern. Ziel ist es, bei allen politischen Entscheidungen gesundheitliche Auswirkungen zu berücksichtigen, um die Gesundheit der Bevölkerung und die gesundheitliche Chancengleichheit zu verbessern. HiAP strebt eine Verantwortungsübernahme für die Gesundheit in allen Politikfeldern an, um ein Pflichtbewusstsein für Gesundheitsförderung jenseits des Gesundheitswesens zu etablieren (WBGU, Hauptgutachten 2023).

Klimasensible Hebammenpraxis

Auf den ersten Blick scheint der Begriff „klimasensibel" vor allem die ökologische Dimension der Nachhaltigkeit zu betonen. Es handelt sich jedoch um ein gelebtes Prinzip, das sämtliche Nachhaltigkeitsdimensionen umfasst. Das Konzept der klimasensiblen Hebammenpraxis zielt darauf ab, dass Hebammen den Ansatz der Nachhaltigkeit in die Betreuung und Versorgung von Frauen und Familien integrieren und damit zur planetaren und individuellen Gesundheit beitragen. Klimasensibel arbeitende Hebammen übernehmen Verantwortung, indem sie auf die nötigen Veränderungen und die Transformation hinwirken, die zur Gesunderhaltung der menschlichen Lebensgrundlage notwendig sind (Wangler & Luegmair, 2024).

Krankheitslast

Die Krankheitslast (burden of disease) beschreibt die Bedeutung einer Erkrankung für die Bevölkerungsgesundheit. Sie kann durch die Messgröße disability-adjusted life years (DALYs) berechnet werden. Durch die Berechnung der Krankheitslast mittels einer einheitlichen Messgröße können die

Auswirkungen verschiedener Erkrankungen und die gesamte Krankheitslast in unterschiedlichen Populationen verglichen werden.

Mitigation

Mitigation heißt aus dem Lateinischen übersetzt Milderung. Im Zusammenhang mit dem Klimawandel beschreibt der Begriff Maßnahmen, die die Ursachen und Entstehungsfaktoren des Klimawandels in den Blick nehmen. Dazu zählt vorrangig die Reduzierung von Treibhausgasemissionen, aber auch Maßnahmen wie die Aufforstung von Waldflächen. Im Gegensatz zur Adaptation (manage the unavoidable), die sich auf die Anpassung an nicht mehr vermeidbare, auftretende Folgen des Klimawandel konzentriert, zielt Mitigation (avoiding the unmanageable) auf ursachenbezogene, also präventive Handlungen ab, um abwendbare negative Folgen der Klimakrise zu vermeiden (UNDP, 2023).

Ökologischer Fußabdruck und Handabdruck

Der ökologische Fußabdruck berechnet auf Grundlage des individuellen Lebensstils eines Menschen, wieviel biologisch produktive Fläche auf der Erde notwendig ist, um den persönlichen Lebensstil zu ermöglichen. Er misst also die negativen Umweltauswirkungen des individuellen Verhaltens im Kontext der Biokapazität der Erde. Eine Reduktion des individuellen ökologischen Fußabdrucks kann in einem begrenzten Maße zu einer Abmilderung von Klimafolgen beitragen Im Gegensatz zum ökologischen Fußabdruck konzentriert sich der ökologische Handabdruck auf die positiven Klima-Auswirkungen, die durch Handlungen von Einzelpersonen in der Gesellschaft entstehen, z. B. durch Mitgestaltung von gesellschaftlichen und politischen Rahmenbedingungen. Dadurch wird ein Senken des ökologischen Fußabdrucks von vielen Menschen ermöglicht (Brot für die Welt, o. J.).

One Health

Die One Health-Bewegung steht für einen interdisziplinären Ansatz, der die Gesundheit von Menschen, Tieren und Umwelt als untrennbar miteinander verbunden betrachtet. Ziel ist es, durch Zusammenarbeit verschiedener Fachrichtungen (z. B. Humanmedizin, Tiermedizin, Umweltwissenschaften) globale Gesundheitsrisiken effektiver zu erkennen, zu verhindern und zu bekämpfen. Die Bewegung wird von Organisationen wie World Health Organisation (WHO), Food and Agriculture Organisation (FAO), World Organisation for Animal Health (WOAH, ehemals OIE) und United Nations Environment Programme (UNEP) unterstützt.

Ökosysteme

Darunter wird der dynamische Komplex von Gemeinschaften aus Menschen, Pflanzen, Tieren und Mikroorganismen sowie deren nicht lebende Umwelt, die als funktionelle Einheit in Wechselwirkung stehen, verstanden (CBD, 1992).

Planetare Belastungsgrenzen

Die planetaren Belastungsgrenzen (planetary boundaries) sind ein wissenschaftliches Konzept, das neun ökologische Grenzen beschreibt, innerhalb derer sich die Menschheit sicher bewegen kann, ohne die Stabilität des Erdsystems zu gefährden. Überschreitungen dieser Grenzen erhöhen das Risiko irreversibler Umweltveränderungen. Die neun Grenzen sind: Klimawandel, Überladung mit neuartigen Substanzen, Abbau der Ozonschicht in der Stratosphäre, Aerosolbelastung der Atmosphäre, Versauerung der Ozeane, Störung der biogeochemischen Kreisläufe, Veränderung in Süßwassersystemen, Veränderung der Landnutzung und Veränderung in der Integrität der Biosphäre. Das Konzept wurde im Jahr 2009 von einem internationalen Forschungsteam um Johan Rockström entwickelt. Ziel ist es, eine nachhaltige Entwicklung innerhalb dieser sicheren Handlungsräume zu ermöglichen.

Planetare Gesundheitskompetenz

Planetare Gesundheitskompetenz wird als Fähigkeit verstanden, relevante Informationen für ein gesundes Leben auf einer gesunden Erde finden, verstehen, beurteilen und anwenden zu können. Menschen mit umfassender planetarer Gesundheitskompetenz handeln umweltfreundlich, nachhaltig und gesundheitsförderlich. Dabei werden Konzepte der Gesundheits-, Nachhaltigkeits-, Umwelt-, ökologischen und transformativen Kompetenz vereint. Gesellschaften mit umfassender planetarer Gesundheitskompetenz schaffen gesundheitsfördernde und umweltfreundliche Verhältnisse und unterstützen Menschen dabei, entsprechende Entscheidungen zu treffen. Menschen mit einer hohen Planetaren Gesundheitskompetenz sind sich ihrer Verantwortung bewusst, für die Gesundheit und das Wohlbefinden jetziger und künftiger Generationen eine intakte natürliche Umgebung zu erhalten bzw. deren Wiederherstellung zu unterstützen und sich für einen gesellschaftlichen Wandel einzusetzen (Jochem et al., 2023).

Planetary Health

Planetary Health ist ein ganzheitlicher, fachübergreifender Ansatz, der die Gesundheit von Menschen in direktem Zusammenhang mit der ökologischen Stabilität unseres Planeten betrachtet. Er basiert auf der Leitidee, dass das Wohlergehen aller Lebensformen untrennbar mit der Bewahrung der biologischen Vielfalt und der natürlichen Lebensgrundlagen verknüpft ist (Horton et al., 2014). Planetary Health gilt als lösungsorientiert und betrachtet die ökologischen und gesellschaftlichen Determinanten von Gesundheit aus einer systemischen Perspektive. Gerechtigkeitsaspekte werden explizit berücksichtigt. Planetary Health zielt auf tiefgreifende Transformationen ab, die möglichst viele Perspektiven und Akteur:innen beteiligen und auf einer Neubestimmung des Mensch-Natur-Verhältnisses beruhen (WBGU, Hauptgutachten 2023).

Resilienz

Resilienz wird in verschiedenen Disziplinen unterschiedlich definiert und beschreibt eine Eigenschaft biologischer, ökologischer, sozialer oder technischer Systeme (inklusive individueller Organismen, Gruppen von Organismen sowie Organisationen). In der Regel wird Resilienz als ein Maß für die Widerstandsfähigkeit des Systems gegenüber äußeren Einwirkungen verstanden, d. h. als die Fähigkeit, nach Störungen wieder in den Ausgangszustand zurückzukehren (oder zumindest in dessen Nähe, ohne dauerhafte qualitative Veränderungen des Systems bzw. seines Zustands oder seiner Funktionen) (WBGU, Hauptgutachten 2023).

Soziale Kipppunkte

Soziale Kipppunkte (social tipping dynamics) beschreiben kritische Wendepunkte in der Gesellschaft, bei denen kleine Veränderungen zu abrupten und weitreichenden Transformationen führen können. Ein besonders deutliches Beispiel hierfür ist der Bildungsbereich. Hier können bereits kleine Anpassungen ein umfassendes Umdenken bei den Lernenden fördern, was sich dann in kurzer Zeit auch in der Gesellschaft weiterverbreiten wird (Otto et al., 2020). Das Verständnis und die Erforschung sozialer Kipppunkte sind entscheidend, um Transformationsprozesse und die Entstehung von sozialen Bewegungen (z. B. in Netzwerken oder der Hebammenprofession im Allgemeinen) zu fördern.

Sustainable Development Goals

Unter dem Titel Agenda 2030 wurden im Jahr 2016 durch die internationale Staatengemeinschaft 17 gemeinsame Ziele für eine sozial, ökologisch und ökonomisch nachhaltige Entwicklung erstmals unter Konsens erarbeitet und veröffentlicht. Bis zum Jahr 2030 sollen die sogenannten Sustainable Development Goals (SDGs) erreicht sein. Kernbotschaften der SDGs sind die Würde des Menschen, der Schutz des Planeten, Wohlstand, Frieden, Gerechtigkeit und globale Partnerschaften. Rechtlich bindend sind die SDGs für die UN-Mitgliedsstaaten nicht. Zur Umsetzung der SDGs wurden zahlreiche Nachhaltigkeitsstrategien und Messinstrumente entwickelt, die z. B. die kommunale Ebene in Deutschland unterstützen sollen (Landeszentrale für politische Bildung Baden-Württemberg, 2023).

Transformation zur Nachhaltigkeit

Der Wissenschaftliche Beirat der Bundesregierung Globale Umweltveränderungen definiert Transformation zur Nachhaltigkeit als einen umfassenden Wandel in Richtung Nachhaltigkeit, der einen Umbau von Gesellschaft und Wirtschaft innerhalb planetarer Leitplanken vorsieht, um irreversible Schädigungen des Erdsystems sowie von Ökosystemen und deren Auswirkungen auf die Menschheit zu vermeiden. Dabei ist jeder Handlungsraum vielfältig gestaltbar. Jede Gesellschaft sollte – abhängig von den spezifischen Bedingungen der einzelnen Länder – einen eigenen Transformationspfad entwickeln und beschreiten (WBGU, Hauptgutachten 2023).

Vulnerabilität

Vulnerabilität bezieht sich im Kontext von Klima- und Umweltbelastungen auf die gesteigerte Verletzlichkeit oder eingeschränkte Anpassungsfähigkeit bestimmter Gruppen gegenüber Umwelteinflüssen, verursacht durch spezifische soziale, ökonomische oder biologische Faktoren. Dadurch entstehen viele ethische Fragen rund um Gerechtigkeit und/oder Ungleichheit. Beispielsweise sind Frauen* in der Klimakrise besonders vulnerabel, da sie aufgrund soziokultureller und biophysiologischer Faktoren stärker von den Auswirkungen betroffen sind (Sorensen et al., 2018).

Selbstbeschreibungen der Autor:innen

Franziska Baar, M.A. ist akademische Mitarbeiterin am Zentrum für empirische Kommunikationsforschung an der DHBW Ravensburg. Sie strebt eine Promotion am Lehrstuhl für Kommunikationswissenschaft bei Prof. Dr. Frank Brettschneider an der Universität Hohenheim an und forscht zum Thema Innovationskommunikation im ÖPNV.

Susanne Bechert ist Gynäkologin in Praxis in Kiel, Mitglied in der AG Rund um die Geburt und Gründungsmitglied der AG Gynäkologie der Dt. Allianz Klimawandel und Gesundheit (KLUG).

Prof. Dr. med. Stephan Böse-O'Reilly ist Kinderarzt. Als Professor für Public Health und Umweltmedizin leitet er am Klinikum der LMU München die AG für globale Umweltgesundheit und Klimawandel.

Dr. med. Sabine Baunach (MScIH) ist Ärztin und freiberufliche Beraterin. Sie berät und lehrt zu Planetarer Gesundheit in den Schwerpunktthemen Globale Gesundheit, Frauengesundheit, Transformation von Gesundheitssystemen mit Fokus auf den Globalen Süden.

Dr. Michaela Coenen ist Public Health Expertin an der LMU München. Sie forscht und lehrt unter anderem in den Fächern Gesundheitsförderung und Prävention sowie Planetare Gesundheit.

Elena Dahlem ist Hebamme (B.Sc.) im Masterstudium und Praxiskoordinatorin des Bachelor-Studiengangs Hebammenwissenschaft an der HWG Ludwigshafen.

Dr. Vera Dreher arbeitet als Kinderärztin in einer großen Gemeinschaftspraxis in Lahr im Schwarzwald. Neben der lokalen Klima AG engagiert sie sich in der AG Pädiatrie bei KLUG e.V.

Franziska Dresen ist wissenschaftliche Mitarbeiterin an der Hochschule Bochum. In ihrer Promotion beschäftigt sie sich mit der Implementierung einer HBNE im hebammenwissenschaftlichen Studium. Sie ist Gründungsmitglied der KLUG AG Rund um die Geburt sowie der "Midwives for Future".

Prof. Dr. Florian Ebner ist Chefarzt der Frauenklinik in Ehingen und Dozent an der Universität Ulm für Frauenheilkunde, Gründungsmitglied der DGGG AG Nachhaltigkeit.

Dorothee Eisenhardt ist Hebamme und Schatzmeisterin im DHV. Sie engagiert sich privat und in ihrer Funktion für nachhaltige Hebammen-/Verbandsarbeit und ist u. a. bei "Midwives for Future" dabei.

Dr. Barbara Fillenberg ist Hebamme und Professorin. Sie leitet die Hebammenwissenschaft an der Universitätsmedizin der JGU Mainz und hat langjährige Erfahrung in der Nachhaltigkeitskommunikation.

Sylvie Genier ist Hebamme und wissenschaftliche Mitarbeiterin im Fachbereich Geburtshilfe an der Berner Fachhochschule. Sie engagiert sich in Themen rund um Global Health inkl. Nachhaltigkeit.

Ulrike Geppert-Orthofer (Hebamme M.Sc.) setzt sich als Präsidentin des Deutschen Hebammenverbandes politisch für Frauen- und Familiengesundheit ein. Sie verankert Nachhaltigkeit und Klimaschutz in der Verbandsarbeit.

Martha Greif ist Hebamme (B.Sc.) im Masterstudium, arbeitet als Kreißsaalleitung am KKHB in Heppenheim a. d. B., ist freiberufliche Hebamme, Mitglied der "Midwives for Future" und Sektionsmitglied der "Sektion Nachhaltigkeit" der DGHWi e.V.

https://doi.org/10.1515/9783111547923-010

Susanne Grylka ist Fachbereichsleiterin Geburtshilfe und Studiengangleiterin MSc Hebamme an der Berner Fachhochschule sowie Hebammenforscherin an der Zürcher Hochschule für Angewandte Wissenschaften.

Jana Hartwig ist Hebamme, Diplommedizinpädagogin und wissenschaftliche Mitarbeiterin am Lehrstuhl Hebammenwissenschaft der UMR. Mitglied von Midwives for Future und der DGHWi-Sektion Nachhaltigkeit.

Dr. Alina Herrmann ist Ärztin und forscht am Heidelberg Institute of Global Health zur Rolle des Gesundheitspersonals und der Primärversorgung in klimaresistenten und nachhaltigen Gesundheitssystemen.

Christina Heß Hebamme (M.Sc.) ist Wissenschaftliche Mitarbeiterin an der Universität Freiburg und in der Schwangerenvorsorge tätig. Sie engagiert sich seit 2023 in der AG Rund um die Geburt der KLUG Allianz.

Dr. med. Annika Hieronimi ist Assistenzärztin der Gynäkologie und Geburtshilfe und promovierte zu den Auswirkungen vom Klimawandel auf die psychische Gesundheit von Kindern und Jugendlichen in Deutschland.

PD Dr. Dirk Holzinger ist Kinder- und Jugendmediziner, Oberarzt am Universitätsklinikum Essen und Vertretungsprofessor für Kinder- und Jugendmedizin an der Hochschule Bochum. Als Mitglied des Vorstandes von KLUG kümmert er sich um die Belange von Kindern in der Klimakrise.

PD Dr. Carmen Jochem arbeitet am Lehrstuhl für Planetary & Public Health der Universität Bayreuth im Bereich Bildung für planetare Gesundheit und umweltsensible Prävention und Gesundheitsförderung.

Anja Lehnertz-Hemberger ist Krankenschwester und Hebamme (M. A.). Sie ist freiberuflich und angestellt in der Hebammenarbeit tätig. Sie ist Simulationsfachkraft im Studiengang Hebammenwissenschaft der Johannes Gutenberg-Universität Mainz. Seit 2021 engagiert sie sich bei Health for Future, seit 2022 zudem als Klimaschutzpatin in der Gemeinde Waldbronn.

Hannah Lintener (M.Sc.) ist Wissenschaftliche Mitarbeiterin an der Universität Heidelberg und forscht dort zu evidenzbasiertem Hitzeschutz mit einem Schwerpunkt auf der Zielgruppe schwangerer Personen.

Sandra Lohrey, Hebamme M.Sc. arbeitet mit 50 % an der Fachstelle für individuelle Geburtsvorbereitung für vulnerable Gruppen in München. Zudem ist sie Instruktorin für geburtshilfliche Simulationstrainings (ZHAW). Ihre Schwerpunkte liegen in psychosozialer Begleitung, Versorgungsgerechtigkeit und Simulation in der Geburtshilfe.

Dr. Karolina Luegmair ist Hebamme und lehrt als Professorin an der KSH München. Sie engagiert sich in der AG Rund um die Geburt der KLUG Allianz und der Sektion Nachhaltigkeit der DGHWi.

Tatjana Meyer ist Hebamme mit langjähriger Erfahrung in der klinischen und außerklinischen Geburtshilfe sowie Mitgründerin und Leitung des Geburtshauses Nürnberger Nest. In ihrer Arbeit verbindet sie evidenzbasierte Betreuung mit einem ganzheitlichen, ressourcenschonenden Ansatz. Sie ist aktives Mitglied im BfHD und Beirätin des Vorstands im Netzwerk der Geburtshäuser.

Dr. Claudia Mews ist in der Allgemeinmedizin am Universitätsklinikum Hamburg-Eppendorf als Allgemeinmedizinerin in Forschung, Lehre und hausärztlicher Tätigkeit mit Klimawandel & Gesundheit befasst.

Dr. Christina Oberle ist Hebamme und lehrt als Professorin an der DHBW in Heidenheim. Sie engagiert sich in der Sektion Nachhaltigkeit der DGHWi und in der AG Rund um die Geburt der KLUG Allianz.

Prof. Dr. Mirjam Peters ist Professorin für Hebammenwissenschaft an der Hochschule Bochum mit den Schwerpunkten frau-zentrierte Versorgung und Digitalisierung.

Anne Marie Pöpper absolviert ihren Bachelor in Gesundheitswissenschaften an der TU München und ist Teil der AG Globale Umweltgesundheit und Klimawandel am LMU-Klinikum.

Rahel Pröhmer ist Hebamme und wissenschaftliche Mitarbeiterin. Sie forscht in Mainz zur Curriculumsentwicklung für Planetare Gesundheit in der Hebammenwissenschaft.

Dr. Claudia Quitmann ist Medizinerin und wissenschaftliche Mitarbeiterin am Heidelberg Institute of Global Health. Sie forscht zur Entwicklung klimafreundlicher und -resilienter Gesundheitssysteme.

Lydia Reismann ist wissenschaftliche Mitarbeiterin am Lehrstuhl Planetary & Public Health an der Universität Bayreuth. Sie forscht u. a. zur Lehre über Planetare Gesundheit in der Hebammenwissenschaft.

Barbara Schildberger ist Hebamme, Soziologin (Dr.in) und Studiengangleitung des Bachelorstudienganges Hebamme an der FH Gesundheitsberufe Oberösterreich. Sie lehrt und forscht in den Bereichen Diversität, Versorgungsforschung und Gesundheitssoziologie.

Birgit Schuon leitet die Stabsstelle Ökologie und Nachhaltigkeit in der München Klinik gGmbH. Sie managt die Umsetzung der Anforderungen aus ökologischer und sozialer Nachhaltigkeit im Klinikalltag.

Dr. Eva-Maria Schwienhorst-Stich, MScIH, MME ist Ärztin und Leiterin der Arbeitsgruppe Klima und Planetare Gesundheit am Institut für Allgemeinmedizin am Universitätsklinikum Würzburg

Stephanie Snyder-Ramos ist Fachärztin für Anästhesiologie, Klimamanagerin im Krankenhaus Salem Heidelberg und Mitgründerin AG Anästhesie bei KLUG e.V.

Susanne Teuerle (M.Sc. Public Health) ist Hebamme und arbeitet freiberuflich im ländlichen Raum der Nordeifel. Sie ist Gründungsmitglied der AG Rund um die Geburt bei der Deutschen Allianz Klimawandel und Gesundheit (KLUG), der Midwives for Future und der DGHWi-Sektion Nachhaltigkeit.

Maike Voss ist Gesundheitswissenschaftlerin, Politik- und Kommunikationsberaterin und Teil der Agenturleitung von neues handeln. Als Teil des Steuerungsgremiums des Zukunftsforums Public Health engagiert sie sich für die Stärkung von Public Health in Deutschland – vor allem an der Schnittstelle zwischen Gesundheit, Umwelt und Klima.

Dr. Sonja Wangler ist Hebamme und Professorin an der DHBW Stuttgart. Sie engagiert sich in der AG Rund um die Geburt der KLUG Allianz und der Sektion Nachhaltigkeit der DGHWi.

Carolin Wiedmann ist Fachärztin für Kinder- und Jugendmedizin mit Zusatzbezeichnung Ernährungsmedizin (DGKJ). Sie berät Familien im Rahmen von Ernährungssprechstunden unter anderem zu pflanzenbasierten Ernährungsformen.

Abbildungsverzeichnis

https://doi.org/10.1515/9783111547923-011

Tabellenverzeichnis

https://doi.org/10.1515/9783111547923-012

www.ingramcontent.com/pod-product-compliance
Lightning Source LLC
Chambersburg PA
CBHW080552270326
41929CB00019B/3276